新世纪全国高等中医药院校规划教材配套教学用书

中医眼科学习题集

主　编　曾庆华（成都中医药大学）

副主编　彭清华（湖南中医学院）

　　　　　余杨桂（广州中医药大学）

　　　　　肖家翔（贵阳中医学院）

中国中医药出版社

·北 京·

图书在版编目（CIP）数据

中医眼科学习题集/曾庆华主编．—北京：中国中医药出版社，2003.10
新世纪全国高等中医药院校规划教材配套教学用书
ISBN 7－80156－482－0

Ⅰ．中…　Ⅱ．曾…　Ⅲ．中医五官科学：眼科学－中医学院－习题
Ⅳ．R276.7－44

中国版本图书馆 CIP 数据核字（2003）第 067699 号

中国中医药出版社出版

发行者：中国中医药出版社
　　　　（北京市朝阳区北三环东路 28 号易亨大厦　电话：64405750　邮编：100013）
　　　　（邮购联系电话：84042153　64065413）
印刷者：北京时代华都印刷有限公司
经销者：新华书店总店北京发行所
开　本：850×1168 毫米　16 开
字　数：309 千字
印　张：13
版　次：2003 年 10 月第 1 版
印　次：2006 年 1 月第 2 次印刷
册　数：5001－8000
书　号：ISBN 7-80156-482-0/R·482
定　价：17.00 元
如有质量问题，请与出版社发行部调换。

新世纪全国高等中医药院校规划教材配套教学用书

《中医眼科学习题集》编委会

前 言

为了全面贯彻国家的教育方针和科教兴国战略,深化教育教学改革,全面推进素质教育,培养符合新世纪中医药事业发展要求的创新人才,在全国中医药高等教育学会、全国高等中医药教材建设研究会组织编写的"普通高等教育'十五'国家级规划教材(中医药类)、新世纪全国高等中医药院校规划教材(第一版)"(习称"七版教材")出版后,我们组织原教材编委会编写了与上述规划教材配套的教学用书——习题集,目的是使学生对已学过的知识,以习题形式进行复习、巩固、强化,也为学生自我测试学习效果、参加考试提供便利。

本套习题集与已出版的46门规划教材配套,所命习题范围与现行全国高等中医药院校本科教学大纲一致,与上述规划教材一致。习题覆盖规划教材的全部知识点,对必须熟悉、掌握的"三基"知识和重点内容以变换题型的方法予以强化。内容编排与相应教材的章、节一致,方便学生同步练习,也便于与教材配套复习。题型与各院校各学科现行考试题型一致,同时注意涵盖国家执业医师资格考试题型。命题要求科学、严谨、规范,注意提高学生分析问题、解决问题的能力,临床课程更重视临床能力的培养。为方便学生全面测试学习效果,每章节后均附有参考答案和答案分析。"答案分析"可使学生不仅"知其然",而且"知其所以然",使学生对教材内容加深理解,强化已学知识,进一步提高认知能力。

书末附有模拟试卷,分本科A、B试卷和硕士研究生入学考试模拟试卷,有"普通、较难、难"三个水准,便于学生对自己学习效果的自我测试,同时可提高应考能力。

本套习题集供高等中医药院校本科生、成人教育学生、执业医师资格考试人员及其他学习中医药人员与教材配套学习和应考复习使用。学习者通过对上述教材的学习和本套习题集的习题练习,可全面掌握各学科的知识和技能,顺利通过课程考试和执业医师考试,为从事中医药工作打下坚实的基础。

由于考试命题是一项科学性、规范化要求很高的工作,随着教材和教学内容的不断更新与发展,恳请各高等中医药院校师生在使用本套习题集时,不断总结经验,提出宝贵的修改意见,以使本套习题集不断修订提高,更好地适应本科教学和各种考试的需要。

编者

2003 年 5 月

编 写 说 明

　　《中医眼科学习题集》是以普通高等教育"十五"国家级规划教材《中医眼科学》为蓝本，配套编写的参考用书。编写的顺序与教材章、节一致，以方便学生同步练习，也便于与教材配套复习。编者遵循其教学大纲要求，保证习题范围与教学大纲及教材内容一致，覆盖教材的全部知识点，采用多种题型、从各个方面涉及教材中的重点、难点和必须掌握的基本知识，使学生对已学过的知识以习题的形式进行复习、消化、巩固、掌握，强化记忆，夯实基础理论，启发思维，提高应试能力，同时亦有助于考试命题的合理规范。

　　该书共分三部分：第一部分为试题。习题题型包括填空题、选择题（A1 型题、A2 型题、B1 型题、B2 型题、C 型题、K 型题、X 型题）、改错题、简答题、分析题、问答题，习题科学、严谨、内容丰富、灵活多变。题后附有参考答案。备选答案准确，答案要点精炼。第三部分为本科生、硕士研究生摸拟试题及参考答案。本书适用于高等中医药院校本科生、成人教育学生、职业资格考试人员及其他学习中医药人员使用。也可供考中医眼科学硕士、博士研究生者学习参考。

　　全书在编写过程中得到国家中医药管理局、成都中医药大学及其教务处、临床医学院各级领导的关怀支持，成都中医药大学临床医学院眼科教研室全体老师在该书编写中给予大力支持，尤其是担任编写组秘书的李志英教授在编写过程中做了大量的工作，王丽英、王春晖、曹明芳等医师为教材的校对及相关工作付出了辛勤的劳动，在此一并致谢。

　　由于编者水平有限，该版新教材涉教时间不久，不足之处、缺点错误难以避免，敬请斧正。

编者
2003.6

目　　录

题型及答题解释

一、填空题

主要由 1 个题干及若干个空格组成。解题时应在每个空格中用汉字或数字填写 1 个与题干内容相关的唯一正确的答案。

二、选择题

（一）A1 型题　各题均为 1 个题干及五个备选答案，每个答案与题干有一定的相关性，但只有 1 个答案是准确的答案，解题时应从五个备选答案中选择 1 个准确的答案，将其序号字母填入题干后。

（二）A2 型题　各题均为 1 个题干及 A、B、C、D、E 五个备选答案，备选答案 A、B、C、D 与题干有一定的相关性，备选答案 E 为 "以上都不是"，但只有一个答案是准确的答案，解题时应从五个备选答案中选择 1 个准确的答案，将其序号字母填入题干后。

（三）B1 型题　亦称配伍选择题。该型题是答案在前，问题在后，由五个备选答案和多个（一般 2~3 个）问题组成，各个备选答案可选用 1 次或多次选用，或不被选用。解答问题时，应在五个备选答案中选择 1 个与问题内容相关的唯一正确的答案，将其填在问题之后。

（四）B2 型题　该型题是答案在前，问题在后，各题均为 A、B、C、D、E 五个备选答案和多个（一般 2~3 个）问题组成，备选答案 A、B、C、D 与问题有一定的相关性，备选答案 E 为 "以上都不是"，但每个问题只有 1 个答案是准确答案。解答问题时，应在五个备选答案中选择 1 个与问题内容相关的唯一正确的答案，将其填在问题之后。

（五）C 型题　又称比较选择题。该型题答案在前，问题在后，一般是 2 个问答题共用一组答案及 C 和 D 两个备选结论，这组答案是 A、B，备选结论 C 是 "A、B 两项均是"，备选结论 D 是 "A、B 两项均不是"，备选结论 C 和 D 可能是其中一个问题的正确结论，或者不是本题中所有问题的正确答案。解答问题时，将备选结论 C 和 D 分别填在两个问答题后。

（六）K 型题　又称复合是非题。该型题为 1 个题干，其答案是复合的编组答案，由 4 个备选条件①②③④按规定编组，其组成方式是约定的，组成的 5 个答案为：A. 只有①②③是正确的；B. 只有①③是正确的；C. 只有②④是正确的；D. 只有④是正确的；E. ①②③④均是正确的。解题时应在五个备选答案中选择 1 个与问题内容相关的唯一正确的答案，将其填在问题之后。

（七）X 型题　又称多项选择题。该型题是 1 个题干及 A、B、C、D、E 5 个或 5 个以上备选答案组成，其中有 2 个或 2 个以上备选答案是正确的，解题时应从五个备选答案中选择所有的正确答案，将其序号字母填入题干后。

三、改错题

该型题是题干存在错误，从词性来看是实词部分。一般在错误的下面划上横线，将改正的答案填写在试题后面。

四、简答题

该型题直接回答问题,不作论述,简明扼要地回答即可。

五、分析题

该型题包括病案分析和处方分析等。前者是以一个完整病例作题干,解题时按要求对此病案进行分析、判断并作出相应处理;后者是提出一个眼科临床常用处方,要求写出方义分析、功用、主治、证候等。

六、问答题

该型题较之简答题有更深入、更全面并含有分析论证的特点。

第一章 绪 论

习题

一、填空题

1.《诗经》载有"矇瞍奏公",据《毛传》注释:"有眸子而无见曰＿＿＿＿＿，无眸子曰＿＿＿＿＿。"

2.马云从著的眼科专著是《＿＿＿＿＿》;《眼科百问》为＿＿＿＿＿所著。

二、选择题

(一) A1 型题

1.元末明初倪维德著的眼科专著是:
   A.《原机启微》
   B.《银海指南》
   C.《目经大成》
   D.《审视瑶函》
   E.《眼科要旨》

2.记载白内障针拨术中使用"过梁针"的医学著作是:
   A.《儒门事亲》
   B.《医方类聚》
   C.《景岳全书》
   D.《医宗金鉴》
   E.《张氏医通》

(二) A2 型题

1.目前公认我国第一部眼科专著是:
   A.《龙树眼论》
   B.《刘皓眼论准的歌》
   C.《天竺经论眼》
   D.《葆光道人眼科龙木集》
   E.以上都不是

2.较为详细阐述了眼与全身病关系的眼科专著是:
   A.《银海精微》
   B.《原机启微》
   C.《审视瑶函》
   D.《目经大成》
   E.以上都不是

(三) B1 型题
   A.《千金要方》
   B.《太平圣惠方》
   C.《世医得效方》
   D.《本事方》
   E.《宣明论方》

1.论述有"五轮学说"的医学著作为:

2.论述有"八廓学说"的医学著作为:

(四) B2 型题
   A.《诸病源候论》
   B.《外台秘要》
   C.《千金要方》
   D.《圣济总录》
   E.以上都不是

1.首先记载白内障针拨术的医学著作为:

2.首先记载眼赤白膜割除术的医学著作为:

(五) C 型题
   A.《淮南子》
   B.《晋书》
   C.以上均是
   D.以上均不是

1.记载有手术治疗眼病的非医学史料是:

2. 记载有针灸治疗眼病的非医学史料是：

（六）K型题

1. 秦汉时期载有针灸穴位与方药医治眼病的医学著作是：

　　①《肘后备急方》
　　②《刘涓子鬼遗方》
　　③《肘后百一方》
　　④《仁斋直指方》

共有以下五个备选

　　A. 只有①②③是正确的
　　B. 只有①③是正确的
　　C. 只有②④是正确的
　　D. 只有④是正确的
　　E. ①②③④均是正确的

2. 宋元时期的《圣济总录》介绍的眼科手术方法有：

　　①钩　　　②割
　　③针　　　④劆

共有以下五个备选

　　A. 只有①②③是正确的
　　B. 只有①③是正确的
　　C. 只有②④是正确的
　　D. 只有④是正确的
　　E. ①②③④均是正确的

（七）X型题

1. 清朝鸦片战争后至新中国成立前较为著名的眼科专著有：

　　A.《秘传眼科纂要》
　　B.《眼科六要》
　　C.《眼科金镜》
　　D.《眼科菁华录》
　　E.《眼科切要》

2. 新中国成立后较为著名的中医眼科医家有：

　　A. 姚和清　　　B. 袁学渊
　　C. 陈达夫　　　D. 张子襄
　　E. 庞赞襄

三、改错题

1. 介绍金针拨障术所用拨针的制作与消毒方法的医学著作为《医宗金鉴》。

2. 傅仁宇编著的《目经大成》将多年沿袭的"黄膜上冲"改为"黄液上冲"。

四、简答题

1. 简要叙述《证治准绳》的编辑年代及对中医眼科学的贡献？

2. 简要叙述眼病与全身的关系，并举例说明之？

五、问答题

1. 试述新中国成立后中医眼科学的发展，其标志有哪些？

2. 试述社会发展需要学习眼科体现在哪些方面？哪些热点医学中医眼科能发挥其特长与优势？

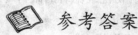 参考答案

一、填空题

1. 朦　瞍
2. 眼科阐微　王子固

二、选择题

（一）A1型题

1. A
2. E

（二）A2型题

1. A
2. E. 应为《银海指南》。

（三）B1型题

1. B. 在《太平圣惠方》中对五轮的配位作了改动，强调"五轮应于五脏"。
2. C.《世医得效方》为八廓配上了八

象名词，并给每廓配属了眼位。

（四）B2 型题

1．B. 晚唐王焘编撰的《外台秘要·卷第二十一》有专篇论述眼科，提出脑流青盲（类似于西医学的白内障）"宜用金箆决，一针之后，豁若开云而见白日。"这是我国关于针拨白内障的最早记载。

2．C

（五）C 型题

1．C. 因《淮南子》和《晋书》为非医学文献，《淮南子》中曰："目中有疵，不害于视，不可灼也"；《晋书》谓："帝目有瘤疾，使医割之"。

2．D

（六）K 型题

1．A. 因《仁斋直指方》不是秦汉时期的医学著作，该书为宋代的医学著作。

2．E

（七）X 型题

1．A、B、C、D、E

2．A、C、E. 因袁学渊、张子襄为明清时期的中医眼科医家。

三、改错题

1．应将《医宗金鉴》改为《张氏医通》。

2．应将傅仁宇改为黄庭镜。

四、简答题

1．《证治准绳》为明代医学家王肯堂编辑所成；该书收载眼部病症170余种，书中的病症名多为后世眼科所采用；该书首次提出瞳神含有神水、神膏，使瞳神更具解剖学特征。

2．眼为视觉器官，是机体的一部分。不少眼病可引起全身症状，如急性闭角型青光眼（绿风内障）可引起恶心、呕吐等消化道症状；很多全身性疾病也可引起眼病，如风湿病可引起虹膜睫状体炎（瞳神紧小、瞳神干缺）。

五、问答题

1．

（1）培养了中医眼科教师与医生，并招收了高层次研究生。

（2）编写了中医眼科学教材，创办了《中国中医眼科杂志》及《中西医结合眼科杂志》。

（3）建立了中医眼科学会及中西医结合眼科学会。

（4）发表了大量中医及中西医结合眼科学术论文，并出版了许多中医及中西医结合眼科专著。

（5）引进了大量现代化诊治设备，开展了中医眼科疑难病症的现代研究。

2．

（1）随着社会经济的急剧变革，心理社会因素和情绪刺激对人类的影响而产生的心身眼病增多。

（2）随着机械化程度的提高及交通工具的发达，随之而来的人身伤害引起的眼病增多。

（3）随着老年人口增加而出现的老年性眼病增多。

（4）随着人们物质文化生活水平的提高，对有关眼科美容与保健的需求增多。

（5）中医眼科能发挥特长与优势的热点医学有心身医学、老年医学、康复医学。

第二章　眼的解剖与生理功能

习题

一、填空题

1. 眼为视觉器官，包括_____、_____和_____三个部分。

2. 眼球由_____和_____两部分组成。

3. 眼球向前平视时，突出于外侧眶缘_____至_____mm，一般两眼突出度差不超过_____mm。

4. 眼球壁分三层：外层为_____，中层为_____，内层为_____。

5. 眼球外层前1/6为透明的_____，后5/6为瓷白色的_____，二者相交区域为_____。

6. 成人角膜横径为_____至_____mm，垂直径为_____至_____mm。

7. 角膜前表面的水平方向曲率半径约为_____mm，垂直方向曲率半径约为_____mm。

8. 活体角膜周边厚度约为_____mm，中心稍薄为_____至_____mm。

9. 葡萄膜具有丰富的_____及_____，故分别称之为_____膜和_____膜。

10. 当光线直接照射一眼的瞳孔，引起两眼瞳孔均缩小的现象称_____。光照眼的瞳孔缩小称_____，对侧眼的瞳孔缩小称_____。

11. 房水由_____产生。

12. 睫状肌舒缩对_____起调节作用和_____外流作用。

13. 视网膜上的重要组织有_____、_____及_____等。

14. 视杆细胞分布在_____以外的视网膜。视杆细胞感受_____光，司_____视觉。

15. 视交叉位于颅内_____上方。

16. 眼球的血液供应来自_____。

17. 视网膜中央动脉分4支，即_____、_____、_____、_____。

18. 视网膜外五层由_____供应血液营养。

19. 视网膜内五层由_____供给血液营养。

20. 视网膜动脉与静脉管径之比为_____。

21. 睫状神经节位于_____后部，行眼内手术时，多行_____阻断该神经节。

22. 眼眶是略呈四边锥形的骨腔，主要由_____、_____、_____、_____、_____、_____等共7块骨组成。

23. 总腱环在眶尖前_____mm处，此处有_____，是眼内手术球后麻醉的关键部位。

24. 提上睑肌由_____神经支配，起开睑作用。

25. 成人眼眶深度约为_____。

26. 结膜充血与睫状充血同时出现时，称为_____。

27. 泪器包括_____和_____。

28. 泪腺位于眼眶前外上方的_____内。

29. 泪囊位于_____的泪囊窝内，在
_____的后面。

30. 上斜肌由_____神经支配。

31. 外直肌由_____神经支配。

32. 眼珠相当于西医学的_____。

33. 眼珠包括黑睛、_____、_____
__、_____、神水、_____、_____
__、_____及目系等解剖组织。

二、选择题

（一）A1 型题

1. 调节晶状体曲度的主要组织是：
   A. 晶状体纤维
   B. 瞳孔括约肌
   C. 睫状肌
   D. 瞳孔开大肌
   E. 晶状体悬韧带

2. 感受强光和色觉的细胞是：
   A. 视杆细胞　　B. 内皮细胞
   C. 上皮细胞　　D. 视锥细胞
   E. 水平细胞

3. 感受弱光的细胞是：
   A. 视锥细胞　　B. 视杆细胞
   C. 无长突细胞　D. 节细胞
   E. 双极细胞

4. 下面哪项不属房水的生理功能：
   A. 营养角膜　　B. 营养晶状体
   C. 营养结膜　　D. 营养玻璃体
   E. 维持眼内压

5. 关于脉络膜的生理病理叙述错误的
是：
   A. 血容量大
   B. 血流缓慢
   C. 病原体易在此停留
   D. 富含色素
   E. 感觉神经纤维丰富

6. 不属于眼屈光系统的组织是：
   A. 角膜　　　　B. 房水

C. 晶状体　　　D. 玻璃体
   E. 视网膜

7. 两眼颞侧偏盲可见于：
   A. 视神经病变　B. 视交叉病变
   C. 视束病变　　D. 视放射病变
   E. 视中枢病变

8. 下面哪条神经不经过眶上裂：
   A. 动眼神经
   B. 滑车神经
   C. 外展神经
   D. 三叉神经第一支
   E. 三叉神经第二支

9. 西医眼科学的晶状体相当于中医眼
科学之：
   A. 眼带　　　　B. 青睛
   C. 白仁　　　　D. 黄精
   E. 黄仁

10. 西医学之脉络膜相当于中医学之：
    A. 彩虹　　　　B. 视衣
    C. 睛帘　　　　D. 眼帘
    E. 目本

11. 西医学之眼外肌相当于中医学之：
    A. 彩虹　　　　B. 眼带
    C. 睥沿　　　　D. 眼帘
    E. 眼系

12. 不属于泪道的组织是：
    A. 泪小点　　　B. 泪小管
    C. 泪囊　　　　D. 鼻泪管
    E. 泪阜

13. 视交叉的解剖位置在：
    A. 位于大脑脚外侧
    B. 位于枕叶纹状区
    C. 位于大脑枕叶的距状裂上唇
    D. 位于颅内蝶鞍上方
    E. 位于大脑枕叶的距状裂下唇

14. 视束发生病变时，可见：
    A. 两眼同侧盲
    B. 两眼颞侧偏盲

C. 一眼鼻侧盲

D. 一眼颞侧偏盲

E. 一眼颞侧和一眼鼻侧盲

15. 结膜充血时以穹窿部显著者称：

A. 睫状充血

B. 结膜混合充血

C. 球结膜充血

D. 睑结膜充血

E. 虹膜充血

16. 结膜充血时以角巩膜缘明显者称：

A. 睫状充血

B. 结膜混合充血

C. 球结膜充血

D. 睑结膜充血

E. 虹膜充血

17. 下列哪部分神经纤维无髓鞘：

A. 眼内段视神经

B. 颅内段视神经

C. 管内段视神经视放射

D. 眶内段视神经

E. 视皮质

18. 人类视觉的最高中枢是：

A. 视放射　　B. 视束

C. 视交叉　　D. 外侧膝状体

E. 视皮质

19. 对视网膜和眼球壁起着支撑作用的组织是：

A. 晶状体　　B. 虹膜

C. 玻璃体　　D. 房水

E. 脉络膜

20. 可滤去部分紫外线、对视网膜有保护作用的组织是：

A. 晶状体　　B. 视盘

C. 玻璃体　　D. 房水

E. 脉络膜

（二）A2 型题

1. 成人眼球的前后径约为：

A. 23mm　　B. 23.5mm

C. 24mm　　D. 24.5mm

E. 以上都不是

2. 老花眼的发生主要是由于：

A. 玻璃体变混浊

B. 房水增多

C. 晶状体弹性减弱

D. 角膜透明度降低

E. 以上都不是

3. 视锥细胞主要分布在：

A. 视盘

B. 周边视网膜

C. 黄斑及中心凹

D. 黄斑以外的视网膜

E. 以上都不是

4. 睫状肌长时间收缩出现调节过度，会发生：

A. 远视现象　　B. 老视现象

C. 近视现象　　D. 散光现象

E. 以上都不是

5. 不属于眼球内容物的组织是：

A. 房水　　B. 虹膜

C. 晶状体　　D. 玻璃体

E. 以上都不是

6. 两眼同侧偏盲见于：

A. 视神经病变　　B. 视交叉病变

C. 视束病变　　D. 视放射病变

E. 以上都不是

7. 球结膜充血以靠穹窿部为甚，此称为：

A. 结膜混合充血

B. 睑球结膜充血

C. 睫状充血

D. 海绵窦充血

E. 以上都不是

（三）B1 型题

A. 老视　　B. 角膜前泪膜

C. 房水　　D. 近视

E. 泪液

1．睫状突上皮细胞产生：

2．晶状体弹性减弱产生：

3．位于角膜前表面的是：

    A．上皮细胞层　　B．前弹力层

    C．基质层　　　　D．后弹力层

    E．内皮细胞层

4．再生能力极强，修复后不留瘢痕的角膜组织为：

5．无再生能力，病变或损伤后由不透明的瘢痕组织代替的角膜组织为：

    A．第一神经元

    B．第二神经元

    C．第三神经元

    D．纤维膜

    E．色素膜

6．光感受器为：

7．双极细胞为：

8．神经节细胞为：

    A．生理凹陷　　B．视网膜

    C．玻璃膜　　　D．虹膜

    E．脉络膜

9．视盘有：

10．与视网膜色素上皮层紧密相连的是：

    A．后房　　　　B．房水

    C．晶状体　　　D．玻璃体

    E．前房

11．虹膜、瞳孔后面，睫状体前端和晶状体赤道前面的环形腔隙称为：

12．角膜后面，虹膜、瞳孔前面之间的腔隙称为：

    A．上斜肌　　　B．下斜肌

    C．提上睑肌　　D．外直肌

    E．眼轮匝肌

13．起于眶尖视神经孔前的总腱环，止于睑板前面的眼肌是：

14．起于眼眶下壁前内侧的眼肌是：

15．受面神经支配的肌肉是：

（四）B2 型题

    A．前房角　　　B．巩膜

    C．脉络膜　　　D．角膜

    E．以上都不是

1．位于角巩膜缘内面的组织是：

2．由致密的相互交错的胶原纤维组成的眼部组织是：

    A．粘蛋白层　　B．脂质层

    C．水液层　　　D．上皮层

    E．以上都不是

3．泪膜表层为：

4．泪膜中间层为：

5．泪膜底层为：

    A．视交叉　　　B．视皮质

    C．玻璃体　　　D．晶状体

    E．以上都不是

6．本身无血管，营养来自房水的组织是：

7．本身无血管，营养来自脉络膜和房水的组织是：

    A．视网膜血管

    B．视网膜中央静脉

    C．涡静脉

    D．睫状前静脉

    E．以上都不是

8．可在检眼镜下直接观察的血管是：

9．收集视网膜内五层的静脉血流，最后回流到海绵窦的血管是：

    A．眶下孔　　　B．眶上切迹

    C．睫状神经节　D．面神经

    E．以上都不是

10．眼内手术球后麻醉部位是：

11．泪囊手术麻醉点之一是：

12．眶上神经痛的压痛点是：

（五）C 型题

    A．在瞳孔周围呈环状排列

    B．受副交感神经支配

    C．两者均是

D. 两者均不是

1. 瞳孔开大肌：
2. 瞳孔括约肌：
    A. 在虹膜上呈放射状排列
    B. 受交感神经支配
    C. 两者均是
    D. 两者均不是
3. 瞳孔括约肌：
4. 瞳孔开大肌：
    A. 黄斑部外丛状层较厚，易吸收水
       分
    B. 黄斑部无毛细血管
    C. 两者均是
    D. 两者均不是
5. 黄斑部水肿易发生及不易消退的原因是：
6. 黄斑易裂孔的原因是：
    A. 睫状肌之环状肌纤维收缩
    B. 晶状体悬韧带松弛，其屈光力增
       加
    C. 两者均是
    D. 两者均不是
7. 达到视近的目的是通过：
8. 达到视远的目的是通过：
    A. 视网膜中央动脉
    B. 睫状血管系统
    C. 两者均是
    D. 两者均不是
9. 由眼动脉分出的是：
10. 属眼静脉的是：

(六) K 型题

1. 黄斑的解剖、生理、病理特点是：
    ①为视力最敏锐的地方
    ②位于视盘颞侧约 3mm 处
    ③为无血管区
    ④易发生水肿，且难消退
共有以下五个备选
    A. 只有①②③是正确的
    B. 只有①③是正确的
    C. 只有②④是正确的
    D. 只有④是正确的
    E. ①②③④均是正确的

2. 视杆细胞的解剖、生理、病理特点是：
    ①分辨颜色
    ②主要分布在黄斑区以外的视网膜
    ③发生病变时出现昼盲
    ④发生病变时出现夜盲
共有以下五个备选
    A. 只有①②③是正确的
    B. 只有①③是正确的
    C. 只有②④是正确的
    D. 只有④是正确的
    E. ①②③④均是正确的

3. 下面哪几条肌肉起于总腱环：
    ①上斜肌   ②上直肌
    ③外直肌   ④下斜肌
共有以下五个备选
    A. 只有①②③是正确的
    B. 只有①③是正确的
    C. 只有②④是正确的
    D. 只有④是正确的
    E. ①②③④均是正确的

4. 角膜内皮细胞层的解剖位置及生理功能为：
    ①位于角膜的最内面
    ②具有角膜－房水屏障功能
    ③角膜内皮细胞间紧密连接
    ④紧贴角膜基质层
共有以下五个备选
    A. 只有①②③是正确的
    B. 只有①③是正确的
    C. 只有②④是正确的
    D. 只有④是正确的
    E. ①②③④均是正确的

5. 角膜内皮细胞的生理病理特点有：

①角膜内皮细胞损伤后不能再生

②角膜内皮细胞失去代偿功能，角膜会发生水肿

③角膜内皮细胞数随年龄增长而逐渐减少

④角膜内皮细胞数随年龄增长而逐渐增加

共有以下五个备选

  A．只有①②③是正确的

  B．只有①③是正确的

  C．只有②④是正确的

  D．只有④是正确的

  E．①②③④均是正确的

6．巩膜的解剖、生理、病理特点为：

①在视神经周围，巩膜的厚度约为1mm

②视神经巩膜筛板处厚度约为0.3mm

③视神经巩膜筛板处抵抗力弱

④巩膜病变时病程多较长

共有以下五个备选

  A．只有①②③是正确的

  B．只有①③是正确的

  C．只有②④是正确的

  D．只有④是正确的

  E．①②③④均是正确的

7．视皮质是：

①两眼视神经在此完全交叉

②全部视觉纤维在此终止

③为视觉的皮质下中枢

④是人类视觉的最高中枢

共有以下五个备选

  A．只有①②③是正确的

  B．只有①③是正确的

  C．只有②④是正确的

  D．只有④是正确的

  E．①②③④均是正确的

8．视神经是从视盘起至视交叉段神经，

分为：

①眼内段　　②眶内段

③管内段　　④颅内段

共有以下五个备选

  A．只有①②③是正确的

  B．只有①③是正确的

  C．只有②④是正确的

  D．只有④是正确的

  E．①②③④均是正确的

（七）X型题

1．眼附属器包括：

  A．眼眶　　　　B．眼睑

  C．结膜　　　　D．泪器

  E．眼外肌

2．动眼神经支配的眼部肌肉有：

  A．提上睑肌　　B．上斜肌

  C．下斜肌　　　D．外直肌

  E．上直肌

3．视网膜色素上皮的解剖生理特点是：

  A．由多层细胞组成

  B．是视网膜的最外层

  C．是视网膜的最内层

  D．能吞噬、消化光感受器外节脱落的盘膜

  E．色素上皮细胞间的封闭小带构成血－视网膜屏障

4．葡萄膜又名：

  A．巩膜　　　　B．色素膜

  C．虹膜　　　　D．血管膜

  E．外界膜

5．属睫状体解剖特点的是：

  A．矢状面约呈三角形，基底朝向虹膜根部

  B．前1/3薄而扁平

  C．后2/3肥厚

  D．与脉络膜相连处呈锯齿状，称锯齿缘

  E．其色深褐

6．属晶状体解剖生理特点的是
　　A．富有弹性
　　B．形如双面凸透镜
　　C．前面弯曲度较后面弯曲度小
　　D．前面弯曲度较后面弯曲度大
　　E．前后面环行交界周称晶状体赤道
　　　部

7．关于视皮质解剖、生理及病理的叙述，正确的有：
　　A．位于大脑枕叶皮质的距状裂上、
　　　下唇和枕叶纹状区
　　B．全部视觉纤维在此中止
　　C．是人类视觉的最高中枢
　　D．为视觉的皮质下中枢
　　E．病变时无视野异常

8．结膜按其解剖位置分为：
　　A．睑结膜　　　　B．内眦结膜
　　C．穹窿结膜　　　D．外眦结膜
　　E．球结膜

9．中医学的目系包括了西医学的哪些眼部组织：
　　A．晶状体
　　B．视神经周围的组织及血管
　　C．视路
　　D．视神经
　　E．视网膜

10．属于泪道的组织是：
　　A．泪小点　　　　B．泪小管
　　C．泪囊　　　　　D．鼻泪管
　　E．泪阜

11．白睛在五轮中称气轮，包括西医学的：
　　A．结膜　　　　　B．角膜
　　C．巩膜　　　　　D．虹膜
　　E．球筋膜

12．虹膜的解剖、生理及病理特点为：
　　A．有密布的三叉神经纤维网，感
　　　觉特别敏锐

B．炎症时疼痛明显
　　C．有丰富的血管
　　D．炎症时伴有大量渗出
　　E．分泌房水

13．不属眼球内容物组织的是：
　　A．视盘　　　　　B．虹膜
　　C．脉络膜　　　　D．玻璃膜
　　E．房水

14．不属视网膜上组织的是：
　　A．巩膜　　　　　B．房水
　　C．黄斑　　　　　D．玻璃膜
　　E．脉络膜

15．属眼球壁中层组织的是：
　　A．睫状体　　　　B．巩膜
　　C．角巩膜缘　　　D．虹膜
　　E．脉络膜

三、改错题

1．睫状肌收缩时，使晶状体悬韧带紧张，晶状体变凸，屈光力增加。

2．黄斑位于眼底后极部，是视网膜神经节细胞发出的神经纤维汇集的部位。

3．脉络膜含有丰富的感觉神经纤维，发炎时疼痛明显。

4．一侧视束发生病变时，可见一眼鼻侧盲。

5．眶内段视神经外由巩膜组织包裹，其间充满脑脊液。

6．眼球的运动是依赖提上睑肌、眼轮匝肌、内眦韧带、睫状肌等眼部肌肉的协同作用。

7．眼帘即是胞睑。

8．中医眼科学眼的解剖中，眼珠包括了黑睛、白睛、晶珠、眼带组织。

四、简答题

1．简要叙述房水的循环途径。

2．为什么高眼压会导致视盘生理凹陷

加深和扩大？

3．在人的视野中为什么会查出生理盲点？

4．从视神经眶内段的解剖生理特点，简要叙述球后视神经炎时眼球转动发生球后牵痛的原因。

5．简要叙述视觉信息从视网膜光感受器到大脑枕叶的传导路径。

6．简要叙述睑板腺所分泌的脂性物质的作用。

7．简要叙述《灵枢·大惑论》对目系解剖生理的记载。

五、问答题

1．试述视网膜由外向内分为多少层，并阐述其各层主要的解剖生理特点。

2．为什么说视野的改变有助于对神经系统疾病作出定位诊断？

3．试述眼外肌的主要功能。

4．试述中医学目系的解剖及生理功能

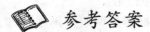 参考答案

一、填空题

1．眼球　视路　眼附属器

2．眼球壁　眼球内容物

3．12　14　2

4．纤维膜　葡萄膜　视网膜

5．角膜　巩膜　角巩膜缘

6．11.5　12　10.5　11

7．7.8　7.7

8．1　0.5　0.55

9．血管　色素　血管　色素

10．瞳孔光反射　直接对光反射　间接对光反射

11．睫状突上皮细胞

12．晶状体　房水

13．黄斑　视网膜的血管　视盘

14．黄斑区　弱　暗

15．蝶鞍

16．眼动脉

17．颞上支　颞下支　鼻上支　鼻下支

18．睫状后短动脉

19．视网膜中央动脉

20．2:3

21．眼眶　球后麻醉

22．额骨　蝶骨　筛骨　腭骨　泪骨上颌骨　颧骨

23．10　睫状神经节

24．动眼

25．4～5cm

26．结膜混合充血

27．分泌泪液的泪腺　排出泪液的泪道

28．泪腺窝

29．泪骨　内眦韧带

30．滑车

31．外展

32．眼球

33．白睛　黄仁　瞳神　晶珠　神膏　视衣

二、选择题

（一）A1型题

1．C.因为睫状肌的舒缩对晶状体起调节作用。

2．D.因为视锥细胞具有明视觉和主管色觉的作用。

3．B.因为视杆细胞感受弱光，司暗视觉。

4．C.因为房水无营养结膜的功能。

5．E.因为脉络膜感觉神经纤维不丰富。

6．E.因为属眼屈光系统的组织是角膜、房水、晶状体和玻璃体。

7．B.两眼视神经纤维在该处进行部分交叉，即来自视网膜鼻侧的纤维在此处交叉

到对侧，来自两眼视网膜颞侧的纤维在此处不交叉。若邻近组织炎症影响或肿块压迫时，可见两眼颞侧偏盲。

8．E．因三叉神经第二支经过眶下裂。

9．D．根据中西医解剖生理对照知晶状体相当于中医眼科之黄精。

10．B．根据中西医解剖生理对照知西医学之脉络膜属于中医学之视衣。

11．B．根据中西医解剖生理对照知西医学之眼外肌相当于中医学之眼带。

12．E．根据解剖生理知，泪小点、泪小管、泪囊、鼻泪管属于泪道。

13．D

14．A

15．C．因充血以角巩膜缘为甚，称为睫状充血；结膜充血与睫状充血同时出现时，称为结膜混合充血；以穹窿部充血显著称为球结膜充血。

16．A．因充血时以角巩膜缘明显者称睫状充血。

17．A

18．E

19．C．根据眼的解剖生理知，对视网膜和眼球壁起着支撑作用的组织是玻璃体。

20．A．根据眼的解剖生理知，可滤去部分紫外线、对视网膜有保护作用的组织是晶状体。

（二）A2 型题

1．C．成人眼球前后径为 24mm。

2．C．因晶状体随年龄增长出现弹性减弱，调节功能减退。

3．C．从视网膜的解剖中知视锥细胞主要分布在黄斑及中心凹。

4．C．因为睫状肌长时间收缩出现调节过度而发生近视现象。

5．B．眼球内容物只有房水、晶状体、玻璃体，无虹膜。

6．C．神经束由一眼颞侧神经纤维与另一眼鼻侧神经纤维组成，绕大脑脚至外侧膝状体。因此，一侧视束发生病变时，可见两眼同侧盲。

7．D．来自眼睑动脉弓分布在睑结膜、穹窿结膜，走向角膜缘 4mm 外的球结膜，充血时以靠穹窿部更显著，此称为结膜充血。

（三）B1 型题

1．C．因房水由睫状突上皮细胞产生。

2．A．因晶状体弹性减弱，调节功能减退而产生老视。

3．B．根据角膜解剖生理可知，在其前表面的应是泪膜。

4．A．根据角膜解剖生理知，再生能力极强，修复后不留瘢痕的组织为角膜上皮细胞层。

5．C．根据角膜解剖生理知，无再生能力，病变或损伤后由不透明的瘢痕组织代替的组织为角膜基质层。

6．A．根据视网膜解剖生理知，光感受器为第一神经元。

7．B．根据视网膜解剖生理知，双极细胞为第二神经元。

8．C．根据视网膜解剖生理知，神经节细胞为第三神经元。

9．A．根据眼的解剖生理知，视盘有生理凹陷。

10．C．根据眼的解剖生理知，与视网膜色素上皮层紧密相连的是玻璃膜。

11．A．根据眼的解剖生理知，虹膜、瞳孔后面，睫状体前端和晶状体赤道前面的环形腔隙应是后房。

12．E．根据眼的解剖生理知，角膜后面，虹膜、瞳孔前面之间的腔隙是前房。

13．C．根据解剖生理知，提上睑肌起于眶尖视神经孔前的总腱环，止于睑板前面的眼肌。

14．B．根据解剖生理知，下斜肌是起于

眼眶下壁前内侧的眼肌。

15.E. 根据解剖生理知，眼轮匝肌是受面神经支配的肌肉。

（四）B2 型题

1.A. 根据眼的解剖生理知，位于角巩膜缘内面的是前房角。

2.B. 根据眼的解剖生理知，由致密的相互交错的胶原纤维组成的眼部组织是巩膜。

3.B. 根据眼的解剖生理知，泪膜表层为脂质层。

4.C. 根据眼的解剖生理知，泪膜中间层为水液层。

5.A. 根据眼的解剖生理知，泪膜底层为粘蛋白层。

6.D. 根据眼的解剖生理知，本身无血管，营养来自房水的组织是晶状体。

7.C. 根据眼的解剖生理知，本身无血管，营养来自脉络膜和房水的组织是玻璃体。

8.A. 因为视网膜的动、静脉血管都可在检眼镜下直接观察到。

9.B. 视网膜中央静脉收集视网膜内五层的静脉血流，最后回流到海绵窦。

10.C. 根据解剖生理知，多条眼外肌起于总腱环，此处有睫状神经节，眼内手术时为防止眼球转动选择此处作球后麻醉。

11.A. 根据解剖生理知，眶下孔在眶下缘正中下方，距眶缘约 4mm 处，有眶下神经通过，司泪囊感觉，泪囊手术时此作麻醉点之一。

12.B. 根据解剖生理知，眶上切迹在眶上缘偏内侧，有三叉神经第一支和眶上神经经过，为眶上神经痛的压痛点。

（五）C 型题

1.D. 因瞳孔开大肌是在瞳孔周围呈放射状排列，受交感神经支配。

2.C. 因瞳孔括约肌在瞳孔周围呈环行排列，受副交感神经支配。

3.D. 因瞳孔括约肌在瞳孔周围呈环行排列，受副交感神经支配。

4.C. 因瞳孔开大肌是在瞳孔周围呈放射状排列，受交感神经支配。

5.C. 根据眼的解剖生理知，黄斑部外丛状层较厚，易吸收水分；但无毛细血管，因而水肿不易消退。

6.D. 黄斑易裂孔的原因与外伤及高度近视等有关。

7.C. 根据眼的解剖生理知，睫状肌之环状肌纤维收缩，晶状体悬韧带松弛，晶状体借助本身弹性变凸，屈光力增加，达到视近的目的。

8.D. 因视远睫状肌应松弛，晶状体悬韧带收缩，晶状体变扁平。

9.C. 根据解剖生理知，由眼动脉分出的是视网膜中央动脉和睫状血管系统。

10.D

（六）K 型题

1.E

2.C

3.A. 根据解剖学知，上斜肌、上直肌、外直肌起于总腱环。

4.A

5.A

6.E

7.C. 根据解剖生理知，全部视觉纤维在此终止，视皮质是人类视觉的最高中枢。

8.E. 根据解剖生理知，视神经从视盘起至视交叉的这段神经分眼内段、眶内段、管内段、颅内段。

（七）X 型题

1.A、B、C、D、E

2.A、C、E. 因上斜肌由滑车神经支配、外直肌由外展神经支配，提上睑肌、下斜肌、上直肌才由动眼神经支配。

3.B、D、E. 视网膜色素上皮的解剖生理特点是：是视网膜的最外层，能吞噬、消化光感受器外节脱落的盘膜，其细胞间的封闭小带构成血－视网膜屏障。

4．B、D．因葡萄膜含有丰富的色素，故称色素膜；又因含有丰富的血管，又名血管膜。

5．A、D、E．根据睫状体解剖生理特点选定。

6．A、B、C、E．根据晶状体解剖生理特点选定。

7．A、B、C．根据解剖生理知视皮质位于大脑枕叶皮质的距状裂上、下唇和枕叶纹状区，全部视觉纤维在此中止，是人类视觉的最高中枢。

8．A、C、E．根据解剖生理知，结膜按其解剖位置分为睑结膜、穹窿结膜和球结膜。

9．B、C、D．根据中西医解剖生理对照知，目系包括了西医学视神经周围的组织及血管、视路和视神经。

10．A、B、C、D．根据解剖生理知，泪小点、泪小管、泪囊、鼻泪管属于泪道组织。

11．A、C、E．根据中西医解剖生理对照知，白睛包括西医学的结膜、球筋膜和巩膜。

12．A、B、C、D．根据眼的解剖生理及病理特点知，虹膜具有丰富的血管和密布的三叉神经纤维网，炎症时疼痛明显并伴有大量渗出。

13．A、B、C、D．根据眼的解剖生理知，眼球内容物有房水、晶状体和玻璃体。

14．A、B、D、E．根据眼的解剖生理知，视锥、视杆细胞层是视网膜组织之一。

15．A、D、E．根据眼的解剖生理知，属眼球壁中层的组织有虹膜、睫状体和脉络膜。

三、改错题

1．应将"悬韧带紧张"改为"悬韧带松弛"。因睫状肌收缩时，晶状体悬韧带松弛，晶状体变凸，屈光力增加。

2．应将"黄斑位于眼底后极部"改为"视盘"。因为视盘才是视网膜神经节细胞发出的神经纤维汇集的部位。

3．应将"脉络膜"改为"睫状体"。因为睫状体含有丰富的感觉神经纤维，发生炎症时疼痛明显。

4．应将"一眼鼻侧盲"改为"两眼同侧盲"。因在视交叉后重新排列的左、右各一束神经称为视束。这段神经束由一眼颞侧神经纤维与另一眼鼻侧神经纤维组成，绕大脑脚至外侧膝状体。所以，一侧视束发生病变时，可见两眼同侧盲，而不是一眼鼻侧盲。

5．应将"巩膜"改为"神经鞘膜"。

6．应将"提上睑肌、眼轮匝肌、内眦韧带、睫状肌"改为"上直肌、外直肌、下直肌、内直肌、上斜肌和下斜肌"。

7．应将"胞睑"改为"黄仁"。中医眼科学认为眼帘是指黄仁。

8．应删去题中的"眼带组织"。中医眼科学眼的解剖中，眼珠包括了黑睛、白睛、晶珠等组织。

四、简答题

1．房水循环途径是：产生的房水首先进入后房，经过瞳孔到前房，从前房角小梁进入输淋氏管，通过房水静脉，最后流入巩膜表面睫状前静脉回到血液循环。此外，有少部分房水由虹膜表面吸收和从脉络膜上腔排出。

2．巩膜厚度差异较大，巩膜筛板处最薄。因此，巩膜筛板处抵抗力弱，易受眼内压的影响，若眼压升高压迫视乳头会出现生理凹陷加深、扩大的病理改变。

3．因视盘仅有神经纤维而无视网膜的其他各层，所以无视觉功能，即视野检查时会出现盲点，称生理盲点。

4．在眶内段视神经孔处，视神经被眼外肌的起始端包围，其中上直肌和内直肌与神经鞘膜紧密粘连，故当发生球后视神经炎时，眼球转动就可产生球后牵引疼痛。

5．从视网膜光感受器开始经视神经、视交叉、视束、外侧膝状体、视放射至大脑枕叶的神经传导路径。

6．睑板腺分泌脂肪样物质的作用是润滑睑缘，减少摩擦及防止泪液外溢。

7．在《灵枢·大惑论》中指出："裹撷筋骨血气之精，而与脉并为系，上属于脑，后出于项中"。

五、问答题

1.

（1）视网膜由外向内分为10层。

（2）各层主要解剖生理特点为：①色素上皮层：是视网膜的最外层，与脉络膜的最内层玻璃膜紧密相连。色素上皮细胞是单层六角形细胞，选择性地运载脉络膜与视网膜外层之间的营养和代谢产物，能吞噬、消化光感受器外节脱落的盘膜。色素上皮细胞间有封闭小带，又称紧密连接，避免脉络膜血管正常漏出液中大分子物质进入视网膜，具有血－视网膜外屏障作用。②视锥、视杆细胞层：又称光感受器细胞层。由光感受器内、外节组成。视锥细胞主要分布在黄斑及中心凹，感受明光，分辨颜色，具有明视觉

和主管色觉的作用。视杆细胞分布在黄斑区以外的视网膜，越近黄斑区数量越少，至黄斑中心凹则无此细胞。视杆细胞可感受弱光，司暗视觉。③外界膜：是一网状薄膜。网眼大小不一，视锥细胞经过的网眼较视杆细胞经过的网眼大。④外核层：又称外颗粒层，由光感受器细胞核组成。此层没有血管，营养来自脉络膜。⑤外丛状层：为疏松的网状结构，是视锥细胞、视杆细胞和双极细胞树突、水平细胞突起相连接的突触部位。⑥内核层：又称内颗粒层，主要由双极细胞、水平细胞的细胞核组成。水平细胞为神经胶质细胞，具有联络和支持作用。⑦内丛状层：是主要由双极细胞与神经节细胞相互接触形成突触的部位。⑧神经节细胞层：由神经节细胞核组成。⑨神经纤维层：由神经纤维构成。神经纤维最后集中形成视神经盘。该层血管丰富。⑩内界膜：是介于视网膜和玻璃体间的一层透明薄膜。

2．视路中视觉纤维在各段排列不同，当中枢神经系统发生病变或受损时，可表现出特定的视野异常，从而对病变及损伤定位诊断具有十分重要的意义。如两眼颞侧偏盲，病变多在视交叉，因该处两眼视神经纤维在该处进行部分交叉，即来自视网膜鼻侧的纤维在此处交叉到对侧，来自两眼视网膜颞侧的纤维在此处不交叉。若邻近组织病变时，可见两眼颞侧偏盲。又如两眼同侧盲，病变多在视束，因这段神经束由一眼颞侧神经纤维与另一眼鼻侧神经纤维组成，绕大脑脚至外侧膝状体，故一侧视束发生病变时可见两眼同侧盲。

3.

眼外肌的主要功能如下表：

眼外肌	主要动作	次要动作
内直肌	内转	
下直肌	下转	内转、外旋

眼外肌	主要动作	次要动作
外直肌	外转	
上直肌	上转	内转、内旋
上斜肌	内旋	下转、外转
下斜肌	外	上转、外转

4.

（1）解剖：《医林改错·脑髓说》中明确地记载了有关内容，书中说："两目系如线，长于脑，所见之物归于脑"。

（2）生理功能：目系连目珠，通于脑，所见之物归于脑。可见眼珠—目系—脑是产生视觉功能的重要组织。对于产生视觉功能的神经活动称为神光，这一功能的发挥又与脏腑功能息息相关。如《审视瑶函·目为至宝论》中说："神光者，谓目中自然能视之精华也"。《审视瑶函·内外二障论》中曰："在五脏之中，惟肾水神光，深居瞳神之中，最灵最贵，辨析万物，明察秋毫"。

第三章 眼与脏腑的生理关系

习题

一、填空题

1．《灵枢·大惑论》说："五脏六腑之精气，皆上注于目而为之精，_____为眼。"

2．_____是人体生命活动，包括视觉产生的物质基础。

3．《审视瑶函·目为至宝论》说："真血者，即肝中升运于目，_____，乃滋目经络之血也。"

4．神光是指受_____主导的视觉活动，类似于生理学关于视觉形成的一系列活动。

5．《兰室秘藏·眼耳鼻门》认为治疗眼病"不理脾胃及_____，治标不治本，是不明正理也。"

二、选择题

（一）A1 型题

1．《灵枢·大惑论》认为，形成"约束"的精是：

    A．骨之精   B．筋之精

    C．血之精   D．窠气之精

    E．肌肉之精

2．根据《内经》之理论，骨之精形成：

    A．络   B．约束

    C．白睛   D．黑睛

    E．瞳子

3．根据《内经》五脏化五液的理论，化液为泪的脏是：

    A．心   B．肝   C．脾

    D．肺   E．肾

4．与"真血"关系最为密切的脏是：

    A．心   B．肝   C．脾

    D．肺   E．肾

（二）A2 型题

1．提出肝"开窍于目"的《内经》篇目是：

    A．《素问·阴阳应象大论》

    B．《素问·金匮真言论》

    C．《素问·上古天真论》

    D．《素问·五脏生成篇》

    E．以上都不是

2．提出"目，肝之外候也"的医学著作是：

    A．《诸病源候论》

    B．《太平圣惠方》

    C．《景岳全书》

    D．《兰室秘藏》

    E．以上都不是

3．中医理论认为，色觉与肝的关系主要体现在：

    A．肝开窍于目

    B．肝主藏血

    C．肝气通于目

    D．肝主疏泄

    E．以上都不是

4．强调"治目者，以肾为主"的医学家是：

    A．巢元方   B．杨士瀛

    C．楼全善   D．李东垣

    E．以上都不是

（三）B1 型题

    A．气   B．血   C．津

D. 液　　E. 精

1. 肺与眼的关系主要体现在：
2. 心与眼的关系主要体现在：
　　A. 心　　B. 肝　　C. 脾
　　D. 肺　　E. 肾
3. 升举清阳之气至目的脏是：
4. 升运清轻之血至目的脏是：

（四）B2 型题
　　A. 白睛　　　　B. 黑睛
　　C. 眼带　　　　D. 目系
　　E. 以上都不是

1. 在眼与脏的关系中，与脾关系最为密切的是：
2. 在眼与脏的关系中，与肾关系最为密切的是：
　　A. 神水　　　　B. 神膏
　　C. 晶珠　　　　D. 视衣
　　E. 以上都不是
3. 在眼与腑的关系中，与小肠关系最为密切的是：
4. 在眼与腑的关系中，与胆关系最为密切的是：

（五）C 型题
　　A. 气　　　　　B. 血
　　C. 以上均是　　D. 以上均不是
1. 联系心与眼的主要基础是：
2. 联系肾与眼的主要基础是：
　　A. 心　　　　　B. 肝
　　C. 以上均是　　D. 以上均不是
3. 开窍于目的脏是：
4. 推动清阳出上窍的脏是：

（六）K 型题
1. 根据《素问·脉要精微论》所言，"精明者"具有的视功能为：
　　①视万物　　　②别白黑
　　③审短长　　　④察秋毫
共有以下五个备选
　　A. 只有①②③是正确的

B. 只有①③是正确的
C. 只有②④是正确的
D. 只有④是正确的
E.①②③④均是正确的

2. 肺通过下列哪些功能以维持视功能：
　　①调畅全身气机
　　②输布气血津液
　　③温煦濡养体表
　　④运化水谷精微
共有以下五个备选
　　A. 只有①②③是正确的
　　B. 只有①③是正确的
　　C. 只有②④是正确的
　　D. 只有④是正确的
　　E.①②③④均是正确的

3. 根据《审视瑶函》的观点，血通过下列哪些方面维护视功能：
　　①神水　　　　②神膏
　　③瞳神　　　　④神光
共有以下五个备选
　　A. 只有①②③是正确的
　　B. 只有①③是正确的
　　C. 只有②④是正确的
　　D. 只有④是正确的
　　E.①②③④均是正确的

4. 《灵枢·天年》认为，人到五十岁即目始不明是因为脏腑衰损所致，涉及到脏腑是：
　　①肝　　　　　②脾
　　③胆　　　　　④胃
共有以下五个备选
　　A. 只有①②③是正确的
　　B. 只有①③是正确的
　　C. 只有②④是正确的
　　D. 只有④是正确的
　　E.①②③④均是正确的

（七）X 型题
1. "神光"的产生与哪些脏有关：

A. 心　　B. 肝　　C. 脾
D. 肺　　E. 肾

2. 李东垣认为，"胃气一虚，耳目口鼻俱为之病。"并指出胃气的别名有：

A. 元气　　　　B. 谷气
C. 荣气　　　　D. 清气
E. 精气

三、改错题

1. 津液在脾的调节下，为目外润泽之水及充养目内之液提供了物质保障。

2. 肝脏能调节血浆维生素 A 的浓度，肝病时就失去了这种调节功能，使眼的立体视功能下降。

3. 人体脏腑精气的盛衰以及精神活动状态均可反映于目，是因为目为肝之外窍。

4. 肝气上升，清阳之气方可升运于目，目得清阳之气温煦才能窍通目明。

5. 目为宗脉所聚之处，若肺气虚弱，失去统摄之力，则可导致眼部，尤其是内眼发生出血病症。

四、简答题

1. 简要叙述肝气通于目在维护视功能方面的作用机制。

2. 简要叙述脾输精气上贯于目对眼的作用机制。

五、问答题

1. 试述清阳之气对眼的作用及其与脾胃的关系。

2. 试述血对眼的作用及其与相关脏腑的关系。

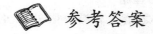 参考答案

一、填空题

1. 精之窠
2. 精气
3. 轻清之血
4. 心神
5. 养血安神

二、选择题

（一）A1 型题

1. E.《灵枢·大惑论》说："肌肉之精为约束"。

2. E.《灵枢·大惑论》说："骨之精为瞳子"。

3. B.《素问·宣明五气篇》说："五脏化五液……肝为泪"。

4. B.《审视瑶函·目为至宝论》说："真血者，即肝中升运于目，轻清之血"。

（二）A2 型题

1. B.《素问·金匮真言论》载："东方青色，入通于肝，开窍于目"。

2. A.《诸病源候论·目病诸候》载"目，肝之外候也"。

3. C.《灵枢·脉度》载："肝气通于目，肝和则目能辨五色矣"。

4. E. 赵献可《医贯·眼目论》中载："五脏六腑之精气皆上注于目而为之精，肾藏精，故治目者，以肾为主"。

（三）B1 型题

1. A.《素问·五脏生成篇》说："诸气者，皆属于肺"。

2. B.《素问·五脏生成篇》说："诸血者，皆属于心"。

3. C. 清阳之气由脾气升举。

4. B. 肝中升运于目之血为清轻之血。

19

（四）B2 型题

1．C．脾之精气有滋养眼外肌（眼带）之功。

2．D．肾主骨生髓，诸髓属脑，目系属脑。

3．E

4．B．《证治准绳·杂病·七窍门》指出："神膏"由胆中渗润精汁积而所成。

（五）C 型题

1．C．一是心血，二是心气。

2．D．主要是精，不是气和血。

3．C．《素问·金匮真言论》指出：肝"开窍于目"。《素问·解精微论》说："夫心者，五脏之专精也；目者，其窍也"。

4．D

（六）K 型题

1．A．《素问·脉要精微论》曰："夫精明者，所以视万物、别白黑、审短长"，原文无"察秋毫"之语。

2．A．肺无运化水谷精微的作用。

3．A．《审视瑶函·目为至宝论》说："血养水，水养膏，膏护瞳神。"

4．B．《灵枢·天年》说："五十岁，肝气始衰，肝叶始薄，胆汁始灭，目始不明。"

（七）X 型题

1．A、E．《证治准绳》认为：心主火，"火在目为神光。"《审视瑶函》说："肾之精腾，结而为水轮。"水轮属瞳神，而神光藏于瞳神。

2．A、B、C、D．《内外伤辨惑论》说："夫元气、谷气、荣气、清气、生发诸阳上升之气，此六者，皆饮食入胃，谷气上行，胃气之异名，其实一也。"

三、改错题

1．应将"脾"改为"肾"。因主津液者为肾。

2．应将"立体视"改为"暗适应"。因维生素 A 参与生化过程的视功能为暗适应。

3．应将"肝"改为"心"。因心主神明，为五脏六腑之大主，心又开窍于目。

4．应将"肝"改为"脾"。因脾主升清，只有脾气升运，清阳之气才能上达于目。

5．应将"肺"改为"脾"。因脾气才具有统摄血液之力。

四、简答题

1．

（1）肝气可调畅气机，使气机升降有度，有利于气血津液上输至目，目得所养而能辨色视物。

（2）肝气能条达情志，使七情平和，气血均衡，眼才能明视不衰。

2．

（1）脾运化水谷精微，目得精气营血之养则目光敏锐。

（2）脾运化水谷之精，有滋养肌肉的作用，眼睑肌肉及眼带（眼外肌）得脾之精气充养则眼睑开合自如，眼珠转动灵活。

五、问答题

1．

（1）目为清阳之窍，惟清阳之气易达之。《脾胃论》认为："耳目口鼻为清气所奉于天。"目得清阳之气温煦才能窍通目明。

（2）清阳之气上升至目，需借助于脾气的升运。因脾胃为升降之枢，若脾胃气虚，则清阳不升，浊阴不降，可致阴火上乘而引起眼病。《脾胃论》指出："脾胃既为阴火所乘，谷气闭塞而下流，即清阳不升，九窍为之不利。"

（3）脾胃又是清阳之气生发之所，清阳之气主要源于胃气。《内外伤辨惑论》说："夫元气、谷气、荣气、清气、生发诸阳上升之气，此六者，皆饮食入胃，谷气上行，胃气之异名，其实一也"。

2.

（1）血液上行濡养于目并运行有序，是目视睛明的重要条件。《审视瑶函》说："夫目之有血，为养目之源，充和则有生发长养之功，而目不病。少有亏滞，目病生焉。"《景岳全书》亦指出："凡七窍之用……无非血之用也。"

（2）血对眼的作用主要与心、肝、脾的关系最为密切。①脾胃为气血生化之源，脾气还有统摄血液循行于目络之功。②心主血，心合血脉，循环至目的血液始于心，又归集于心。③肝主藏血，肝藏之血含有眼目所需的各种精微物质，故特称之为"真血"。

第四章　眼与经络的关系

习题

一、填空题

1. 十二经脉,三阴三阳表里相合,正经首尾相贯,始于_____,终于_____。

2. 《素问·五脏生成篇》说:"诸脉者,_____。"

3. 《灵枢·逆顺肥瘦》说:"手之三阳,从_____走_____,足之三阳,从_____走_____。"

4. 与眼内眦部直接有关的经脉有_____、_____、_____。

5. 与目系有联系的经脉有_____、_____。

6. 与眼外眦部有关的经脉有_____、_____、_____。

7. 《灵枢·邪气脏腑病形》说:"十二经脉,_____,其血气皆上于面而走空窍,其精阳气上走于目而为睛。"

8. 《灵枢·口问》说:"目者,_____之所聚也。"

9. 眼与脏腑之间的有机联系主要依靠_____为之连接贯通,使眼睛不断得到_____输送的气、血、津、液的濡养,才能维持正常的视觉功能。

二、选择题

(一) A1 型题

1. 起止、交接或循行于眼内眦的经脉是:

A. 足阳明胃经

B. 足少阳胆经

C. 手少阳三焦经

D. 手太阳小肠经

E. 足厥阴肝经

2. 起止、交接或循行于眼外眦的经脉是:

A. 足太阳膀胱经

B. 足阳明胃经

C. 手太阳小肠经

D. 手阳明大肠经

E. 足少阳胆经

3. 不是起止、交接或循行于眼内、外眦的经脉是:

A. 足阳明胃经

B. 足少阳胆经

C. 手少阳三焦经

D. 手太阳小肠经

E. 足厥阴肝经

4. 直接与目系相连的经脉是:

A. 足厥阴肝经

B. 足阳明胃经

C. 足太阳膀胱经

D. 手少阴心经

E. 足少阳胆经

5. 其支脉系目系的经脉是:

A. 足厥阴肝经

B. 足阳明胃经

C. 足太阳膀胱经

D. 手少阴心经

E. 足少阳胆经

6. 其直行者属目系的经脉是:

A. 足厥阴肝经

B. 足阳明胃经

C. 足太阳膀胱经

D. 手少阴心经

E. 足少阳胆经

7．与眼内眦部有关的经别是：

  A. 足阳明经别而行的经别

  B. 足少阳经别而行的经别

  C. 手少阳经别而行的经别

  D. 手太阳经别而行的经别

  E. 足厥阴经别而行的经别

8．与眼外眦部有关的经别是：

  A. 足阳明经别而行的经别

  B. 足少阳经别而行的经别

  C. 手少阳经别而行的经别

  D. 手太阳经别而行的经别

  E. 足厥阴经别而行的经别

9．与内、外眦均有关的经脉是：

  A. 手太阳经   B. 手少阳经

  C. 足厥阴经   D. 足少阳经

  E. 足少阴经

（二）A2 型题

1．起止、交接及循行于眼外眦的经脉

是：

  A. 足太阳膀胱经

  B. 足阳明胃经

  C. 手少阴心经

  D. 手阳明大肠经

  E. 以上都不是

2．与目系有联系的经脉是：

  A. 足厥阴肝经

  B. 足阳明胃经

  C. 手太阳小肠经

  D. 手阳明大肠经

  E. 以上都不是

3．与内、外眦均有关的经脉是：

  A. 手少阳经   B. 手太阳经

  C. 足厥阴经   D. 足少阳经

  E. 以上都不是

4．起止、交接及循行于眼内眦的经脉

是：

  A. 足阳明胃经

  B. 足少阳胆经

  C. 手少阳三焦经

  D. 手太阳小肠经

  E. 以上都不是

（三）B1 型题

  A. 足太阳膀胱经

  B. 足少阳胆经

  C. 手少阴心经

  D. 足厥阴肝经

  E. 足太阴脾经

1．与眼内眦部有关的经脉是：

2．与眼外眦部有关的经脉是：

  A. 足太阳膀胱经

  B. 足阳明胃经

  C. 手少阳三焦经

  D. 足厥阴肝经

  E. 手太阳小肠经

3．与眼内、外眦部均有关的经脉是：

4．与目系有联系的经脉是：

  A. 任脉   B. 阴跷脉

  C. 阳跷脉   D. 阳维脉

  E. 冲脉

5．连于目内眦的奇经八脉是：

6．与目系有联系的奇经八脉是：

（四）B2 型题

  A. 足太阳膀胱经

  B. 足太阴脾经

  C. 足少阳胆经

  D. 手少阴心经

  E. 以上都不是

1．与眼内眦有关的经脉有：

2．与眼外眦有关的经脉有：

  A. 手阳明大肠经经别

  B. 手少阴心经经别

  C. 手少阳三焦经经别

D. 足少阳胆经经别

E. 以上都不是

3. 与眼内眦有关的经别有：

4. 与眼外眦有关的经别有：

（五）C型题

　　A. 足阳明之正　B. 足少阳之正

　　C. 两者均是　　D. 两者均不是

1. 与目系相联系的经别为：

2. 与眼内眦部有关的经别为：

　　A. 为目上网　　B. 属目外眦

　　C. 两者均是　　D. 两者均不是

3. 对足阳明经与眼的关系描述正确的为：

4. 对手太阳经与眼的关系描述正确的为：

（六）K型题

1. 与眼内眦部有关的经脉有：

　　①足阳明胃经

　　②手少阴心经

　　③手太阳小肠经

　　④足少阳胆经

共有以下五个备选

　　A. 只有①②③是正确的

　　B. 只有①③是正确的

　　C. 只有②④是正确的

　　D. 只有④是正确的

　　E.①②③④均是正确的

2. 与目系有联系的经脉有：

　　①足太阳膀胱经

　　②手少阴心经

　　③足厥阴肝经

　　④手太阳小肠经

共有以下五个备选

　　A. 只有①②③是正确的

　　B. 只有①③是正确的

　　C. 只有②④是正确的

　　D. 只有④是正确的

　　E.①②③④均是正确的

3. 与目外眦有联系的经脉有：

　　①足少阳胆经

　　②手少阳三焦经

　　③手太阳小肠经

　　④足太阴脾经

共有以下五个备选

　　A. 只有①②③是正确的

　　B. 只有①③是正确的

　　C. 只有②④是正确的

　　D. 只有④是正确的

　　E.①②③④均是正确的

（七）X型题

1. 对足少阳胆经与眼的关系叙述正确的为：

　　A. 起于目外眦之瞳子髎

　　B. 其经别与本经合于目外眦

　　C. 与目内眦相关

　　D. 其经筋为目外维

　　E. 其经筋为目上网

2. 奇经八脉中与眼直接有关连的有：

　　A. 督脉　　　　B. 冲脉

　　C. 任脉　　　　D. 阳跷脉

　　E. 阴跷脉

三、改错题

1. 足阳明胃经起于目内眦之睛明穴，其经筋为目上网。

2. 足太阳膀胱经与目内、外眦均有关系。

四、简答题

1. 与目内眦直接和间接有关的经脉有哪些？

2. 简述"目上网"、"目下网"、"目外维"分别指什么及其作用？

五、问答题

1.《灵枢》是如何描述眼与十二经脉的

关系?

2．试述经络与眼的生理关系。

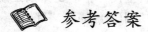 参考答案

一、填空题

1．手太阴　足厥阴

2．皆属于目

3．手　头　头　足

4．足太阳膀胱经　足阳明胃经　手太阳小肠经

5．足厥阴肝经　手少阴心经　足太阳膀胱经

6．足少阳胆经　手少阳三焦经　手太阳小肠经

7．三百六十五络

8．宗脉

9．经络　经络

二、选择题

（一）A1 型题

1．A．因足阳明胃经经过内眦睛明穴，其他四项均是循行于眼外眦的经脉。

2．E．《灵枢·经脉》说："胆足少阳之脉，起于目锐眦"，其他四项均是循行于眼内眦的经脉。

3．E．《灵枢·经脉》说："肝足厥阴之经脉，……连目系，上出额。"其他四项均是循行于眼内、外眦的经脉。

4．A．《灵枢·经脉》说："肝足厥阴之经脉，……连目系，上出额"，其他四项均是循行于眼外或内眦的经脉。

5．E．只有足少阳胆经其支脉系目系。

6．C．只有足太阳膀胱经其直行者属目系。

7．D．只有手太阳经别而行的经别与眼内眦部有关。

8．B．只有足少阳经别而行的经别与眼外眦部有关。

9．A．《灵枢·经脉》说："小肠手太阳之脉，其支者……至目内眦。从缺盆循颈上……至目锐眦"，而其他四项是分别与内或外眦有关的经脉。

（二）A2 型题

1．E．前四项都不是起止、交接及循行于眼外眦的经脉。

2．A．《灵枢·经脉》说："肝足厥阴之经脉，……连目系，上出额"。

3．B．根据中医的经络理论，只有手太阳经与内、外眦均有关。

4．A．足阳明胃经经目内眦睛明穴。

（三）B1 型题

1．A．《灵枢·经脉》说："膀胱足太阳之脉，起于目内眦……"。

2．B．《灵枢·经脉》说："胆足少阳之脉，起于目锐眦"。

3．E．手太阳小肠经与眼内、外眦部均有关。

4．D．足厥阴肝经与目系有联系。

5．B．《灵枢·脉度》说："阴跷脉者……属目内眦"。

6．C．阳跷脉与目系有联系。

（四）B2 型题

1．A．足太阳膀胱经与眼内眦有关。

2．C．足少阳胆经与眼外眦有关。

3．B．《灵枢·经别》说："手少阴之正，……合目内眦"。

4．D．《灵枢·经别》说："足少阳之正，……系目系，合少阳与外眦也"。

（五）C 型题

1．C．足阳明和足少阳之正均有与目系相联系的经别。

2．D．根据中医的经络理论，足阳明和足少阳之正的经别与眼内眦部无关。

3．D

4. D

（六）K 型题

1. B. 足阳明胃经和手太阳小肠经与眼内眦部有关。

2. A. 足太阳膀胱经、手少阴心经和足厥阴肝经与目系有联系。

3. A. 足少阳胆经、手少阳三焦经和手太阳小肠经与目外眦有联系。

（七）X 型题

1. A、B、D

2. A、C、D、E. 因冲脉与眼无直接关连。

三、改错题

1. 根据《灵枢·经脉》所述，足阳明胃经起于鼻旁迎香穴，其经筋为目下网；故应将"睛明穴"改为"鼻旁迎香穴"，"目上网"改为"目下网"。

2. 根据《灵枢·经脉》所述，足太阳膀胱经只与目内眦有关系，故应删去"外"和"均"两字。

四、简答题

1. 与目内眦有关的经脉有足太阳膀胱经、足阳明胃经、手太阳小肠经、手阳明大肠经。

2.

（1）"目上网"指"足太阳经筋"，"目下网"指"足阳明经筋"，"目外维"指"足少阳经筋"。

（2）足三阳经筋网维结聚于眼及其周围，共同作用支配着胞睑的开合、目珠的转动。

五、问答题

1.

（1）《灵枢·邪气脏腑病形》说："十二经脉，三百六十五络，其血气皆上于面而走空窍，其精阳气上走于目而为睛。"

（2）《灵枢·口问》说："目者，宗脉之所聚也。"

2.

（1）经络运行气血，沟通表里，贯穿上下，联络脏腑、器官，把人体有机地连接成一个统一的整体。

（2）眼与脏腑之间的有机联系主要依靠经络为之连接贯通，使眼不断得到经络输送的气、血、津、液的濡养，才能维持正常的视觉功能。

第五章 病因病机

习题

一、填空题

1. 劳倦作为一种眼病病因，除劳神、劳力、房劳过度外，还包括_____。

2. 津液代谢失调引起眼病的病机为津液亏损和_____。

3. 血与眼的关系密切，其引起眼病的病机有血虚、_____和血瘀。

4. 暑邪致病的特点有二，一为暑为阳邪，二为_____，相合为患。

5. 疠气导致眼病，其来势急猛，临床症状与_____所致的眼症相似。

二、选择题

（一）A1 型题

1. 火邪导致眼病的特点有：
   A. 其性开泄　　B. 善行数变
   C. 易伤津液　　D. 易于流行
   E. 阻遏气机

2. 以下哪一条不是心和小肠引起眼病的病机：
   A. 心火内盛　　B. 心阴亏虚
   C. 心脉瘀阻　　D. 心气不足
   E. 小肠实热

3. 以下哪一条不是脾和胃引起眼病的病机：
   A. 脾气虚弱　　B. 脾不统血
   C. 胃热炽盛　　D. 胃气上逆
   E. 脾胃湿热

4. 以下哪一条不是因肝导致眼病的病机：
   A. 肝气郁结　　B. 寒滞肝脉
   C. 肝阳上亢　　D. 肝血不足
   E. 肝火上炎

（二）A2 型题

1. 以下哪一条不是眼病病因：
   A. 六淫和疠气
   B. 七情内伤
   C. 饮食不节
   D. 肝气郁结
   E. 以上都不是

2. 火邪致病的常见眼部症状有：
   A. 眼眵干结　　B. 眵泪胶粘
   C. 白睛黄浊　　D. 血灌瞳神
   E. 以上都不是

3. 风邪致病的特点不包括：
   A. 风性开泄
   B. 风性善行数变
   C. 肝风内动
   D. 易与他邪相合
   E. 以上都不是

4. 心阴亏虚引起的眼病症状有：
   A. 眦帷赤烂　　B. 漏睛生疮
   C. 胬肉肥厚　　D. 目妄见
   E. 以上都不是

（三）B1 型题

   A. 易与他邪相合
   B. 易伤津
   C. 易伤阳气
   D. 易阻滞气机
   E. 易耗液

1. 属于风邪的致病特点是：
2. 属于湿邪的致病特点是：

A．上胞下垂　　　B．两眦赤痛
C．白睛溢血　　　D．黑睛生翳
E．瞳神紧小

3．脾虚气弱引起的眼部症状有：

4．肺气不宣引起的眼部症状有：

（四）B2 型题

A．风邪　　　　　B．火邪
C．暑邪　　　　　D．疠气
E．以上都不是

1．眼病发病迅速，变化较快的致病邪气是：

2．眼病来势急猛，易于流行的致病邪气是：

A．风邪　　　　　B．火邪
C．疠气　　　　　D．劳倦
E．以上都不是

3．引起天行赤眼的病因是：

4．引起小儿疳眼的病因是：

（五）C 型题

A．其性善行数变
B．易与他邪相合
C．两者均是
D．两者均不是

1．风邪导致眼病特点是：

2．火邪导致眼病特点是：

A．气陷　　　　　B．气滞
C．两者均是　　　D．两者均不是

3．因气引起眼病的病机是：

4．因血引起眼病的病机是：

（六）K 型题

1．眼病的病因有：
①疠气　　　　　②劳倦
③外伤　　　　　④衰老
共有以下五个备选
A．只有①②③是正确的
B．只有①③是正确的
C．只有②④是正确的
D．只有④是正确的

E．①②③④均是正确的

2．风邪导致眼病的特点有：
①升发向上向外
②善行而数变
③易与他邪相合
④风胜则痒
共有以下五个备选
A．只有①②③是正确的
B．只有①③是正确的
C．只有②④是正确的
D．只有④是正确的
E．①②③④均是正确的

3．风邪致病的常见眼部症状有：
①上胞下垂　　　②胞轮振跳
③口眼歪斜　　　④黑睛生翳
共有以下五个备选
A．只有①②③是正确的
B．只有①③是正确的
C．只有②④是正确的
D．只有④是正确的
E．①②③④均是正确的

4．血的功能失调导致眼病的病机是：
①血虚　　　　　②血热
③血瘀　　　　　④血溢络外
共有以下五个备选
A．只有①②③是正确的
B．只有①③是正确的
C．只有②④是正确的
D．只有④是正确的
E．①②③④均是正确的

（七）X 型题

1．《千金要方》列举的眼病病因有：
A．生食五辛　　　B．极目远视
C．数看日月　　　D．久处烟火
E．冒涉风霜

2．肺与大肠导致眼病的病机有：
A．肺气不宣　　　B．肺阴虚
C．肺热壅盛　　　D．肺气虚

E. 热结肠腑

　3. 引起眼部疾患的全身疾病有:

　　A. 糖尿病　　　B. 高血压

　　C. 血液病　　　D. 肾炎

　　E. 肿瘤

　4.《古今医统》提出的因血病而导致的眼症有:

　　A. 目痒　　　　B. 目痛

　　C. 目胀　　　　D. 目涩

　　E. 目肿

三、改错题

　1. 湿邪凝滞常致经脉气血阻塞不通而引起眼痛且常头目相引。

　2. 白睛红赤失泽、眼眵干结为暑邪致病的常见眼部症状。

　3.《医宗金鉴》认为:"内障皆因六淫生,暑寒燥湿火与风,内热相召乘隙入,随经循系上头目。"

　4. 黑睛暗淡失泽,甚至灰白混浊,以及眼珠转动不灵为水湿停滞所致。

　5. 肾和膀胱的眼病病机包括肾阴不足、肾气不固、肾阳虚衰、热结膀胱。

四、简答题

　1. 血虚导致眼病的病机是什么?眼部有何表现?

　2. 痰导致眼病的病机是什么?眼部有何表现?

五、问答题

　1. 火邪致病的特点有哪些?中医医籍是怎样认识的?其与暑邪有何联系?

　2. 湿热导致眼病与哪些脏腑病机有关?可引起哪些眼的病症?

参考答案

一、填空题

1. 过用目力

2. 水液停滞

3. 血热

4. 暑多挟湿

5. 风火

二、选择题

（一）A1 型题

1. C. 因火邪易耗伤津液。

2. C. 心脉痹阻是胸痹的病机,不是眼病病机。

3. D. 胃气上逆是呃逆病机,不是眼病病机。

4. B. 寒滞肝脉是寒疝病机,不是眼病病机。

（二）A2 型题

1. D. 因肝气郁结是病机概念,不是病因。

2. D. 因火邪灼伤脉络可致血灌瞳神。

3. C. 因肝风内动是病机,不是风邪致病的特点。

4. E. 因以上四种眼科病症均为心火内盛所致。

（三）B1 型题

1. A. 风邪易与他邪相合。

2. D. 湿为阴邪,易阻滞气机。

3. A. 因胞睑属脾,脾虚气弱,清阳不升,睑肌失养致上胞下垂。

4. C. 因白睛属肺,肺气不得宣降而致。

（四）B2 型题

1. A. 因风性善行数变。

2. D. 因疠气致病易于流行。

3. C. 天行赤眼由疠气所致。

4.E. 因小儿疳眼主要由饮食失节所致。

（五）C 型题

1.C. 因风属阳邪，又易于他邪相合。

2.D. 火邪不具此两性。

3.C. 气陷、气滞都符合气的病机。

4.D

（六）K 型题

1.E. 以上四条均为眼病病因。

2.A. 风胜则痒不是风邪致病的特点。

3.E. 以上四条均为风邪导致眼病的症状。

4.A. 因血溢络外不是血功能失调的病机。

（七）X 型题

1.A、B、C、D、E. 以上五项均为其所列病因。

2.A、B、C、D、E. 以上五项均为其所列病因。

3.A、B、C、D、E. 以上五项均可引起眼部疾患。

4.C、D、E. 因该书原文为"血病则目病，血凝则目胀，血少则目涩，血热则目肿"，没有目痒、目痛之论述。

三、改错题

1. 应将"湿邪"改为"寒邪"。

2. 应将"暑邪"改为"燥邪"。

3. 应将"内障"改为"外障"。

4. 应将"水液停滞"改为"津液亏损"。

5. 应将"肾气不固"改为"肾精不足"。

四、简答题

1.

（1）竭思瞻视可致血虚；

（2）血虚不能上荣于目，可致头晕眼花、白睛干涩、黑睛不润、视瞻昏渺、青盲等；

（3）血虚生风，上扰于目，可见胞轮振跳，目眴不适。

2.

（1）痰由湿聚，常与风、火、气、血搏结于眼为患；

（2）痰在胞睑可致睑弦赤烂、胞生痰核、生疮溃脓；在眼眶可结聚成块，致珠突出眶；

（3）肝风挟痰攻目，可变生绿风内障等。

五、问答题

1.

（1）火性炎上：火为阳邪，最易上冲头目，引起眼疾。《儒门事亲》说："目不因火则不病"。

（2）火热生眵：《景岳全书》说："眼眵多结者必因有火"。

（3）易伤津液：火为阳邪，易耗伤津液。

（4）易灼伤脉络，迫血妄行。

（5）暑为夏令之主气，乃火热所化。

2.

（1）肝胆湿热：湿邪内壅肝胆，日久化热，湿热上蒸，可致聚星障、凝脂翳、混睛障、瞳神紧小等；

（2）脾胃湿热：多由外感湿热或脾失健运所致。湿热上犯胞睑，可致胞睑湿烂痒痛，甚至生疮溃脓；湿热熏蒸，浊气上泛，可致神膏混浊，视衣水肿、渗出，甚至脱落。

（3）热结膀胱：湿热蕴蒸，膀胱气化失常，水液潴留，可致水湿上泛清窍，引起视衣水肿等。

第六章 眼科诊法

习题

一、填空题

1. 中医诊法中，四诊中最重视_____和_____。

2. 影响视野检查结果的受试者方面的因素有_____、_____、_____等。

3. 中心视力检查是测定_____的主要方法之一。主要反映_____的视功能。

4. 在作平面视野检查时，正常生理盲点的垂直径是_____，横径是_____。

5. 《银海精微》中专立"辨眼经脉交传病症论"，其中有"_____"及"_____"，总结了望诊的方法及顺序。

6. 视盘中央凹陷直径与视盘直径之比为C/D，正常为_____，两眼相差_____。

7. 中心视力通常简称为_____。有_____与_____两种。

8. 黄斑部位于视网膜后极部，距视盘颞侧缘约_____略偏下方。

9. 周边视力又称为_____，是指_____所见空间范围。

10. 正常动态视野的范围（以白色视标为准），其颞侧为_____，鼻侧为_____，下方为_____，上方为_____。

11. 正常视力指裸眼视力在_____以上者（国际标准视力表）。

12. 描述眼底病变时，通常以_____为标志。

13. 询问"眼痛"症状时，必须询问其_____、_____、_____及_____。

14. 对数视力表由我国_____设计，系用_____记录法表示视力增减的幅度。

15. 近视力检查常用_____或_____检查，其检查距离为眼前_____处。

16. 眼底_____的色觉敏感度最高，先天性色觉障碍者按程度通常分_____与_____两种。检查色觉最常用的是_____。

17. 视力低于眼前数指或手动的患者应检查_____及_____。

18. 主要的病理性视野有_____、_____、_____。

19. 《灵枢·大惑论》曰："五脏六腑之精气，皆上注于目而为之_____，精之窠为_____，骨之精为_____，筋之精为_____，血之精为_____，其窠气之精为_____，肌肉之精为_____，裹撷筋骨血气之精而与_____并为系，上属于脑，后出于项中。"

20. 《审视瑶函》说："_____者，皆五脏之精华所发，名之曰_____，其像如车轮，运动之意也。"

21. 眼科常用的辨证方法包括_____、_____和辨眼科常见症状与体征。

22. 辨眼部常见症状包括辨_____、辨_____、辨目痒目涩、辨_____、辨_____、辨_____。

23. 中医学所称的宿翳包括_____、_____、_____和_____。

24. 西医学所称的角膜翳包括_____、_____、_____和_____。

25．五轮是指_____、_____、_____、_____和_____。

26．白睛表层红赤，颜色鲜红，为_____；赤脉粗大纡曲而暗红，为_____。

27．抱轮红赤，颜色紫暗，疼痛拒按，为_____；抱轮红赤，压痛轻微，为_____。

28．白睛表层有泡性结节，周围赤脉环绕，涩痛畏光，多为_____；白睛里层有紫红色结节，周围发红，触痛明显，多为_____。

29．眼外观端好，多有视觉变化的，为_____；眼科疾病外显证候较为明显的，为_____。

30．两眦赤脉粗大刺痛，为_____；赤脉细小、淡红、稀疏，为_____。

31．荧光素眼底血管造影中，视网膜血管充盈可分_____、_____、_____、_____四期。

32．在 FFA 中异常眼底荧光的低荧光包括_____、_____。

33．在 FFA 中异常眼底荧光的高荧光包括_____、_____、_____、_____。

34．常用的视觉电生理检查包括_____、_____。

35．根据刺激视网膜条件的不同，视觉诱发电位包括_____、_____两种。

36．在 FFA 中常见的异常眼底荧光包括_____、_____和_____三种。

37．当从明亮处进入暗处时，人眼开始一无所见，随后逐渐能看清暗处的物体，这种对光的敏感度逐渐增加并达到最佳状态的过程称为_____。

38．常用的眼微生物学检查方法有_____、_____和_____。

39．荧光素钠从肘静脉注入后随血流到达眼底视网膜血管的时间，正常约为_____。

40．荧光素眼底血管造影晚期一般认为是在注射荧光素钠_____后。

二、选择题

（一）A1 型题

1．近视力检查时，被检眼距视力表为：
A．10cm　　　　B．20cm
C．30cm　　　　D．60cm
E．80cm

2．眼压是指：
A．眼球内容物对眼眶所施加的压力
B．眼球内容物对眼底所施加的压力
C．眼球内容物对眼球壁所施加的压力
D．眼球内容物对视网膜所施加的压力
E．眼球内容物对角膜所施加的压力

3．右眼距视力表 2m 远，能看清 0.1 视标，右眼视力记为：
A．0.02　　　　B．0.03
C．0.04　　　　D．0.06
E．0.08

4．平面视野检查时，患者的受检眼应：
A．随视标移动而移动
B．注视任意一点而不动
C．注视中央固定点不动
D．注视颞侧固定点不动
E．注视鼻侧一固定点不动

5．色盲发病率：
A．男性高于女性
B．女性高于男性
C．男女性别无差异
D．老人多于小儿
E．小儿多于老人

6．用直接检眼镜检查玻璃体是否有混浊时，应：
A．将检眼镜之轮盘转至 -8～-12

处，距被检眼20～30cm处

B. 将检眼镜之轮盘转至 −8～−12
处，距被检眼10cm处

C. 将检眼镜之轮盘转至 −8～−12
处，距被检眼2～3cm处

D. 将检眼镜之轮盘转至 +8～+10
处，距被检眼10～20cm处

E. 将检眼镜之轮盘转至 +4～+6
处，距被检眼10cm处

7. 采用国际标准视力表进行远视力检查时，被检查者应距视力表：

A.3m　　B.4m　　C.5m

D.6m　　E.8m

8. 以检眼镜检查患者右眼时，医生应：

A. 站在患者左侧，以右手持检眼
镜，以右眼观察

B. 站在患者左侧，以左手持检眼
镜，以左眼观察

C. 站在患者右侧，以右手持检眼
镜，以右眼观察

D. 站在患者右侧，以左手持检眼
镜，以左眼观察

E. 站在患者右侧，以右手持检眼
镜，以左眼观察

9. 视盘上的血管偏向鼻侧，并呈屈膝状改变，C/D 扩大加深，常见于下列哪种疾病：

A. 目系暴盲　　B. 视瞻昏渺

C. 云雾移睛　　D. 高风雀目

E. 青风内障

10. 以下关于黄斑区的描述哪项正确：

A. 黄斑区位于视网膜后极部，距
视盘颞侧约3～4mm，范围约略
大于一个视盘大小，有血管

B. 黄斑区位于视网膜后极部，视盘
颞侧略偏下方，距视盘约2～
3mm，范围约略大于一个视盘
大小，有血管

C. 黄斑区位于视网膜后极部，视
盘颞侧略偏上方，距视盘约3～
4mm，范围约略大于一个视盘
大小，无血管

D. 黄斑区位于视网膜后极部，视
盘正颞侧，距视盘约3～4mm，
范围约略大于一个视盘大小，
无血管

E. 黄斑区位于视网膜后极部，视
盘颞侧略偏下方，距视盘约3～
4mm，范围约略大于一个视盘
大小，无血管

11. 描述眼底病灶的隆起或凹陷时，每3个屈光度相当于：

A.3mm　　　B.2mm　　　C.1mm

D.0.3mm　　E.0.1mm

12. 远视力检查时，下列哪项描述是正确的：

A. 表上 0.1 行视标应与被检眼在
同一高度

B. 表上 0.2 行视标应与被检眼在同
一高度

C. 表上 0.5 行视标应与被检眼在
同一高度

D. 表上 1.0 行视标应与被检眼在
同一高度

E. 表上 1.2 行视标应与被检眼在同
一高度

13. 下列关于光定位检查的描述哪项是正确的：

A. 在明室内，被检眼向前方注视
不动，烛光在眼前约 2m 远处，
在右上方、右方、右下方、下
方、左下方、左方、左上方、
上方等 8 个方向移动，让患者
指出烛光所在方向

B. 在暗室内，被检眼向前方注视不
动，烛光在眼前约 1m 远处，在

右上方、右方、右下方、下方、左下方、左方、左上方、上方等8个方向移动，让患者指出烛光所在方向

C. 在明室内，被检眼随烛光而转动，烛光在眼前约2m远处，在右上方、右方、右下方、下方、左下方、左方、左上方、上方等8个方向移动，让患者指出烛光所在方向

D. 在暗室内，被检眼随烛光而转动，烛光在眼前约1m远处，在右上方、右方、右下方、下方、左下方、左方、左上方、上方等8个方向移动，让患者指出烛光所在方向

E. 在明室内，被检眼向前方注视不动，烛光在眼前约30cm远处，在右上方、右方、右下方、下方、左下方、左方、左上方、上方等8个方向移动，让患者指出烛光所在方向

14. 中心视野检查是：

A. 以平面视野计检查中央30°范围以内的视野

B. 以平面视野计检查中央60°范围以内的视野

C. 以平面视野计检查中央50°范围以内的视野

D. 以弧形视野计检查中央30°范围以内的视野

E. 以弧形视野计检查中央60°范围以内的视野

15. 以角膜映光法测斜视角时，若反光点偏角膜正中央的鼻侧，位于角膜缘，估计其斜视角约为：

A. 内斜10°~15°

B. 内斜25°~30°

C. 内斜45°

D. 外斜45°

E. 外斜25°~30°

16. 以遮盖法检查斜视时，遮盖右眼，左眼注视，将遮板迅速移遮左眼时，若右眼移向鼻侧，则属：

A. 外斜视　　　B. 内斜视

C. 旋转斜视　　D. 垂直斜视

E. 眼球震颤

17. 眼底检查时顺序一般为：

A. 先检查黄斑区，再分别检查视网膜各象限，最后检查视盘

B. 先检查黄斑区，再检查视盘，最后检查视网膜各象限及周边部

C. 先检查视网膜各象限及周边部，再检查视盘，最后检查黄斑部

D. 先检查视盘，再按视网膜动、静脉分支分别检查视网膜各象限，最后检查黄斑部

E. 先检查视盘，再检查黄斑部，最后检查视网膜各象限及周边部

18. 间接眼底镜检查易于发现：

A. 视网膜浅层病变及黄斑部的早期病变

B. 视网膜深层病变

C. 眼底出血

D. 视网膜周边部病变

E. 视盘萎缩

19. 关于先天性色觉障碍患者，以下论述正确的是：

A. 红绿色盲较多见，蓝色盲较少见

B. 红绿色盲较多见，蓝色盲亦多见

C. 红绿色盲少见，蓝色盲少见

D. 全色盲较多见，其他少见

E. 蓝色盲多见，其他色盲少见

20. 生理盲点的中心位于：

A. 注视点鼻侧 15.5°，水平线上 1.5°
B. 注视点颞侧 15.5°，水平线下 1.5°
C. 注视点鼻侧 15°，水平线下 1.5°
D. 注视点颞侧 15°，水平线上 2°
E. 注视点颞侧 15°，水平线上 1.5°

21. 根据五轮学说，内、外两眦属：
A. 肉轮　　　　B. 血轮
C. 风轮　　　　D. 气轮
E. 水轮

22. 胞睑局限性红赤肿胀，如涂丹砂，触之质硬，表皮光亮紧张，是：
A. 外感风热　　B. 邪毒外袭
C. 湿热内蕴　　D. 火毒郁于肌肤
E. 外伤血瘀

23. 眦部胬肉红赤壅肿，发展迅速，头尖体厚，为：
A. 肝肺风热
B. 心肺风热
C. 心经虚火上炎
D. 肝火上炎
E. 肺热壅盛

24. 瞳神紧小，干缺不圆，抱轮红赤，反复发作，经久不愈，舌红少苔，脉细数，多为：
A. 肝肾阴虚　　B. 阴虚火旺
C. 肝经风热　　D. 肝胆实热
E. 阴虚夹风热

25. 冷泪长流，多为：
A. 气血亏虚　　B. 肝肾不足
C. 脾肾阳虚　　D. 肝经风热
E. 肺经虚热

26. 迎风流泪，多为：
A. 肝肾阴虚　　B. 肝经实热
C. 外感风热　　D. 肺经虚热
E. 脾肾阳虚

27. 荧光素眼底血管造影一般不用于：

A. 脉络膜肿瘤
B. 视网膜静脉阻塞
C. 糖尿病视网膜病变
D. 黄斑病变
E. 高血压性视网膜病变

28. 下列病变荧光素眼底血管造影时表现为低荧光的是：
A. 微动脉瘤
B. 色素上皮色素减少
C. 侧支循环
D. 无灌注区
E. 新生血管

29. 行视觉诱发电位检查时，视力低于 0.3 时，应选用：
A. F‑ERG　　　　B. P‑ERG
C. F‑VEP　　　　D. P‑VEP
E. EOG

（二）A2 型题

1. 平面视野计检查的主要目的是：
A. 确定生理盲点
B. 确定暗点
C. 确定视野范围
D. 确定视野边界
E. 以上都不是

2. Amsler 方格表主要用于检查：
A. 中心视力　　B. 周边视力
C. 色觉　　　　D. 暗适应能力
E. 以上都不是

3. Jaeger 近视力表检查时应距受检眼的距离为：
A. 5m　　　　B. 2.5m
C. 1m　　　　D. 30cm
E. 以上都不是

4. 视野检查分动态和静态视野检查，属静态检查法的是：
A. 弧形视野计
B. 平面视野计
C. 自动视野计

D. Goldmann 视野计

E. 以上都不是

5. 望黑睛时使用荧光素钠染色法的目的是:

    A. 观察黑睛透明度

    B. 检查角膜知觉度

    C. 观察角膜有无翳障及其形态部位

    D. 观察角膜后沉着物性质

    E. 以上都不是

6. 当眼球转动时, 黄仁有震颤现象, 最大可能是:

    A. 黄仁炎症

    B. 黄仁先天缺损

    C. 黄仁有前粘连

    D. 黄仁有后粘连

    E. 以上都不是

7. 裂隙灯显微镜检查的放大倍数是:

    A.2~4 倍　　　　B.4~8 倍

    C.8~10 倍　　　D.10~16 倍

    E. 以上都不是

8. 利用裂隙灯检查玻璃体后部或眼底时, 光线与显微镜夹角以多少度为宜:

    A.5°~10°　　　　B.10°~15°

    C.15°~30°　　　D.30°~45°

    E. 以上都不是

9. 五轮学说认为瞳神属:

    A. 肉轮　　　　B. 血轮

    C. 风轮　　　　D. 气轮

    E. 以上都不是

10. 黑睛生翳稍厚, 如蝉翅, 似浮云, 自然光线下即可见, 中医称:

    A. 冰瑕翳　　　B. 云翳

    C. 厚翳　　　　D. 斑脂翳

    E. 以上都不是

11. 属于宿翳的是:

    A. 凝脂翳　　　B. 冰瑕翳

    C. 湿翳　　　　D. 混睛障

    E. 以上都不是

12. 下列部位的病变, 何者属于内障眼病的范畴:

    A. 黑睛　　　　B. 白睛里层

    C. 睑内面　　　D. 两眦部

    E. 以上都不是

13. 下列部位的病变, 何者不属于外障眼病的范畴:

    A. 黑睛　　　　B. 白睛里层

    C. 晶珠　　　　D. 内眦部

    E. 以上都不是

14. 下列病变在荧光素眼底血管造影时表现为高荧光的是:

    A. 色素堆积

    B. 出血

    C. 无灌注区

    D. 视网膜新生血管

    E. 以上都不是

15. 屈光介质混浊明显时, 下列哪项检查是显示眼球内病变的首选检查方法:

    A. 荧光素眼底血管造影

    B. 视觉电生理

    C.X 线检查

    D.B 型超声

    E. 以上都不是

16. 下列关于 F-ERG 正确的描述为:

    A. 主要由一个正相的 a 波和一个负相的 b 波组成, 叠加在 b 波上的一组小波为震荡电位

    B. 主要由一个负相的 a 波和一个正相的 b 波组成, 叠加在 a 波上的一组小波为震荡电位

    C.a 波正常, b 波下降, 提示视网膜内层功能受损

    D.a 波下降, b 波正常, 提示视网膜内层功能受损

    E. 以上都不是

17. 视网膜血管炎时, 造影中发现不是局限性的血管干渗漏, 而是弥漫性的毛细血

管渗漏，应首先考虑：

    A．Behcet 病

    B．Coats 病

    C．Eale's 病

    D．视网膜静脉阻塞

    E．以上都不是

18．下列哪种病变首选吲哚青绿血管造影：

    A．脉络膜肿瘤

    B．视网膜静脉阻塞

    C．糖尿病视网膜病变

    D．高血压性视网膜病变

    E．以上都不是

（三）B1 型题

    A．视力检查

    B．视野检查

    C．翻转眼睑法检查

    D．泪道冲洗法

    E．2% 荧光素钠染色

1．如有黑睛疾患或外伤时，应慎用：

2．对眼无赤痛，主诉流泪的患者检查应用：

3．对黑睛星翳疾患的检查应用：

    A．裂隙灯显微镜

    B．色盲本

    C．视野计检查

    D．眼压计

    E．三面接触镜

4．晶状体检查应使用：

5．视神经疾病检查时用：

6．寻找视网膜裂孔应使用：

    A．暗适应功能降低或丧失

    B．暗适应功能正常

    C．眼压升高

    D．缺乏辨色力或辨色力不足

    E．分不清红、绿色物件

7．高风内障检查时见：

8．疳积上目检查时见：

9．先天性色觉障碍检查时见：

    A．所见眼底像为倒像，放大 4 倍，可见范围大

    B．所见眼底像为倒像，放大 16 倍，可见范围较小

    C．所见眼底像为正像，放大 4 倍，可见范围较小

    D．所见眼底像为正像，放大 16 倍，可见范围较小

    E．眼的屈光介质有无混浊

10．用间接检眼镜检查：

11．用直接检眼镜检查：

12．用彻照法检查：

    A．瞳孔区呈均匀一致的橘红色反光

    B．可见团块状阴影固定不移动

    C．可见点状、线状、团块状阴影随眼球移动，眼球停止转动时，黑影仍在飘动

    D．瞳孔区红光反射消失

    E．视盘边界欠清

13．用直接检眼镜作彻照法检查时，如屈光介质高度混浊，则：

14．用直接检眼镜作彻照法检查时，如屈光介质清晰，则：

15．用直接检眼镜作彻照法检查时，如玻璃体混浊，则：

    A．视盘上的静脉搏动

    B．视盘上的生理凹陷扩大、加深

    C．视盘充血水肿

    D．视盘色苍白

    E．动、静脉交叉压迹或拱桥现象

16．青风内障有时可见：

17．正常眼底有时可见：

18．高血压患者眼底可见：

    A．红色   B．淡蓝色

    C．黄色   D．黑色

    E．红底蓝边

19. 绘制眼底示意图时，视网膜动脉用：

20. 绘制眼底示意图时，视网膜脱离用：

21. 绘制眼底示意图时，渗出物用：

    A. 30°～45°   B. 45°～55°

    C. 15°～30°   D. 5°～10°

    E. 0°～5°

22. 裂隙灯检查眼前部时，灯臂与镜臂的夹角宜为：

23. 裂隙灯检查前房、虹膜、晶状体及前部玻璃体时，裂隙灯灯臂与镜臂的夹角宜为：

24. 使用前置镜检查玻璃体后部和眼底时，灯臂与镜臂的夹角宜为：

    A. 多因六淫之邪外袭所致，外显证候较为明显

    B. 多为虚证

    C. 瞳神及其以后组织发生的病变

    D. 黑睛及其以后组织发生的病变

    E. 黑睛上发生的混浊

25. 外障眼病的病证特点为：

26. 内障眼病是指：

27. 翳是指：

    A. 胞睑   B. 内、外两眦

    C. 白睛   D. 黑睛

    E. 瞳神及其以后组织

28. 血轮是指：

29. 风轮是指：

30. 水轮是指：

    A. 心、小肠   B. 肺、大肠

    C. 肝、胆   D. 脾、胃

    E. 肾、膀胱

31. 气轮分属的脏腑为：

32. 水轮分属的脏腑为：

33. 血轮分属的脏腑为：

    A. 心火上炎   B. 心火夹湿邪

    C. 心经虚火   D. 心经积热

    E. 心肺风热

34. 内眦红肿，触之有硬结，疼痛拒按，为：

35. 内眦不红不肿，指压泪窍出脓，为：

36. 眦角皮肤红赤糜烂，为：

    A. 脾肾阳虚，水湿上泛

    B. 外感风热

    C. 外感风寒

    D. 热毒壅盛

    E. 肺热伤络

37. 白睛表层红赤壅肿，眵泪俱多，骤然发生，多为：

38. 白睛表层水肿，透明发亮，伴眼睑水肿，多为：

39. 白睛表层下呈现片状出血，色如胭脂，为：

    A. 阴虚阳亢

    B. 肝胆风火上扰

    C. 肝胆实热

    D. 肝郁气滞

    E. 阴虚火旺

40. 瞳神紧小，神水混浊，多因：

41. 瞳神散大，色呈淡绿，多因：

42. 瞳神干缺，反复发作，多因：

    A. 风热外袭

    B. 心肝火盛，迫血妄行

    C. 阴虚火炎，煎灼脉络

    D. 肝郁气结，气滞血瘀

    E. 气滞血瘀，痰湿郁积

43. 视网膜出血，颜色鲜红且量多，多因：

44. 视网膜出血，颜色暗红，多因：

45. 视网膜出血，量少色淡或反复出血，多因：

    A. 肝郁血滞   B. 浊气上泛

    C. 精亏血少   D. 阴虚火炎

    E. 阳气不足

46. 自觉眼前黑花飞舞，云雾移睛者，多因：

47. 动作稍过，坐起生花者，多因：

48. 能近怯远者，多因：
    A. 太阳经受邪
    B. 少阳经受邪
    C. 厥阴经受邪
    D. 阳明经受邪
    E. 少阴经受邪

49. 目痛连及颞颥，为：

50. 目痛连及巅顶后项，为：

51. 目痛连及前额鼻齿，为：
    A. 肺经虚热   B. 肺经实热
    C. 外感风热   D. 热毒炽盛
    E. 湿热

52. 目眵多而硬结，为：

53. 目眵多而黄稠似脓，为：

54. 目眵胶粘，为：
    A. 微动脉瘤出现在疾病早期，多位于黄斑及其周围
    B. 微动脉瘤出现在疾病晚期，多位于黄斑及其周围
    C. 微动脉瘤出现在疾病早期，可位于眼底任何部位
    D. 微动脉瘤出现在疾病后期，多位于毛细血管闭塞区边缘部位
    E. 微动脉瘤出现在疾病早期，多位于毛细血管闭塞区边缘部位

55. 以上关于糖尿病性视网膜病变中，描述正确的是：

56. 以上关于视网膜静脉阻塞病变中，描述正确的是：

（四）B2 型题
    A. 询问头痛情况
    B. 发病时间
    C. 饮食习惯
    D. 睡眠情况
    E. 以上都不是

1. 属四诊中询问病史的主要内容的是：

2. 应属眼部的自觉症状的是：
    A. 头发突然脱落变白
    B. 眼痒程度
    C. 视觉改变
    D. 眼痛情况
    E. 以上都不是

3. 属全身自觉症状询问范围的是：

4. 属病史询问范围的是：
    A. 国际视力表
    B. 对数视力表
    C. 标准近视力表
    D. Jaeger 近视力表
    E. 以上都不是

5. 检查患者的中心暗点是用：

6. 远视力记录为 3.0，不是正常视力所用视力表是：
    A. 上方 56°，下方 74°
    B. 鼻侧 70°，颞侧 100°
    C. 注视点颞侧 15.5°，水平中线下 1.5°
    D. 注视点鼻侧 15.5°，水平中线上 1.5°
    E. 以上都不是

7. 属正常人动态视野范围的是：

8. 正常生理盲点的中点在：
    A. 冰瑕翳   B. 斑脂翳
    C. 云翳   D. 厚翳
    E. 以上都不是

9. 翳稍厚，如蝉翅，似浮云，自然光线下即可见，称为：

10. 翳厚色白如瓷，一望即知，称为：

11. 翳与黄仁粘着，瞳神倚侧不圆，称为：
    A. 气血并走于上，脉络郁滞
    B. 风痰阻络
    C. 风热火毒结聚
    D. 肝郁化火上炎

E. 以上都不是

12. 单侧眼球突出，转动受限，白睛浅层红赤浮肿，多为：

13. 眼球骤然突于眶外，低头呕恶加重，仰头平卧减轻，多为：

14. 眼球骤然偏斜于一侧，转动受限，视一为二，恶心呕吐，多为：

　　A. 脾胃湿热
　　B. 外感风热
　　C. 血虚生风
　　D. 风、湿、热三邪蕴结
　　E. 以上都不是

15. 目痒而赤，迎风加重者，多为：

16. 目痒难忍，痒如虫行，多为：

　　A. 脾虚有湿
　　B. 气滞血瘀
　　C. 脾肾阳虚，水湿上泛
　　D. 肝肾阴虚
　　E. 以上都不是

17. 视网膜弥漫性水肿，多因：

18. 视网膜黄斑部局限性水肿，多因：

19. 视网膜出现新鲜渗出物，多因：

　　A. 臂－视网膜循环时间及视网膜动脉期延长
　　B. 视网膜分支动脉充盈迟缓
　　C. 视网膜中央动脉充盈先于睫状后动脉
　　D. 睫状后动脉充盈先于视网膜中央动脉
　　E. 以上都不是

20. 以上叙述不属于循环动态异常的是：

21. 视网膜中央动脉阻塞时，上述叙述正确的是：

22. 视网膜中央动脉分支阻塞时，上述叙述正确的是：

　　A. 结膜刮片查见多形核白细胞增多
　　B. 结膜刮片查见嗜酸性粒细胞增多
　　C. 结膜刮片查见单核白细胞增多
　　D. 结膜刮片查见红色沙粒增多
　　E. 以上都不是

23. 过敏性眼病：

24. 病毒性眼病：

25. 细菌性眼病：

（五）C型题

　　A. 同侧偏盲　　　B. 两眼颞侧偏盲
　　C. 两者均是　　　D. 两者都不是

1. 视交叉及视交叉后病变引起：

2. 青光眼早期视野改变表现为：

　　A. 中心暗点　　　B. 弓形暗点
　　C. 两者均是　　　D. 两者都不是

3. 视盘水肿时，视野检查常查出：

4. 视交叉后病变时常查出：

　　A. 睫毛倒入或乱生
　　B. 睑内椒样或粟样颗粒
　　C. 两者均是
　　D. 两者都不是

5. 患时复目痒常见的胞睑改变是：

6. 沙眼常见的胞睑改变是：

　　A. 泪道冲洗法
　　B. 泪腺分泌功能检查法
　　C. 两者均是
　　D. 两者都不是

7. 脓漏眼检查常用方法是：

8. 漏睛疮检查常用方法是：

　　A. 视网膜动脉
　　B. 视网膜出血
　　C. 两者均是
　　D. 两者都不是

9. 在眼底简单示意图上常用蓝色表示：

10. 在眼底简单示意图上常用红色表示：

　　A. 两眦　　　　　B. 黑睛
　　C. 两者均是　　　D. 两者均不是

11. 外障眼病的病位是：

12. 内障眼病的病位是：
    A. 辨玻璃体改变
    B. 辨视盘改变
    C. 两者均是
    D. 两者均不是
13. 辨眼后段的内容包括：
14. 辨眼前段的内容包括：
    A. 肝胆实火　　B. 肝郁气滞
    C. 两者均是　　D. 两者均不是
15. 视盘充血隆起、边界模糊的病机为：
16. 视盘颜色淡白的病机为：
    A. 视网膜出血
    B. 视网膜水肿
    C. 两者均是
    D. 两者均不是
17. 外感风热可引起：
18. 脉络瘀滞可引起：
    A. 黄斑部水肿
    B. 黄斑部出血
    C. 两者均是
    D. 两者均不是
19. 肝肾阴虚可引起：
20. 脾气虚可引起：
    A. 荧光素眼底血管造影
    B. 检眼镜观察
    C. 两者均是
    D. 两者均不是
21. 观察视网膜血管的情况，最好选用：
22. 观察脉络膜血管的情况，最好选用：

（六）K型题
1. Scheie 房角分类中将窄角分 4 级，正确的是：
    ①动态下才能看清睫状体为窄Ⅰ
    ②动态下才能看清巩膜突为窄Ⅱ
    ③动态下才能看清前部小梁为窄Ⅲ

④动态下小梁被虹膜全部粘连为窄Ⅳ
共有以下五个备选
    A. 只有①②③是正确的
    B. 只有①③是正确的
    C. 只有②④是正确的
    D. 只有④是正确的
    E. ①②③④均是对的
2. 下述关于切诊的说法，正确的是：
    ①中医眼科切诊仅指脉诊而言
    ②外障眼病，其脉多见浮、数、滑、实
    ③切脉在中医眼科四诊中最为重要
    ④内障眼病，其脉多见细、微、弱、弦等
共有以下五个备选
    A. 只有①②③是正确的
    B. 只有①③是正确的
    C. 只有②④是正确的
    D. 只有④是正确的
    E. ①②③④均是正确的
3. 我国正常人群中最常见的色盲是：
    ①红色盲　　　②蓝色盲
    ③绿色盲　　　④全色盲
共有以下五个备选
    A. 只有①②③是正确的
    B. 只有①③是正确的
    C. 只有②④是正确的
    D. 只有④是正确的
    E. ①②③④均是对的
4. 关于角膜光点投影法，正确的叙述是：
    ①若反光点偏于鼻侧属外斜视
    ②若反光点偏于颞侧为内斜视
    ③反光点位于瞳孔缘，斜视度为 15°
    ④反光点位于角膜缘，斜视度为 45°

共有以下五个备选

  A. 只有①②③是正确的

  B. 只有①③是正确的

  C. 只有②④是正确的

  D. 只有④是正确的

  E. ①②③④均是正确的

5. 四诊的视功能检查包括：

  ①视力检查

  ②色觉视野检查

  ③立体视觉检查

  ④对比敏感度检查

共有以下五个备选

  A. 只有①②③是正确的

  B. 只有①③是正确的

  C. 只有②④是正确的

  D. 只有④是正确的

  E. ①②③④均是正确的

6. 肉轮辨证的内容包括：

  ①辨眼睑肿胀

  ②辨眼睑位置异常

  ③辨眼睑皮肤糜烂

  ④辨睑内颗粒

共有以下五个备选

  A. 只有①②③是正确的

  B. 只有①③是正确的

  C. 只有②④是正确的

  D. 只有④是正确的

  E. ①②③④均是正确的

7. 血轮辨证的内容包括：

  ①内眦红肿

  ②眦角皮肤红赤糜烂

  ③眦部胬肉

  ④睥肉粘轮

共有以下五个备选

  A. 只有①②③是正确的

  B. 只有①③是正确的

  C. 只有②④是正确的

  D. 只有④是正确的

  E. ①②③④均是正确的

8. 气轮辨证的内容包括：

  ①白睛红赤 ②白睛结节

  ③白睛肿胀 ④白睛青蓝

共有以下五个备选

  A. 只有①②③是正确的

  B. 只有①③是正确的

  C. 只有②④是正确的

  D. 只有④是正确的

  E. ①②③④均是正确的

9. 辨气轮颜色红赤的内容包括：

  ①白睛表层红赤

  ②抱轮红赤

  ③白睛表层下片状出血

  ④视网膜出血

共有以下五个备选

  A. 只有①②③是正确的

  B. 只有①③是正确的

  C. 只有②④是正确的

  D. 只有④是正确的

  E. ①②③④均是正确的

10. 风轮辨证的内容包括：

  ①辨出血 ②辨翳障

  ③辨渗出 ④辨赤脉

共有以下五个备选

  A. 只有①②③是正确的

  B. 只有①③是正确的

  C. 只有②④是正确的

  D. 只有④是正确的

  E. ①②③④均是正确的

11. 水轮辨证的内容包括：

  ①辨瞳神大小

  ②辨瞳神气色

  ③辨神膏改变

  ④辨宿翳

共有以下五个备选

  A. 只有①②③是正确的

  B. 只有①③是正确的

C. 只有②④是正确的

D. 只有④是正确的

E.①②③④均是正确的

12. 辨眼科常见症状的内容包括：

①辨视觉改变

②辨目痛

③辨羞明

④辨翳膜

共有以下五个备选

A. 只有①②③是正确的

B. 只有①③是正确的

C. 只有②④是正确的

D. 只有④是正确的

E.①②③④均是正确的

13. 辨黑睛生翳的内容包括：

①辨新翳　　②辨枣花翳

③辨宿翳　　④辨圆翳内障

共有以下五个备选

A. 只有①②③是正确的

B. 只有①③是正确的

C. 只有②④是正确的

D. 只有④是正确的

E.①②③④均是正确的

14. 辨膜的内容包括：

①赤膜　　②虹膜

③白膜　　④视网膜

共有以下五个备选

A. 只有①②③是正确的

B. 只有①③是正确的

C. 只有②④是正确的

D. 只有④是正确的

E.①②③④均是正确的

15. 辨眼位改变的内容包括：

①眼球突出　　②眼珠偏斜

③眼珠低陷　　④眼珠震颤

共有以下五个备选

A. 只有①②③是正确的

B. 只有①③是正确的

C. 只有②④是正确的

D. 只有④是正确的

E.①②③④均是正确的

16. 视觉诱发电位在临床上可用于以下哪些疾病：

①青光眼

②视神经病变

③黄斑病变

④视网膜色素上皮病变

共有以下五个备选

A. 只有①②③是正确的

B. 只有①③是正确的

C. 只有②④是正确的

D. 只有④是正确的

E.①②③④均是正确的

17.CT 在眼科的临床应用有：

①眼内及眶内异物的诊断和定位

②诊断眼外伤

③诊断眼内可疑肿瘤

④眼球突出时协助诊断

共有以下五个备选

A. 只有①②③是正确的

B. 只有①③是正确的

C. 只有②④是正确的

D. 只有④是正确的

E.①②③④均是正确的

18. 下列哪种疾病最好选择吲哚青绿血管造影：

①中心性渗出性脉络膜视网膜病变

②脉络膜炎

③年龄相关性黄斑变性（湿性）

④脉络膜肿瘤

共有以下五个备选

A. 只有①②③是正确的

B. 只有①③是正确的

C. 只有②④是正确的

D. 只有④是正确的

E.①②③④均是对的

1．所谓眼底检查包括检查：
    A．视盘   B．虹膜
    C．黄斑   D．视网膜
    E．晶状体

2．视野检查对下列哪些疾病的诊断具有重要的参考价值：
    A．外障眼病   B．内障眼病
    C．五风内障   D．天行赤眼
    E．胞生痰核

3．内障眼病是指：
    A．瞳神疾病   B．白睛疾病
    C．胞睑疾病   D．两眦疾病
    E．五风内障

4．检查眼前部应包括：
    A．胞睑   B．白睛
    C．黄斑   D．两眦
    E．视衣

5．黄液上冲是一个症状，一般多见于以下哪些眼病：
    A．凝脂翳   B．花翳白陷
    C．瞳神紧小   D．视瞻昏渺
    E．视瞻有色

6．通过问诊可以了解以下哪些情况：
    A．发病时间
    B．起病情况
    C．胞睑的形态、色泽、运动
    D．治疗经过
    E．现在眼部和全身自觉症状

7．问诊中，问有关眼病的病史应包括：
    A．发病时间   B．起病情况
    C．目痛   D．治疗经过
    E．可能引起发病的各种因素

8．眼部的自觉症状包括：
    A．目痛   B．干涩
    C．目痒   D．视矇
    E．头痛

9．视野检查结果与下列哪些因素有关：

    A．仪器种类   B．注意力
    C．屈光间质   D．瞳孔的大小
    E．视疲劳

10．问眼的视觉变化包括：
    A．视力变化情况
    B．有无视物变形
    C．有无视物异色
    D．目痛的性质
    E．视野变化情况

11．检查发现患者周围视野渐渐缩窄，可能患下列哪些疾病：
    A．聚星障   B．青风内障
    C．视瞻有色   D．金疳
    E．高风内障

12．眼的检查顺序是：
    A．先左后右，由后向前，先外后内
    B．先左后右，由前向后，先外后内
    C．先右后左，由前向后，先外后内
    D．先察胞睑、两眦，次看白睛、黑睛、神水、黄仁、瞳神、晶珠
    E．先察胞睑、两眦，次看黑睛、神水、黄仁、白睛、晶珠、瞳神

13．检查视盘时，应注意：
    A．视盘的大小、形态
    B．边界是否清楚
    C．颜色改变
    D．生理凹陷的大小、深度
    E．动、静脉比例

14．黄斑区常见的异常表现为：
    A．中心凹光反射清晰
    B．囊样水肿
    C．出血
    D．色素紊乱
    E．萎缩斑

15. 以下关于眼压测量的描述哪些是正确的：

    A. 以修氏眼压计测量眼压时，若读数小于3，则应更换较重的砝码，重新测量

    B. 修氏眼压计有 5.5g、7.5g、10g、15g 四种砝码

    C. 眼压越高，所用砝码的重量越轻

    D. 眼压计应以高压蒸气法消毒

    E. 使用修氏眼压计测量眼压时，应将眼压计底盘轻轻放于角膜中央，迅速观察眼压计的指针所指的刻度

16. 视网膜的常见病理改变有：

    A. 出血　　　　B. 水肿

    C. 渗出　　　　D. 萎缩

    E. 翳障

17. 眼科独特的辨证方法有：

    A. 八纲辨证　　B. 五轮辨证

    C. 脏腑辨证　　D. 内外障辨证

    E. 六经辨证

18. 上睑下垂的常见病机为：

    A. 外感风热　　B. 脾胃气虚

    C. 风邪中络　　D. 肝郁气滞

    E. 肝肾阴虚

19. 瞳神散大的常见病机为：

    A. 黄仁受伤　　B. 肝胆风火上扰

    C. 阴虚阳亢　　D. 肝经风热

    E. 肺经实热

20. 瞳神紧小的常见病机为：

    A. 肝经风热　　B. 肺经风热

    C. 肝郁气滞　　D. 肝胆实热

    E. 肝肾阴虚

21. 视盘血管呈屈膝状，偏向鼻侧，杯盘比增大，常见病证有：

    A. 风火上扰证

    B. 痰湿泛目证

    C. 痰湿血瘀证

    D. 肝火上炎证

    E. 肺经燥热证

22. 黄斑出血的常见病机为：

    A. 脾不统血　　B. 肝胆火炽

    C. 肝肾不足　　D. 阴虚火旺

    E. 痰瘀互结

23. 广义的瞳神包括：

    A. 黄仁　　　　B. 瞳孔

    C. 晶珠　　　　D. 神膏

    E. 视衣

24. 新翳的病变特点为：

    A. 表面粗糙，轻浮脆嫩

    B. 基底不净，边缘模糊

    C. 具有发展趋势

    D. 荧光素染色阴性

    E. 目赤疼痛，畏光流泪

25. 宿翳的病变特点为：

    A. 表面光滑

    B. 边缘清晰

    C. 无发展趋势

    D. 荧光素染色阳性

    E. 畏光流泪

26. 目痒的致病原因中，多见的是：

    A. 风邪　　　　B. 寒邪

    C. 火邪　　　　D. 血虚

    E. 燥邪

27. 羞明而伴赤肿痒痛流泪的病机为：

    A. 外感风热　　B. 肝肾阴虚

    C. 肝火上炎　　D. 阴虚火炎

    E. 肝气郁滞

28. 外障眼病是指：

    A. 两眦疾病　　B. 瞳神疾病

    C. 胞睑疾病　　D. 五风内障

    E. 黑睛疾病

29. 以下疾病中，属于新翳的有：

    A. 聚星障　　　B. 冰瑕翳

    C. 混睛障　　　D. 凝脂翳

E.湿翳

30.角膜地形图在临床中可应用于：
  A.更充分、准确地评价角膜曲率
  B.指导角膜屈光手术的有效开展
  C.监测各种类型的眼部手术后角膜发生的变化
  D.评估角膜接触镜的配戴效果
  E.定量分析角膜散光、圆锥角膜等

31.B型超声临床可应用于：
  A.屈光间质混浊时，用于显示眼球内病变的首选检查方法
  B.探察眼内肿物及异物
  C.玻璃体切割术前例行检查
  D.眼球突出的病因诊断
  E.视网膜脱离的诊断

32.光学相干断层扫描仪（OCT）在临床中主要应用于：
  A.黄斑水肿的测量
  B.黄斑裂孔的测量
  C.眼内肿物及异物大小的测量
  D.青光眼视网膜神经纤维层厚度的测量
  E.玻璃体切割术前常规检查

三、改错题

1.假同色图（色盲本）检查时，每个版面辨认时间不得超过30秒。

2.假同色图距离被检者眼前的距离是30cm。

3.在眼病诊断中，切诊与问诊尤为重要。

4.视野检查反映受试者的客观感觉。

5.直接检眼镜检查眼底时，所见范围比间接检眼镜大。

6.对数视力表用5分记录法，其记录"1.0"为正常。

7.Goldmann视野计检查是一种电脑控制的静态视野计。

8.内障是指发生在黑睛、瞳神、晶珠、神膏、视衣等眼部组织的眼病。

9.外障眼病常出现红赤、湿烂、结节、眼痛、羞明、翳膜、视物变形等症状。

10.胞睑肿胀，按之虚软，肤色光亮，不红不痛不痒，为阴虚夹风。

11.胞睑红肿如桃，呈弥漫性肿胀，触之灼热，压痛明显，为火毒郁于肌肤。

12.胞睑内颗粒累累，形大色黄而软，为湿热内蕴，热重于湿。

13.瞳神散大，色呈淡绿，眼胀欲脱，眼硬如石，头痛呕吐，多为阴虚阳亢所致。

14.黑睛深层出现赤脉，排列如梳，且深层呈现舌形混浊，多为肺肝热盛、瘀热互结所致。

15.眼珠午夜至午前作痛为阴虚，午后至午夜作痛为阳盛。

16.目痛连巅顶后项为厥阴经受邪；痛连颞颥为阳明经受邪。

17.黑睛生翳菲薄，如冰上之瑕，须在聚光灯下方能查见者，中医和西医均称为云翳。

18.荧光素眼底血管造影时，异常眼底荧光中的高荧光包括透见荧光、荧光渗漏、新生血管和无灌注区。

19.视网膜的外屏障受损时，荧光素渗入到组织间隙，表现为毛细血管或/和静脉的渗漏。

20.视网膜的内屏障受损时，荧光素渗入并积聚到视网膜色素上皮层或视网膜神经感觉层下，又称染料积存。

四、简答题

1.简述"假同色图"（色盲本）检查的方法。

2.简述周边视野检查中的"对照法"。

3.何谓绝对性暗点与比较性暗点？

4．一般所称"视功能检查"是指哪些检查？

5．中医眼科诊法中的"闻诊"主要指什么？

6．简述新翳与宿翳的相同与不同点。

7．何谓五轮辨证？

8．何谓辨眼后段改变？主要包括哪些内容？

9．简述荧光素眼底血管造影的基本原理？

10．简述闪光 ERG 各波改变的临床意义。

五、问答题

1．询问眼部自觉症状"眼痛"时，应主要询问哪些内容，有何意义？

2．在眼科问诊中，全身自觉症状的询问主要询问哪几方面？

3．望"黑睛"主要内容有哪些？

4．试述外障眼病和内障眼病的区别。

5．中医对目痛是如何进行辨证的？

6．请叙述荧光素眼底血管造影时新生血管在造影中的表现。

7．叙述荧光素眼底血管造影时异常眼底荧光渗漏的表现。

8．色素脱失和色素上皮受损而致的渗漏在荧光素眼底血管造影时均表现为高荧光，如何鉴别？

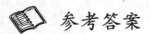 参考答案

一、填空题

1．望诊　问诊

2．精神因素　注意力　视疲劳

3．视功能　黄斑

4．7.5°　5.5°

5．看眼法　察翳法

6．≤0.3　≤0.2

7．视力　远视力　近视力

8．2PD~2.5PD

9．视野　眼向前方固视时

10．91°　65°　74°　56°

11．1.0

12．视盘　视网膜血管　黄斑部

13．性质　部位　时间　有关兼症

14．缪天荣　5分

15．标准近视力表　Jaeger 近视力表 30cm

16．黄斑中心凹　色盲　色弱　假同色表（色盲本）

17．光感　光定位

18．向心性视野缩小　偏盲　暗点

19．精　眼　瞳子　黑眼　络　白眼　约束　脉

20．五轮　轮

21．五轮辨证　内外障辨证

22．视觉　目痛　羞明　眵泪　翳膜

23．冰瑕翳　云翳　厚翳　斑脂翳

24．云翳　斑翳　白斑　粘连性角膜白斑

25．肉轮　血轮　气轮　风轮　水轮

26．外感风热或肺经实火　热郁血滞

27．肝火上炎兼有瘀滞　阴虚火旺

28．肺经燥热　肺热炽盛

29．内障　外障

30．心经实火　心经虚火上炎

31．视网膜动脉前期　动脉期　动静脉期　静脉期

32．荧光遮蔽　充盈缺损

33．透见荧光　渗漏　新生血管　异常血管及其吻合

34．视网膜电图　视觉诱发电位　眼电图

35．闪光 VEP　图形 VEP

36．高荧光　低荧光　循环动态的异常

37．暗适应

38．涂片法　刮片法　培养法

39．7～12 秒

40．5～10 分钟

二、选择题

（一）A1 型题

1．C．无论标准近视力表或 Jaeger 表，其检查距离均为 30cm。

2．C

3．C．视力＝被检查者与视力表距离（m）/5m×0.1，故为 0.04。

4．C．平面视野检查时，中心为注视点。

5．A．据统计，男性色盲为女性的 6 倍。

6．D．只有在此屈光度及 10～20cm 距离，才能清楚看到混浊形态及判断其部位。

7．C．标准视力表的标准检查距离为 5m。

8．C．只有在此位置，才能方便正确地观察右眼。

9．E．青风内障即慢性宽角青光眼，其典型眼底变化即为视盘生理凹陷的扩大加深。

10．E．黄斑区位于视盘颞侧距视盘约 3～4mm 偏下方，该处无血管。

11．C．按理论计算，每差 2.71D 相当于 1mm，则每 3D 的视网膜隆起度为 1.17mm，一般简化为 1mm 左右。

12．D．标准视力表设计时是 1.0 视标行为正常视力而设计。

13．B．按规定光定位需在暗室，被检眼向前注视不动时检查。

14．A．距注视点 30°以内范围才称中心视野。

15．D．反光点位于鼻侧角膜缘为外斜 45°。

16．A．因交替遮盖法当遮盖板由遮盖眼移向另眼时，遮盖眼由外向内移动，则为外斜。

17．D．直接检眼镜检查眼底按视盘→视网膜血管分支至各象限→黄斑的顺序进行。

18．D．间接检眼镜检查易于发现周边部病变。

19．A．先天性色觉障碍以红绿色盲多见，蓝色盲少见。

20．B．生理盲点的中心在注视点颞侧 15.5°，水平线下 1.5°。

21．B．根据五轮学说，内、外两眦属血轮。

22．D

23．B

24．B

25．B．因冷泪长流多由肝肾不足，不能约束泪液引起。

26．C

27．A．因脉络膜肿瘤应采用吲哚青绿血管造影。

28．D．因其他四种病变荧光素眼底血管造影时均表现为高荧光。

29．C．根据刺激视网膜条件，视力低于 0.3 时选用 F－VEP。

（二）A2 型题

1．B．平面视野计检查的目的是确定暗点。

2．E．Amsler 方格表主要检查黄斑功能及测定中心、旁中心暗点。

3．D．Jaeger 近视力表的检查距离为 30cm。

4．C．只有自动视野计为静态定量视野检查。

5．C．荧光素钠角膜染色观察黑睛翳障的形态及部位。

6．E．黄仁震颤最大可能是晶珠（晶状体）脱位。

7．D．裂隙灯放大倍数为 10～16 倍。

8．A．检查玻璃体后部和眼底时角度以

5°～10°为宜。

9.E. 因五轮学说认为瞳神属水轮。

10.B

11.B. 因冰瑕翳属于宿翳。

12.E. 瞳神、晶珠等部位的病变才属内障眼病。

13.C. 晶珠病变属于内障眼病。

14.D. 因答案 A、B、C 在造影时均表现为低荧光，答案 D 表现为高荧光。

15.D. 屈光间质混浊时，显示眼球内病变的检查方法应首选超声扫描。

16.C. 闪光 ERG 主要由一个负相的 a 波和一个正相的 b 波组成，叠加在 b 波上的一组小波为震荡电位，故而答案 A、B 均错，视网膜内层功能受损时，a 波正常，b 波下降，故而答案 D 也是错的。

17.A.Behcet 病渗漏的重点在毛细血管，静、动脉渗漏均不明显，故而视网膜血管炎时，造影中发现不是局限性的血管干渗漏，而是弥漫性的毛细血管渗漏，应首先考虑 Behcet 病。

18.A. 脉络膜肿瘤应首选吲哚青绿血管造影。

（三）B1 型题

1.C. 黑睛疾患外伤时翻转眼睑有可能加重损害。

2.D. 泪道冲洗可判断泪道阻塞情况供参考。

3.E. 2%荧光素染色可判断黑睛星翳的性质、部位及形态。

4.A. 裂隙灯在光线夹角 30°以下时，可清晰检查晶状体。

5.C. 视野检查可查出视神经疾患引起的暗点为病理性视野。

6.E. 三面镜配合裂隙灯能查出视网膜裂孔。

7.A. 高风内障暗适应功能下降。

8.A. 疳疾上目亦出现暗适应功能下降。

9.D. 先天性色觉障碍缺乏辨色力或辨色力不足。

10.A. 间接检眼镜所见眼底为倒像，放大 4 倍，可见范围大。

11.D. 直接检眼镜所见眼底为正像，放大 16 倍，可见范围小。

12.E. 彻照法可查眼的屈光间质有无混浊。

13.D. 彻照法检查如屈光间质极混浊，瞳孔区红光反射可消失。

14.A. 彻照法检查如屈光间质清，瞳孔区呈橘红色反光。

15.C. 玻璃体中的混浊在彻照检查时可见阴影随眼球移动，眼球停止转动时仍在飘动。

16.B. 青风内障可见视盘生理凹陷扩大加深。

17.A. 正常眼底有时可见视盘上静脉搏动。

18.E. 高血压眼底可见动、静脉交叉压迹或拱桥现象。

19.A. 在眼底示意图上，一般红色代表视网膜动脉。

20.B. 在眼底示意图上，一般淡蓝色代表视衣脱离。

21.C. 在眼底示意图上，一般黄色代表渗出物。

22.A. 裂隙灯检查眼前部时以 30°～45°夹角为宜。

23.C. 裂隙灯检查前房、晶状体和前部玻璃体时以 15°～30°为宜。

24.D. 裂隙灯检查玻璃体后部及眼底时，夹角以 5°～10°为宜。

25.A. 中医认为外障的外显证候明显，多因六淫所致。

26.C. 瞳神及其以后的组织发生的病变为内障。

27.E. 黑睛混浊，中医称为翳。

28.B. 五轮学说认为，内、外两眦为血轮。

29.D. 五轮学说认为，黑睛属风轮。

30.E. 五轮学说认为，瞳神及其以后组织属水轮。

31.B. 根据五轮分属，气轮属肺与大肠。

32.E. 根据五轮分属，水轮属肾与膀胱。

33.A. 根据五轮分属，血轮属心与小肠。

34.A

35.D

36.B

37.B

38.A

39.E

40.C

41.B

42.E

43.B

44.D

45.C

46.B

47.C

48.E

49.B. 根据经络理论，颞颥为手少阴心经循行之处。

50.A. 根据经络理论，巅顶后项为手太阳经循行之处。

51.D. 根据经络理论，前额鼻齿为手阳明大肠经循行之处。

52.B

53.D

54.E

55.A. 糖尿病性视网膜病变微动脉瘤出现在疾病早期，多位于黄斑及其周围。

56.D. 视网膜静脉阻塞病变微动脉瘤出现在疾病后期，多位于毛细血管闭塞区边缘部位。

（四）B2 型题

1.B. 发病时间在"问病史"中询问。

2.E. 因答案 A、B、C、D 均不属"眼部自觉症状"。

3.A. 毛发改变属全身自觉症状。

4.E. 因答案 A、B、C、D 均不属四诊中问病史范围。

5.E. 因答案 A、B、C、D 均不能查出患者中心暗点。

6.B. 对数视力表使用 5 分记录法，3.0相当于小数记录的 0.01。

7.A. 正常人动态视野为上方 56°，下方74°。

8.C. 正常生理盲点之中心在注视点颞侧 15.5°，水平中线下 1.5°。

9.C. 该病中医称云翳。

10.D. 该病中医称厚翳。

11.B. 该病中医称斑脂翳。

12.C

13.A

14.B

15.B

16.D

17.C

18.A

19.E. 病证多由肝胆湿热引起。

20.D. 该选项是正常的视网膜循环状态。

21.A. 视网膜中央动脉阻塞时，视网膜动脉的灌注压下降，中央动脉充盈迟缓，臂－视网膜循环时间及视网膜动脉期延长。

22.B. 视网膜中央动脉分支阻塞时，该分支动脉供血不足，则充盈时间较其他分支为晚。

23.B

24.C

25. A

（五）C 型题

（五）C 型题

1. C. 视交叉病变引起两眼颞侧偏盲，视交叉后病变引起同侧偏盲。

2. D. 青光眼早期视野改变多为扇形缺损。

3. D. 视盘水肿时常查出生理盲点扩大。

4. D. 视交叉后病变常查出同侧偏盲。

5. D. 眼时复目痒症常见胞睑改变是铺路石样或石榴样颗粒。

6. C. 睑内椒样或粟样颗粒及睫毛倒入、乱生均为沙眼常见胞睑病变。

7. D. 脓漏眼不用所述的两种检查方法。

8. D. 漏睛疮检查一般不用泪腺分泌功能检查及泪道冲洗法。

9. D. 眼底示意图上蓝色常表示静脉。

10. C. 眼底示意图上红色用于表示出血及动脉。

11. C. 外障眼病的病位有两眦、黑睛等。

12. D. 内障眼病的病位是瞳神、晶珠等部位病变。

13. C. 眼后段包括玻璃体、视网膜、视盘等组织。

14. D. 眼前段指黑睛等组织。

15. C. 病证可由肝胆实火或肝郁气滞引起。

16. D. 病证多属虚证。

17. D. 外感风热多引起眼外部疾病。

18. C. 脉络瘀滞既可引起视网膜出血，又可引起视网膜水肿。

19. D. 肝肾阴虚多引起黄斑部的退行性病变。

20. C. 黄斑部的水肿或出血均可由脾气虚引起。

21. C. 检眼镜和荧光素眼底血管造影主要观察视网膜血管的情况。

22. D. 吲哚青绿血管造影才能观察脉络膜血管的情况，有助于发现脉络膜新生血管、渗漏等情况。

（六）K 型题

1. A. 排除④，小梁根部与虹膜全粘连为房角堵闭。

2. C. 排除①③的说法，因四诊中切诊包括按诊与切脉，而目病不专重于脉诊。

3. B. 我国正常人中最常见的色盲为红、绿色盲。

4. E

5. E

6. E

7. A. 因脾肉粘轮不属血轮病变范畴。

8. E

9. A. 因视网膜出血不属气轮病变范畴。

10. C. 因黑睛病变不会出现出血、渗出。

11. A. 因宿翳不属于水轮病变。

12. A. 因翳膜属于眼部体征。

13. B. 因②、④不属黑睛病变。

14. B. 因②、④不属辨膜的范畴。

15. E

16. A. 视觉诱发电位在临床上可用于青光眼、视神经病变、黄斑病变。

17. E. 此四项均为 CT 检查的临床应用。

18. E. 吲哚青绿血管造影主要观察脉络膜血管情况，有助于发现脉络膜新生血管及其渗漏情况。

（七）X 型题

1. A、C、D. 因虹膜及晶状体不属眼底范畴。

2. B、C. 因外障及胞睑、白睛眼病没有视野检查的改变。

3. A、E. 因白睛疾病、胞睑疾病、两眦疾病均属外障眼病。

4. A、B、D. 黄斑及视衣检查属眼底检查。

5. A、B、C. 视瞻昏渺及视瞻有色不会出现黄液上冲症状。

6. A、B、D、E. 胞睑的形态、色泽、运动属眼部检查内容。

7. A、B、D、E. 目痛属自觉症状问诊范畴。

8. A、B、C、D. 头痛属全身自觉症状范畴。

9. A、B、C、D、E

10. A、B、C、E. 目痛性质不属视觉变化。

11. B、E. 青风内障、高风内障随病程发展而视野缩窄。

12. C、D. 眼的检查顺序应按先右后左、由前向后、先外后内进行。

13. A、B、C、D. 动、静脉比例应在视网膜动、静脉并行交叉处比较。

14. B、C、D、E. 中心凹光反射清晰为正常现象。

15. A、B、E. 眼压越高所用砝码越重，眼压计一般用75%酒精消毒。

16. A、B、C、D. 因翳障为黑睛病变。

17. B、D. 因八纲、脏腑、六经等辨证方法非眼科独有。

18. B、C. 因发生上睑下垂常与脾胃气虚或风邪中络有关。

19. A、B、C. 瞳神散大多因肝胆风火上扰、阴虚阳亢引起，或为黄仁受伤。

20. A、D. 因瞳神紧小常与肝经风热或肝胆实热有关。

21. B、C. 该病常见痰湿泛目及痰湿血郁证。

22. A、D. 该病证常由脾不统血或阴虚火旺引起。

23. B、C、D、E. 因黄仁不属瞳神范畴。

24. A、B、C、E. 因新翳的荧光素染色阳性。

25. A、B、C. 因答案 D、E 为新翳的特征。

26. A、D. 因目痒多由风邪或血虚引起。

27. A、C. 该病证多由外感风热或肝火上炎引起。

28. A、C、E. 因两眦、胞睑、黑睛、白睛发生的病变属外障眼病。

29. A、C、D、E. 因冰瑕翳属宿翳。

30. A、B、C、D、E. 此五项均为角膜地形图的临床应用。

31. A、B、C、D、E. 此五项均为B型超声检查的临床应用。

32. A、B、D. 此三项均为光学相干断层扫描仪的临床应用。

三、改错题

1. 应将"30秒"改为"10秒"即符合规定。

2. 应将"30cm"改为"50cm"即符合规定。

3. 应将"切诊"改为"望诊"，由于眼睛的特殊结构与功能，眼科四诊重在望诊与问诊。

4. 应将"客观"改为"主观"，视野检查属心理物理检查，属主观感觉。

5. 应将"大"改为"小"，直接检眼镜放大16倍，但所见范围比间接检眼镜小。

6. 此题有两种改法：一是将"正常"改为"光感"；二是将"1.0"改为"5.0"。因对数视力表5.0才为正常视力。

7. 应将"静态"改为"动态"，Goldmann视野计虽有标准的刺激光，仍属动态视野计。

8. 应删除"黑睛"，因黑睛发生的病变属外障眼病范畴。

9. 应删除"视物变形"，因该症状属于内障眼病的表现。

10. 应将"阴虚夹风"改为"脾肾阳虚,水气上泛"。

11. 应将"火毒郁于肌肤"改为"外感风热,热毒壅盛"。

12. 应将"热重于湿"改为"湿重于热"。

13. 应将"阴虚阳亢"改为"肝胆风火上扰"。

14. 应将"肺肝热盛、瘀热互结"改为"肝胆热毒蕴结、气血瘀滞"。

15. 应将"眼珠午夜至午前作痛为阴虚"改为"眼珠午夜至午前作痛为阳盛",将"午后至午夜作痛为阳盛"改为"午后至午夜作痛为阴盛"。

16. 应将"厥阴经"改为"太阳经",将"阳明经"改为"少阳经"。

17. 应将"中医和西医均称为云翳",改为"中医称为冰瑕翳"。

18. 应删去"无灌注区",因"无灌注区"表现为低荧光。

19. 应将"外屏障"改为"内屏障"

20. 应将"内屏障"改为"外屏障"。

四、简答题

1. 一般在白昼日光或充足照明光下进行,图表距眼 0.5m,每一版面辨认时间不得超过 10 秒,如发现辨色力不正常,可参照说明书进行确定。

2. 是在检查者自身视野正常的情况下进行。检查距离约 1m,检查者与被检查者交互遮一眼,检查者将手指于两人之间等距离处由外向中间移动,嘱受检者当手指出现时即告之并与检查者正常视野对比。

3. 视野检查时所发现的完全看不到视标的暗点为绝对性暗点;虽然看到,但明度较差的为比较性暗点。

4. 最基本的视功能检查应包括中心视力、视野、色觉、暗适应、立体视觉、对比

敏感度和视觉电生理检查。

5. "闻诊"指闻声音与气息,前者指病人的语言、呻吟、咳嗽等,后者指病人口气、二便气味等。

6.

(1) 两者相同的是:病位在黑睛。

(2) 两者不同的是:①新翳指病初起,黑睛混浊,表面粗糙,轻浮脆嫩,基底不净,边缘模糊,具有向周围与纵深发展的趋势,荧光素染色检查阳性,并伴有不同程度的目赤疼痛、畏光流泪等症。②宿翳指黑睛混浊,表面光滑,边缘清晰,无发展趋势,荧光素染色检查阴性,不伴有赤痛流泪等症状,为黑睛疾患痊愈后遗留下的瘢痕。根据宿翳厚薄浓淡的不同程度等,常将宿翳分为冰瑕翳、云翳、厚翳和斑脂翳四类。

7. 五轮辨证就是运用五轮理论,通过观察各轮所显现的症状去推断相应脏腑内蕴病变的方法,是眼科独特的辨证方法。

8.

(1) 眼后段病变属中医内障范畴。辨眼后段改变就是将通过检眼镜等检查仪器所见到的眼后段病理性改变,结合中医理论进行辨证的一种方法。

(2) 主要包括辨玻璃体、视盘、视网膜、视网膜血管和黄斑区等各组织的淤血、充血、出血、水肿、渗出、机化、色素沉着或萎缩的病理性改变,以指导临床立法处方用药。

9. 荧光素眼底血管造影的基本原理是用荧光素钠注入血管作为造影剂,荧光素随着血流进入眼底血管时,在蓝色光波的激发下,荧光素发出黄绿色荧光,从而提高眼底血管的可见度和清晰度,得以了解眼底血管的细微结构和微循环的变化,以及血管组织的病理生理改变。

10.

(1) 闪光 ERG 主要由一个负相的 a 波

和一个正相的 b 波组成，叠加在 b 波上的一组小波为振荡电位（OPs 波）。

（2）各波改变的临床意义主要有：①a 波和 b 波均下降，提示视网膜内层和外层均有损害，可见于视网膜色素变性、脉络膜视网膜炎、广泛视网膜光凝后、视网膜脱离、视网膜铁质沉着症及铜质沉着症、药物中毒等；②b 波下降，a 波正常，反映视网膜内层功能受损，可见于青少年视网膜劈裂症、视网膜中央动脉或静脉阻塞、先天性静止性夜盲症Ⅱ型等；③OPs 波下降或熄灭，提示视网膜血液循环障碍，主要见于糖尿病性视网膜病变、视网膜中央静脉阻塞等。

五、问答题

1.
（1）询问内容：中医常根据目痛的性质、程度、时间及其伴随症状来认识和辨证。

（2）意义：外障眼病所引起的目痛常为涩痛、磣痛或痛如针刺、如鸡啄，多属阳证；内障引起的目痛常为胀痛、牵拽痛或眼珠深部疼痛，多属阴证。一般说来，暴痛属实，久痛属虚，持续疼痛属实，时发时止属虚，肿痛属实，微痛不肿属虚，赤痛难忍为火邪实，隐隐作痛为精气虚，痛而躁闷为肝气实，痛而恶寒为阳气虚，痛而喜冷属热，痛而喜温属寒，痛而拒按为邪实，痛而喜按为正虚。痛连巅顶后项属太阳经受邪，痛连颞颥为少阳经受邪，痛连前额鼻齿属阳明经受邪。目赤磣痛，眵多粘结，多为外感风热；胞睑赤痛肿硬，大便燥结，多为阳明实火；白睛微红微痛，干涩不舒，多为水亏血虚；目珠胀痛如突，多为气火上逆，气血郁闭；隐隐胀痛，多为阴精不足，阳亢于上；稍加注视即感眼胀，多为脾肾不足，精不上承或阳亢之象；眼珠深部疼痛，多为肝郁气滞或阴虚火旺。

2.
（1）问头痛情况，包括部位、性质、伴发症状与眼痛关系。

（2）问头面部其他情况，即头发情况、耳鸣、耳聋、鼻塞、口疮、龋齿等。

（3）问饮食与二便情况。

（4）问睡眠情况。

（5）问妇女之经、带、胎、产情况。

3.
（1）黑睛大小、透明度、知觉、异物、外伤情况。

（2）黑睛翳障的形态、大小、部位、性质等。

（3）黑睛后壁沉着物大小、形态、颜色、分布。

4.
（1）外障指发生在胞睑、两眦、白睛、黑睛的眼病；多因六淫之邪外袭或外伤所致，亦可由痰湿内蕴、肺火炽盛、肝火上炎、脾虚气弱、阴虚火炎等引起；一般外显证候较为明显，如红赤、肿胀、湿烂、生眵、流泪、痂皮、结节、上胞下垂、胬肉、翳膜等；多有眼痛、痒涩、羞明、眼睑难睁等自觉症状。

（2）内障指发生在瞳神、晶珠、神膏、视衣、目系等眼内组织的眼病；多因内伤七情、脏腑内损、气血两亏、阴虚火炎、气滞血瘀以及外邪入里、眼外伤等因素引起；一般眼外观端好，多有视觉变化，如视力下降、视物变形、视物易色、视灯光有如彩虹、眼前黑花飞舞、萤星满目及夜盲等症；也可见抱轮红赤或白睛混赤、瞳神散大或缩小、变形或变色、眼底出血、渗出、水肿等改变。

5.
（1）外障眼病引起的目痛常为涩痛、磣痛、灼痛、刺痛，多属阳证；内障眼病引起的目痛常为酸痛、胀痛、牵拽痛、眼珠深部疼痛，多属阴证。

（2）暴痛属实，久痛属虚；持续疼痛属实，时发时止者属虚；痛而拒按属实，痛而喜按属虚；肿痛属实，不肿微痛属虚。

（3）赤痛难忍为火邪实，隐隐作痛为精气虚；痛而喜冷属热，痛而喜温属寒。

（4）午夜至午前作痛为阳盛，午后至午夜作痛为阴盛。痛连巅顶后项属太阳经受邪；痛连颞颥为少阳经受邪；痛连前额鼻齿为阳明经受邪。

（5）目赤碜痛、灼痛伴眵多粘结，多为外感风热；头目剧痛，目如锥钻，多为头风痰火，气血瘀阻；目珠胀痛，多为气火上逆，气血郁闭。

（6）眼内灼痛，多为热郁血分；眼珠刺痛，多为火毒壅盛，气血瘀滞；眼珠深部疼痛，多为肝郁气滞或肝火上炎。

6.

（1）新生血管可发生于视网膜、视盘上、视网膜下，并可伸入玻璃体内。

（2）越新鲜的新生血管，荧光素渗漏越强，视网膜新生血管多位于静脉侧，静脉未充盈前它不显影，静脉一旦充盈它即显影并出现荧光素渗漏，多因视网膜缺血所致。

（3）视网膜下新生血管则多位于视网膜色素上皮层下或视网膜神经感觉层下，尤以黄斑区多见，造影的动脉前期即显影，与视网膜血管系统没有联系，荧光素渗漏常有一定的积存范围。造影后期所形成的强荧光区大多能勾画出积存腔隙的形态。

7.

（1）荧光渗漏是视网膜的内屏障或外屏障受到破坏所致。

（2）视网膜的内屏障受损时，荧光素渗入到视网膜组织间隙，多表现为视网膜毛细血管或/和静脉的渗漏，毛细血管的渗漏可造成视网膜水肿或黄斑囊样水肿，静脉的渗漏多造成静脉管壁着染。

（3）视网膜的外屏障受损时，荧光素渗入并积聚到视网膜色素上皮层下或视网膜神经感觉层下，故又称染料积存、池样充盈。染料积存不在造影的早期出现，其大小、形态和亮度随造影时间的推移而变化，视网膜和脉络膜循环内的荧光消失后它仍然存在。

8.

（1）色素脱失在造影时表现的高荧光是由于色素上皮局限性色素减少，透见脉络膜荧光而造成的，在造影早期即出现，多出现于动脉前期或动脉早期，亮度随着脉络膜背景荧光的增强而增强、消退而消退，造影过程中，其大小、形态不变。

（2）色素上皮受损时，通过色素上皮缺损处液体渗漏和积存于色素上皮层下或神经感觉层下，表现为高荧光，不出现在造影早期，多出现在静脉早期，渗漏的荧光点范围不断扩大，形态不断改变，亮度越来越强，随时间的推移而变化，可以持续数十分钟到数小时，视网膜和脉络膜循环内的荧光消失后它仍然存在。

第七章 眼科治疗概要

习题

一、填空题

1. 内治法广泛用于内、外障眼病，是通过_____或_____以达到治疗效果。

2. 眼科常用的内治法有_____、_____、_____、_____、_____、_____等法。

3. 常用的眼科传统外治法有_____、_____、_____等。

4. 金针拨内障法又名_____、_____、_____等。

5. 眼药粉多由_____、_____、_____等药物组方制成。

6. 熏洗法适用于_____、_____、_____的外障眼病。

7. 敷法是用药物敷、_____、_____治疗眼病的方法，具有_____、_____等效用。

8. 球结膜下注射法适用于_____、_____和_____及_____。

9. 球后注射法多用于治疗_____病变，或用于_____。

10. 祛风药适用于_____眼病，尤其是_____。

11. 退翳明目药具有_____、_____等作用。

12. 常见的氩激光即是指蓝绿混合双色光。蓝光穿透组织能力_____，主要作用于_____，且易被叶黄素吸收。绿光穿透力比蓝光_____，主要作用于_____。

13. 准分子激光是切削角膜前弹力层和浅层基质组织，改变角膜_____，以矫治_____。

二、选择题

（一）A1 型题

1. 治疗外感风热眼病症，常用：
   A. 泻火解毒法
   B. 祛风清热法
   C. 疏肝理气法
   D. 利水祛湿法
   E. 退翳明目法

2. 中医治疗眼底机化、萎缩、变性、新生血管及眼外肌麻痹等病变，常用：
   A. 疏肝理气法
   B. 补益肝肾法
   C. 软坚散结法
   D. 活血化瘀法
   E. 补益气血法

3. 熏洗法适用于：
   A. 天行赤眼　　B. 金疳
   C. 火疳　　　　D. 椒疮
   E. 聚星障

4. 传统外治法中角巩膜割烙术主要用于治疗：
   A. 翼状胬肉
   B. 蚕蚀性角膜溃疡
   C. 沙眼
   D. 青光眼
   E. 眼部赘生物

5. 海螵蛸棒摩擦法适用于治疗：
   A. 椒疮　　　　B. 粟疮

C. 聚星障　　　D. 胞生痰核

E. 金疳

6. 结膜囊冲洗法不适用于：

A. 天行赤眼

B. 结膜囊异物

C. 手术前准备

D. 眼化学伤

E. 白睛溢血

7. 球结膜下注射不适用于：

A. 白睛病变　　B. 黑睛病变

C. 两眦病变　　D. 眼内病变

E. 手术局部麻醉

8. 球后出血的紧急处理是：

A. 加压包扎　　B. 服止血药

C. 静滴止血药　D. 停止手术

E. 卧床休息

9. 治疗风痰湿阻络引起风牵偏视的常用方剂是：

A. 礞石滚痰丸

B. 天麻钩藤饮

C. 羚羊钩藤汤

D. 正容汤

E. 阿胶鸡子黄汤

10. 临床治疗黑睛撞刺生翳的常用方是：

A. 石决明散

B. 四顺清凉饮子

C. 还阴救苦汤

D. 羌活胜风汤

E. 祛风散热饮子

11. 抑阳酒连散不适用于治疗：

A. 瞳神紧小　　B. 瞳神干缺

C. 漏睛疮　　　D. 神水混浊

E. 黄仁纹理不清

12. 除风益损汤常用于治疗：

A. 高风内障　　B. 惊振内障

C. 真睛破损　　D. 风牵偏视

E. 撞击伤目

13. 氩激光光凝视网膜时有几个作用焦点：

A. 3个　　B. 4个　　C. 2个

D. 1个　　E. 5个

14. 下面哪项不是激光虹膜切除术的适应证：

A. 急性闭角型青光眼的临床前期、前驱期、急性发作后的缓解期

B. 早期的慢性闭角型青光眼

C. 继发性青光眼虹膜膨隆

D. 药物治疗不能控制的开角型青光眼

E. 手术时虹膜切除不全、残留色素上皮者

15. 下列哪项不是氩激光小梁成形术的适应证：

A. 低眼压性青光眼经药物治疗视功能仍有进行性损害者

B. 药物治疗不能控制眼压的开角型青光眼

C. 不能耐受药物或对药物过敏者

D. 开角型青光眼经小梁切除术失败者

E. 继发性青光眼虹膜膨隆

（二）A2 型题

1. 下列哪项不是风热眼病的证候：

A. 胞睑红肿　　B. 痒痛畏光

C. 白睛红赤　　D. 黄液上冲

E. 以上都不是

2. 下列哪项不是实热毒邪所致的眼病证候：

A. 白睛混赤

B. 黑睛溃疡

C. 眼部红肿青紫

D. 瞳神散大

E. 以上都不是

3. 下列哪项不是湿浊上泛所致的眼病证候：

· 57 ·

A. 神水混浊　　B. 翳如虫蚀
C. 白睛污黄　　D. 白睛溢血
E. 以上都不是

4. 下列哪项不是气血亏虚所致的眼病证候:
　　A. 肝劳　　　　B. 视衣脱离
　　C. 胬肉攀睛　　D. 视瞻有色
　　E. 以上都不是

5. 下列哪项不是肝肾不足所致的眼病:
　　A. 高风内障　　B. 青风内障
　　C. 绿风内障　　D. 圆翳内障
　　E. 以上都不是

6. 下列哪项不是中医传统外治法:
　　A. 海螵蛸棒摩擦法
　　B. 劆洗法
　　C. 钩割法
　　D. 熨烙法
　　E. 以上都不是

7. 下列哪项不适宜使用熏洗法:
　　A. 流泪症　　　B. 胞睑红肿
　　C. 羞明涩痛　　D. 眵泪较多
　　E. 以上都不是

8. 下列哪项不适宜使用热敷法:
　　A. 瞳神紧小
　　B. 火疳
　　C. 黑睛生翳
　　D. 眼部出血早期
　　E. 以上都不是

9. 鼻泪管阻塞时,冲洗泪道时可见冲洗液:
　　A. 大部分从上、下泪点返流
　　B. 全部从上、下泪点返流
　　C. 自原泪点返流
　　D. 从泪道流入鼻内
　　E. 以上都不是

10. 球后注射正确的进针部位是在:
　　A. 眶下缘中外1/3与内2/3交界处
　　B. 眶下缘中央

C. 眶下缘中外2/3处
D. 眶下缘中内1/3与内2/3交界处
E. 以上都不是

11. 以下哪项不是氩激光小梁成形术的并发症:
　　A. 虹膜周边前粘连
　　B. 黄斑裂孔
　　C. 眼压升高
　　D. 虹膜炎
　　E. 以上都不是

(三) B1 型题
　　A. 银翘散
　　B. 驱风散热饮子
　　C. 羌活胜风汤
　　D. 新制柴连汤
　　E. 防风通圣散

1. 治疗混睛障证属肝经风热者的主方是:

2. 治疗瞳神紧小证属肝经风热者的主方是:
　　A. 普济消毒饮
　　B. 内疏黄连汤
　　C. 仙方活命饮
　　D. 泻肺饮
　　E. 竹叶泻经汤

3. 治疗针眼证属热毒壅盛者的主方是:

4. 治疗天行赤眼证属热毒炽盛者的主方是:
　　A. 除湿汤　　　B. 猪苓散
　　C. 三仁汤　　　D. 五苓散
　　E. 二陈汤

5. 治疗云雾移睛证属湿热蕴蒸者的主方是:

6. 治疗睑弦赤烂证属湿热偏盛者的主方是:
　　A. 通窍活血汤
　　B. 血府逐瘀汤
　　C. 补阳还五汤

D. 失笑散

E. 归芍红花散

7. 治疗椒疮证属血热瘀滞者的主方是：

8. 治疗络阻暴盲证属气滞血瘀者的主方是：

A. 芎归补血汤

B. 益气聪明汤

C. 参苓白术散

D. 八珍汤

E. 十全大补汤

9. 治疗疳积上目证属肝脾亏虚者的主方是：

10. 治疗流泪症证属气血不足者的主方是：

A. 杞菊地黄丸

B. 加减驻景丸

C. 石斛夜光丸

D. 左归丸

E. 二至丸

11. 治疗流泪症证属肝肾两虚者的主方是：

12. 治疗圆翳内障证属肝肾不足者的主方是：

A. 拨云退翳丸

B. 石决明散

C. 菊花决明散

D. 滋阴退翳汤

E. 消翳汤

13. 治疗天行赤眼暴翳证属余邪未清者的主方是：

14. 治疗脓漏眼证属余热未尽者的主方是：

（四）B2 型题

A. 劆洗法　　　B. 钩割法

C. 熨烙法　　　D. 角巩膜割烙术

E. 以上都不是

1. 治疗蚕蚀性角膜溃疡常用：

2. 治疗圆翳内障常用：

A. 劆洗法

B. 熨烙法

C. 金针拨内障法

D. 钩割法

E. 以上都不是

3. 治疗眼部溃疡常用：

4. 治疗绿风内障常用：

A. 熏洗法

B. 冷敷法

C. 海螵蛸棒摩擦法

D. 滤泡压榨术

E. 以上都不是

5. 治疗眼部挫伤早期的青紫肿胀疼痛常用：

6. 治疗脓漏眼常用：

A. 宁血汤

B. 四顺清凉饮子

C. 还阴救苦汤

D. 生蒲黄汤

E. 以上都不是

7. 适用于治疗阴虚火旺或血热妄行所致眼病的主方是：

8. 常用于治疗眼部出血性疾病的主方是：

A. 泻肺饮　　　B. 泻肺汤

C. 泻心汤　　　D. 龙胆泻肝汤

E. 以上都不是

9. 适用于治疗风热所致的暴风客热等眼病的主方是：

10. 适用于治疗肺经燥热所致的金疳等眼病的主方是：

A. 除湿汤

B. 竹叶泻经汤

C. 除风泻脾饮

D. 除风益损汤

E. 以上都不是

11. 适用于治疗心脾湿热所致的漏睛等眼病的主方是：

12. 适用于治疗风热湿毒壅盛所致的风赤疮痍等眼病的主方是：

    A. 银翘散

    B. 四顺清凉饮子

    C. 五味消毒饮

    D. 驱风散热饮子

    E. 以上都不是

13. 适用于治疗里热壅盛所致的凝脂翳等眼病的主方是：

14. 适用于治疗风热攻目所致胞睑、白睛赤热肿痛等眼病的主方是：

    A. 一过性眼压升高

    B. 出血

    C. 玻璃体前膜破裂

    D. 虹膜炎

    E. 以上都不是

15. 哪项不是激光晶状体后囊切开术的并发症：

16. 激光虹膜切除术的常见并发症不包括：

（五）C 型题

    A. 凝脂翳之风热壅盛证

    B. 瞳神紧小之肝经风热证

    C. 两者均是

    D. 两者均不是

1. 新制柴连汤常用于治疗：

2. 加味修肝散常用于治疗：

    A. 蒲黄   B. 茜草

    C. 两者均是   D. 两者均不是

3. 具有凉血止血、活血祛瘀功效的中药是：

4. 具有活血祛瘀、凉肝明目功效的中药是：

    A. 枸杞子   B. 女贞子

    C. 两者均是   D. 两者均不是

5. 适用于治疗阳气不足之眼病的中药是：

6. 适用于治疗阴分不足之眼病的中药是：

    A. 菟丝子   B. 潼蒺藜

    C. 两者均是   D. 两者均不是

7. 治疗阳气不足之眼病的中药是：

8. 适用于治疗阴分不足之眼病的中药是：

    A. 地龙   B. 全蝎

    C. 两者皆是   D. 两者均不是

9. 具有平肝潜阳功效，适用于治疗肝阳上亢之眼病的中药是：

10. 具有平肝熄风功效，适用于治疗风邪阻络之眼病的中药是：

    A. 石决明   B. 白蒺藜

    C. 两者皆是   D. 两者均不是

11. 具有平肝熄风功效，适用于治疗风邪阻络之眼病的中药是：

12. 具有平肝潜阳功效，适用于治疗肝阳上亢之眼病的中药是：

    A. 车前子   B. 泽泻

    C. 两者皆是   D. 两者均不是

13. 具有利水渗湿功效，适用于治疗水湿停滞之眼病的中药是：

14. 具有清热利湿功效，适用于治疗湿热之眼病的中药是：

    A. 无晶体眼的后发障

    B. 后房型人工晶体植入术后的后发障

    C. 两者均是

    D. 两者均不是

15. 激光晶状体后囊膜切开术的适应证为：

16. 激光虹膜切除术的适应证为：

    A. 圆锥角膜   B. 严重干眼症

    C. 两者均是   D. 两者均不是

17. PRK 手术禁忌证是：

18. LASIK 手术禁忌证是：

（六）K 型题

1. 丹参治疗的作用体现在：

    ①活血祛瘀   ②养血安神

③凉血消痈　　④破血通络
共有以下五个备选
　　A．只有①②③是对的
　　B．只有①③是对的
　　C．只有②④是对的
　　D．只有④是对的
　　E．①②③④均是对的

2．牛膝治疗眼病的作用体现在：
　　①活血祛瘀　　②凉肝明目
　　③补益肝肾　　④凉血祛瘀
共有以下五个备选
　　A．只有①②③是对的
　　B．只有①③是对的
　　C．只有②④是对的
　　D．只有④是对的
　　E．①②③④均是对的

3．茺蔚子治疗眼病的作用体现在：
　　①补益肝肾　　②活血祛瘀
　　③软坚散结　　④凉肝明目
共有以下五个备选
　　A．只有①②③是对的
　　B．只有①③是对的
　　C．只有②④是对的
　　D．只有④是对的
　　E．①②③④均是对的

4．黄芪治疗眼病的作用体现在：
　　①益气升阳　　②益气摄血
　　③健脾利水　　④托毒排脓
共有以下五个备选
　　A．只有①②③是对的
　　B．只有①③是对的
　　C．只有②④是对的
　　D．只有④是对的
　　E．①②③④均是对的

5．何首乌治疗眼病的作用体现在：
　　①补肝益肾　　②养血敛阴
　　③养血祛风　　④柔肝止痛
共有以下五个备选

　　A．只有①②③是对的
　　B．只有①③是对的
　　C．只有②④是对的
　　D．只有④是对的
　　E．①②③④均是对的

6．枸杞子治疗眼病的作用体现在：
　　①补肾益精，养肝明目
　　②补益肝肾，益精明目
　　③补肾滋阴
　　④补益肝肾，明目止泪
共有以下五个备选
　　A．只有①②③是对的
　　B．只有①③是对的
　　C．只有②④是对的
　　D．只有④是对的
　　E．①②③④均是对的

7．蝉衣治疗眼病的作用体现在：
　　①疏风散热　　②祛风退翳
　　③祛风止痒　　④祛风止痉
共有以下五个备选
　　A．只有①②③是对的
　　B．只有①③是对的
　　C．只有②④是对的
　　D．只有④是对的
　　E．①②③④均是对的

8．秦皮治疗眼病的作用体现在：
　　①平肝退翳　　②清肝明目
　　③养肝明目　　④清热燥湿
共有以下五个备选
　　A．只有①②③是对的
　　B．只有①③是对的
　　C．只有②④是对的
　　D．只有④是对的
　　E．①②③④均是对的

9．正容汤的作用是：
　　①清热平肝，退翳明目
　　②清热祛风，活血散瘀
　　③清肝泻火，凉血散瘀

④祛风通络，化痰解痉

共有以下五个备选

    A. 只有①②③是对的

    B. 只有①③是对的

    C. 只有②④是对的

    D. 只有④是对的

    E.①②③④均是对的

10. 石决明散临床可用于治疗：

    ①黑睛新翳   ②火疳

    ③撞刺生翳   ④睑弦赤烂

共有以下五个备选

    A. 只有①②③是对的

    B. 只有①③是对的

    C. 只有②④是对的

    D. 只有④是对的

    E.①②③④均是对的

11. 临床不用还阴救苦汤治疗的眼病是：

    ①凝脂翳   ②金疳

    ③瞳神紧小   ④火疳

共有以下五个备选

    A. 只有①②③是对的

    B. 只有①③是对的

    C. 只有②④是对的

    D. 只有④是对的

    E.①②③④均是对的

12. 抑阳酒连散临床可用于治疗：

    ①风热上攻的眼病

    ②肺经燥热的眼病

    ③风热火毒瘀结的眼病

    ④风湿热邪相搏的眼病

共有以下五个备选

    A. 只有①②③是对的

    B. 只有①③是对的

    C. 只有②④是对的

    D. 只有④是对的

    E.①②③④均是对的

13. 驻景丸加减方临床可用于治疗：

①眼底出血后期

②玻璃体液化或混浊

③眼底有增生及瘢痕改变

④眼底有退变

共有以下五个备选

    A. 只有①②③是对的

    B. 只有①③是对的

    C. 只有②④是对的

    D. 只有④是对的

    E.①②③④均是对的

14. 眼珠灌脓方临床可用于治疗：

①热毒炽盛所致凝脂翳

②风热壅盛所致黑睛起翳

③热毒炽盛所致黄液上冲

④风热湿毒壅盛所致风赤疮痍

共有以下五个备选

    A. 只有①②③是对的

    B. 只有①③是对的

    C 只有②④是对的

    D. 只有④是对的

    E.①②③④均是对的

（七）X型题

1. 眼周围穴位是：

    A. 睛明   B. 阳白

    C. 头临泣   D. 印堂

    E. 太阳

2. 经外奇穴是：

    A. 目窗   B. 角孙

    C. 球后   D. 鱼腰

    E. 神聪

3. 眼科耳穴常用穴位有：

    A. 肝 B. 肾 C. 心

    D. 肝俞 E. 肾俞

4. 针灸治疗迎风流泪最常用的穴位有：

    A. 睛明   B. 臂臑

    C. 合谷   D. 承泣

    E. 眉冲

5. 针灸治疗睑弦赤烂的穴位有：

A. 曲池   B. 合谷
C. 球后   D. 太阳
E. 太渊

6. 治疗胞轮振跳常用的穴位有：
A. 丝竹空   B. 上明
C. 臂臑   D. 曲池
E. 尺泽

7. 治疗眼外肌麻痹的穴位有：
A. 承泣   B. 球后
C. 丝竹空   D. 阳白
E. 尺泽

8. 治疗胞睑下垂的穴位有：
A. 足三里   B. 风池
C. 头维   D. 关元
E. 鱼腰

9. 治疗天行赤眼的穴位有：
A. 承泣   B. 耳尖
C. 四白   D. 阳白
E. 大椎

10. 治疗视瞻昏渺的穴位有：
A. 关元   B. 足三里
C. 头维   D. 承泣
E. 睛明

11. PRK 手术的并发症有：
A. 过矫、欠矫或屈光回退
B. 角膜游离瓣
C. 角膜上皮下混浊病变
D. 白内障
E. 前房出血

12. 全视网膜光凝术的适应证是：
A. 增殖前期糖尿病性视网膜病变
B. 缺血型视网膜中央静脉阻塞
C. 单纯期糖尿病性视网膜病变
D. 视网膜中央动脉阻塞
E. 黄斑水肿

13. LASIK 手术的并发症有：
A. 屈光度欠矫或过矫、散光和眩目

B. 薄角膜瓣、不完全瓣、游离瓣
C. 角膜层间碎屑、角膜上皮植入
D. 角膜感染
E. 角膜中心色素沉着和角膜周边变性或瘢痕

14. 激光虹膜切除术优越性为：
A. 手术方法简单
B. 损伤轻，恢复快
C. 无须打开眼球
D. 无眼内感染弊端出现
E. 可避免手术引起恶性青光眼或白内障的发生

三、改错题

1. 抑阳酒连散的组成：芫蔚子、前胡、羌活、白芷、甘草、黄芩、山栀、寒水石、黄连、防己、生地、独活、黄柏、防风、知母。

2. 驱风散热饮子的组成：连翘、牛蒡子、羌活、苏薄荷、大黄、白芍药、防风、当归尾、甘草、山栀仁、川芎。

3. 养阴清肺汤的组成：大生地、天冬、生甘草、玄参、贝母、丹皮、薄荷、炒白芍。

4. 除风益损汤的组成：熟地黄、当归、赤芍药、川芎、藁本、前胡、防风。

5. 新制柴连汤的组成：柴胡、黄柏、黄芩、赤芍、蔓荆子、山栀、龙胆草、木通、甘草、荆芥、防风。

6. 石决明散的组成：石决明、草决明、赤芍、青葙子、麦冬、独活、山栀子、木贼草、大黄、荆芥。

7. 四顺清凉饮子的组成：龙胆草、黄芩、黄连、桑白皮、熟大黄、枳壳、车前草、生地黄、赤芍、当归、川芎、羌活、防风、木贼、柴胡、甘草。

8. 防风通圣散的组成：防风、麻黄、荆芥、薄荷、大黄、芒硝、滑石、黑栀子、石膏、桔梗、连翘、黄芩、川芎、当归、赤芍、苍术、甘草。

9．还阴救苦汤的组成：黄芩、黄连、黄柏、龙胆草、连翘、羌活、防风、细辛、藁本、柴胡、桔梗、知母、生地黄、川芎、当归、红花、升麻、白术、甘草梢。

10．泻肺饮的组成：石膏、赤芍、黄芩、桑白皮、枳实、木通、连翘、荆芥、防风、栀子、白芷、羌活、甘草。

四、简答题

1．简述抑阳酒连散的组成和功效。
2．简述驱风散热饮子的组成和功效。
3．简述养阴清肺汤的组成和功效。
4．简述除风益损汤的组成和功效。
5．简述新制柴连汤的组成和功效。
6．简述激光在眼科的临床应用。

五、分析题

1．试析石决明散的组成、功效及临床应用。
2．试析四顺清凉饮子的组成、功效及临床应用。
3．试析防风通圣散的组成、功效及临床应用。
4．试析还阴救苦汤的组成、功效及临床应用。
5．试析泻肺饮的组成、功效及临床应用。

六、问答题

1．试述祛风清热法的适应证、常用方剂及临床应用要领。
2．试述活血化瘀法的适应证、常用方剂及临床应用要领。
3．试述疏肝理气法的适应证、常用方剂及临床应用要领。
4．试述补益肝肾法的适应证、常用方

剂及临床应用要领。
5．试述退翳明目法的适应证、常用方剂及临床应用要领。
6．试述准分子激光屈光性角膜切削术的适应证、禁忌证和并发症。
7．试述准分子激光角膜原位磨镶术的适应证、禁忌证和并发症。
8．试述全视网膜光凝术的作用。

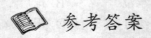 参考答案

一、填空题

1．调整脏腑功能　攻逐病邪
2．祛风清热法　泻火解毒法　利水祛湿法　理血法　疏肝理气法　补益法　退翳明目法
3．劆洗法　钩割法　熨烙法　角巩膜割烙术　针法
4．针内障眼法　开内障眼　开金针法　金针开内障法
5．祛风解毒　收湿敛疮　活血化瘀　退翳明目
6．胞睑红肿　羞明涩痛　眵泪较多
7．冷敷　热敷　消肿止痛　活血散结　清凉止血
8．白睛　黑睛病变　眼内眼病　手术局部麻醉
9．眼底　眼内手术麻醉
10．内、外障眼病　外障眼病早期
11．祛风退翳　清肝明目退翳　·
12．弱　视网膜内层　强　视网膜色素上皮层
13．曲率　屈光不正

二、选择题

（一）A1型题
1．B．因外感风热致眼病其治法应为祛

风清热法。

2．D．因气滞血瘀是眼底机化、萎缩、变性、新生血管及眼外肌麻痹等病变的主要病因病机，其治法应为活血化瘀法。

3．D．因劂洗法常用于椒疮睑内面颗粒累累者。

4．B．因蚕蚀性角膜溃疡为角巩膜割烙术的适应证。

5．A．因椒疮胞睑内面颗粒累累为海螵蛸棒磨擦法的适应证。

6．E．因白睛溢血不需要结膜囊冲洗。

7．C．因两眦病变一般不需要球结膜下注射。

8．A．因加压包扎可迅速压迫止血，是处理球后出血的紧急措施之一。

9．D．因正容汤能祛风除痰通络。

10．A．因石决明散有清热平肝、退翳明目、祛风散邪的功效。

11．C．因抑阳酒连散功用不宜用于治疗漏睛疮。

12．C．因除风益损汤能养血活血、除风益损，多用于治疗真睛破损。

13．C．氩激光光凝视网膜时有 2 个作用焦点分别位于视网膜内层和视网膜色素上皮层。

14．D

15．E

（二）A2 型题

1．D．黄液上冲多由实热毒邪所致。

2．C．眼部红肿青紫系气滞血瘀所致的眼病证候。

3．D．白睛溢血多由热或虚热伤络所致。

4．C．胬肉攀睛多由心、肺、脾蕴热，或五志过激等所致的眼病。

5．C．绿风内障多由肝胆火热亢盛、情志过激等所致的眼病。

6．A．根据文献记载，中医眼科传统外治法中无海螵蛸棒摩擦法。

7．A．流泪症不是熏洗法的适应证。

8．D．眼部出血早期一般宜用冷敷。

9．B．由于鼻泪管阻塞，冲洗液不能流入鼻内而向上返回。

10．A．眶下缘中外 1/3 与内 2/3 交界处是球后注射进针的安全部位。

11．B．氩激光小梁成形术的并发症有眼部轻度充血、虹膜炎、眼压升高、出血和虹膜周边前粘连，无黄斑裂孔。

（三）B1 题型

1．C．根据羌活胜风汤有祛风清热的功效。

2．D．根据新制柴连汤能祛风清热，常用于肝经风热所致的瞳神紧小。

3．C．根据仙方活命饮能清热解毒、消肿散结止痛之功效。

4．A．因普济消毒饮是主治风热疫毒之要方。

5．C．因三仁汤有清热祛湿的功效。

6．A．因除湿汤有清热祛湿的功效。

7．E．因归芍红花散有清热凉血、活血化瘀的功效。

8．A．因通窍活血汤有活血通窍的功效。

9．C．参苓白术散能健脾渗湿。

10．D．八珍汤能益气养血以收摄止泪。

11．D．左归丸能补益肝肾以固摄止泪。

12．A．杞菊地黄丸能补益肝肾。

13．E．消翳汤能养阴祛邪、退翳明目。

14．B．石决明散能清热消瘀、退翳明目。

（四）B2 型题

1．D．蚕蚀性角膜溃疡为角巩膜割烙术的适应证。

2．E．圆翳内障传统治疗方法是金针拨内障。

3．E．所列各法均不能用于治疗眼部溃疡。

4．E．所列各法均不宜用于治疗绿风

内障。

5.B.冷敷法用于眼部挫伤早期的青紫肿胀疼痛。

6.E.所列各法均不适宜于治疗脓漏眼。

7.A.因宁血汤具滋阴清热、凉血止血功效。

8.D.因生蒲黄汤具凉血止血、活血化瘀功效。

9.A.泻肺饮具清肺泻热、祛风散邪功效。

10.B.因泻肺汤具清肺泻热功效,治疗肺经燥热所致的金疳等眼病。

11.B.因竹叶泻经汤具清心利湿功效。

12.A.因除湿汤具祛风清热除湿功效。

13.B.因四顺清凉饮子具清肝泻火、凉血散瘀功效。

14.D.因驱风散热饮子具祛风清热、退赤止痛功效。

15.E.一过性眼压升高、出血、玻璃体前膜破裂和虹睫炎均是激光晶状体后囊膜切开术的并发症。

16.C.玻璃体前膜破裂不是激光虹膜切除术的并发症。

（五）C型题

1.C.新制柴连汤能用于治疗肝经风热所致的眼病。

2.D.加味修肝散是治疗肺肝风热所致眼病的主方。

3.C.蒲黄和茜草均有凉血止血、活血祛瘀的功效。

4.D.蒲黄和茜草虽有活血祛瘀的功效,但无凉肝明目作用。

5.D.枸杞子和女贞子属补阴类药。

6.C.枸杞子和女贞子属补阴类药,具补肾滋阴功效。

7.C.菟丝子和潼蒺藜属补阳类药。

8.D.菟丝子和潼蒺藜不属补阴类药。

9.D.地龙和全蝎虽属平肝类药,但无

潜阳作用。

10.C.地龙和全蝎均属熄风力强的平肝熄风类药。

11.D.石决明和白蒺藜虽属平肝类药,但无熄风功效。

12.C.石决明和白蒺藜均属平肝潜阳类药。

13.C.车前子和泽泻主要作用是淡渗利湿。

14.D.车前子和泽泻主要作用是淡渗利湿,无清热的功效。

15.C.激光晶状体后囊膜切开术的适应证是无晶体眼的后发障和后房型人工晶体植入术后的后发障。

16.D

17.C.圆锥角膜、严重干眼症皆为PRK手术禁忌证。

18.C.圆锥角膜、严重干眼症皆为LASIK手术禁忌证。

（六）K型题

1.A.丹参无破血通络的功效。

2.B.牛膝无凉肝明目、凉血祛瘀的功效。

3.C.茺蔚子无补益肝肾、软坚散结的功效。

4.E

5.B.何首乌无敛阴柔肝止痛的功效。

6.D.补益肝肾、明目止泪是枸杞子的主要功效。

7.E

8.C.秦皮的主要功效是清肝明目、清热燥湿。

9.D.正容汤能祛风通络、化痰解痉。

10.B.石决明散是治疗黑睛新翳、撞刺生翳的主方。

11.A.还阴救苦汤能清热祛风、活血散结,适用于治疗风热火毒瘀结所致火疳。

12.D.抑阳酒连散的主要功效是祛风除

湿清热。

13．E. 驻景丸加减方能滋阴补肾。

14．B. 眼珠灌脓方能清热泻火、解毒排脓，适用于治疗热毒炽盛所致凝脂翳、黄液上冲。

（七）X 型题

1．A、B、C

2．C、D、E

3．A、B、C

4．A、D

5．B、E

6．A、C

7．A、C、D

8．A、B、E

9．B、E

10．A、B

11．A、C. 因 PRK 手术不做角膜瓣，激光切削角膜不致白内障及前房出血。

12．A、B. 全视网膜光凝的适应证主要是增殖前期糖尿病视网膜病变和缺血型视网膜中央静脉阻塞。

13．A、B、C、D、E.LASIK 手术并发症有：屈光度欠矫或过矫、散光和眩目；薄角膜瓣、不完全瓣、游离瓣；角膜层间碎屑、角膜上皮植入、角膜感染和角膜中心色素沉着和角膜周边变性或瘢痕等。

14．A、B、C、D、E

三、改错题

1．应将方中的"茺蔚子"改为"蔓荆子"。

2．应将方中的"白芍药"改为"赤芍药"。

3．应将方中的"天冬"改为"麦冬"。

4．应将方中的"赤芍药"改为"白芍药"。

5．应将方中的"黄柏"改为"黄连"。

6．应将方中的"独活"改为"羌活"。

7．应将方中的"车前草"改为"车前子"。

8．应将方中的"苍术"改为"白术"。

9．应将方中的"白术"改为"苍术"。

10．应将方中的"枳实"改为"枳壳"。

四、简答题

1．

（1）组成：蔓荆子、前胡、羌活、白芷、甘草、黄芩、山栀、寒水石、黄连、防己、生地、独活、黄柏、防风、知母。

（2）功效：祛风除湿清热。

2．

（1）组成：连翘、牛蒡子、羌活、苏薄荷、大黄、赤芍药、防风、当归尾、甘草、山栀仁、川芎。

（2）功效：祛风清热，退赤止痛。

3．

（1）组成：大生地、麦冬、生甘草、玄参、贝母、丹皮、薄荷、炒白芍。

（2）功效：养阴清肺热。

4．

（1）组成：熟地黄、当归、白芍药、川芎、藁本、前胡、防风。

（2）功效：养血活血，除风益损。

5．

（1）组成：柴胡、黄连、黄芩、赤芍、蔓荆子、山栀、龙胆草、木通、甘草、荆芥、防风。

（2）功效：祛风清热。临床应用于风热壅盛、肝经风热所致眼病。

6．

（1）YAG 激光：①激光虹膜切除术；②激光晶状体后囊膜切开术。

（2）氩激光：①全视网膜光凝；②氩激光小梁成形术。

（3）准分子激光：主要治疗屈光不正。

五、分析题

1.

(1) 组成：石决明、草决明、赤芍、青葙子、麦冬、羌活、山栀子、木贼草、大黄、荆芥。

(2) 功效：清热平肝，退翳明目，祛风散邪。

(3) 临床应用：①用于黑睛新翳：翳膜初起，翳薄白轻浅，全身兼有头痛恶风，发热鼻塞咽痛，苔白脉浮等风热证候者，去大黄，选加银花、连翘、牛蒡子、白蒺藜以助疏风清热；黑睛生翳，抱轮红赤甚者，去羌活，加龙胆草、黄芩、黄连之类以助清肝泻火；黑睛新翳形若树枝、地图等状者，去羌活，加柴胡、板蓝根、黄芩之类清肝解毒，加贯众、芦荟、芜荑、鹤虱之属以清肝杀虫；黑睛溃陷，污秽湿烂，或混睛障，可加土茯苓、蒲公英等除湿清热解毒。②撞刺生翳；③用于黑睛宿翳，去大黄，选加乌贼骨、谷精草、密蒙花等明目退翳；④用于血灌瞳神前部，可去羌活，加丹皮、赤芍、丹参之类凉血化瘀；⑤用于圆翳内障，去羌活、大黄，加生地、玄参、荸荠等养阴清热之品；⑥用于惊振内障：加三七、桃仁、红花等活血散瘀。

2.

(1) 组成：龙胆草、黄芩、黄连、桑白皮、熟大黄、枳壳、车前子、生地黄、赤芍、当归、川芎、羌活、防风、木贼、柴胡、甘草。

(2) 功效：清肝泻火，凉血散瘀。

(3) 临床应用：①用于里热炽盛所致的凝脂翳，若大便秘结不通，加大黄、芒硝；赤热肿痛严重者，加丹皮、乳香、没药等以凉血化瘀；若眵多黄绿，邪毒炽盛，加蒲公英、银花等以清热解毒。②用于热毒炽盛所致的黄液上冲。

3.

(1) 组成：防风、麻黄、荆芥、薄荷、大黄、芒硝、滑石、黑栀子、石膏、桔梗、连翘、黄芩、川芎、当归、赤芍、白术、甘草。

(2) 功效：疏风清热，解表攻里。

(3) 临床应用：①用于风热壅盛，表里俱实所引起的睑弦赤烂，胞睑红赤，目赤肿胀，眵泪如脓，黑睛生翳，畏光羞明，小便赤涩，大便秘结等。②用于风热壅盛，便秘腑实之外障眼病，如天行赤眼、凝脂翳、瞳神紧小等表里俱实者。

4.

(1) 组成：黄芩、黄连、黄柏、龙胆草、连翘、羌活、防风、细辛、藁本、柴胡、桔梗、知母、生地黄、川芎、当归、红花、升麻、苍术、甘草梢。

(2) 功效：清热祛风，活血散结。

(3) 临床应用：用于风热火毒瘀结引起的火疳，瞳神紧小，抱轮红赤，畏光羞明，头目疼痛。

5.

(1) 组成：石膏、赤芍、黄芩、桑白皮、枳壳、木通、连翘、荆芥、防风、栀子、白芷、羌活、甘草。

(2) 功效：清肺泻热，祛风散邪。

(3) 临床应用：用于风热所致的暴风客热、天行赤眼及天行赤眼暴翳热重于风者。

六、问答题

1.

(1) 适应证：用于外感风热眼病。如病起突然，胞睑红肿，痒痛畏光，眵泪交加，白睛红赤，黑睛浅层生翳，瞳神缩小，目珠偏斜，眉骨疼痛。或伴恶风发热，头痛流涕，苔薄黄，脉浮数等风热表证。

(2) 常用方剂：银翘散、驱风散热饮子、羌活胜风汤、新制柴连汤、防风通圣散等。

(3)临床应用要领:要仔细区分风、热之邪的偏胜。①风重于热,以祛风为主,常用方为羌活胜风汤;②若热重于风,以清热为主,常用方为驱风散热饮子;③若风热并重,须表里双解,既要祛风热,又要清里热,常用方为防风通圣散;④风药性燥,易伤津液,不宜久用,阴虚者更要慎用。

2.

(1)适应证:用于眼部瘀血证,如眼部胀痛刺痛,红肿青紫,肿块结节,组织增生,眼内渗出、水肿、出血、缺血、血管痉挛或扩张或阻塞,眼底机化、萎缩、变性、新生血管,眼外肌麻痹、外伤、手术后、眼部固定性疼痛及舌有瘀斑等。

(2)常用方剂:桃红四物汤、血府逐瘀汤、补阳还五汤、失笑散、归芍红花散、祛瘀汤、大黄当归散等。

(3)临床应用要领:眼病有瘀者,病因各异,病情不同,缓急轻重有别,活血药亦作用有异,故宜区别不同病情,选用不同方药。①若为瘀血阻塞血络而致的眼部出血,用活血祛瘀法,常用方为桃红四物汤、失笑散、血府逐瘀汤等;②血瘀热壅者,用散瘀清热法,常用方如归芍红花散;③气虚血瘀者,用补气法,常用方如补阳还五汤;④撞击伤目、血灌瞳神者,用活血化瘀、凉血止血法,常用方如祛瘀汤;⑤血分郁热,血灌瞳神者,用清热化瘀法,常用方如大黄当归散;⑥本法不宜久用,尤其是破血药,祛瘀力量峻猛,气血虚弱者及孕妇忌用。

3.

(1)适应证:用于因肝气郁结而致气机不调的一切内、外障眼病。无论因郁而病或因病而郁,均适宜用本法。症见眼目胀痛,视物昏朦,或突然失明,视物变形,视物变色。多兼精神抑郁,或情绪紧张,或情志急躁,或忧愁善虑,或胸胁胀闷,乳房胀痛,不思饮食,月经不调等。如目系、视衣及其血管疾病、瞳神干缺、绿风内障、青风内障、视力疲劳等,尤其是眼底病恢复期及久病不愈者。

(2)常用方剂:柴胡疏肝散、逍遥散、舒肝解郁益阴汤、丹栀逍遥散等。

(3)临床应用要领:①因久病多兼瘀,久病多虚,内障多虚,故解郁常配伍补益和活血祛瘀药;②若肝郁血虚者,用疏肝解郁、健脾和营法,常用方如逍遥散;③气郁化火者,用解郁清火法,常用方如丹栀逍遥散;④理气药物多辛温,气血亏损者须慎用。

4.

(1)适应证:本法适用于肝肾不足的眼病,尤其多用于内障眼病的恢复期。症见目乏神光,视物昏花,眼前黑影,神光自现,冷泪常流,黑睛翳障恢复期,眼内干涩,瞳色淡白,瞳神散大或干缺,视衣退行性变化等。多伴头昏耳鸣,腰膝酸软,梦遗滑精,失眠健忘,舌淡少苔等。

(2)常用方剂:杞菊地黄丸、三仁五子丸、驻景丸加减方、加减驻景丸、左归丸、二圣丸、金匮肾气丸等。

(3)临床应用要领:①用本法时需分辨肝肾不足、肝肾阴亏、肾阳不足之不同;②肝肾不足所致的眼病需平补肝肾,常用方如加减驻景丸;③肝肾阴亏所致的眼病需滋补肝肾,常用方为杞菊地黄丸、左归丸、二圣丸等;④肾阳不足所致的眼病需温补肾阳,常用方如右归丸;⑤凡实热证忌用本法。湿邪未尽者慎用。

5.

(1)适应证:本法适用于黑睛新翳欲转宿翳的恢复阶段。

(2)常用方剂:拨云退翳丸、石决明散、菊花决明散、滋阴退翳汤、消翳汤等。

(3)临床应用要领:①退翳之法须有层次,如黑睛病初起,风热正盛,当以疏风清热为主，配伍少量退翳药；②若风热渐减，则应逐渐过渡到退翳明目为主；③病至后期，邪气已退，遗留翳障而正气已虚者，则须兼顾扶正，结合全身病情，酌加益气养血或补养肝肾之品；④黑睛属肝，故凡清肝、平肝、疏肝药物，多有退翳作用，可配伍应用。尤其是因肝郁化火、肝火上攻而目生翳障者，用之更为恰当；⑤黑睛生翳后期，以退翳为主，用药不可过于寒凉，以免邪气冰伏，气血凝滞，翳不易退。若白翳光滑如瓷，为气血已定，故退翳必须及时。

6.

（1）适应证：年龄 18～50 周岁，近视屈光度 -2.0D ～ -6.0D，最好不超过 -8.0D；散光范围 2.5D 以下，近视度数在 2 年内无明显变化，戴镜矫正视力 0.5 以上。

（2）禁忌证：①圆锥角膜。②严重干眼症。③睑缘炎。④增殖性糖尿病性视网膜病变。⑤突眼症。⑥全身免疫性、胶原性疾病。⑦瘢痕体质。

（3）并发症：①过矫、欠矫和回退。②点状角膜上皮剥脱、角膜上皮下混浊、角膜地形图异常、角膜中心色素沉着、丝状角膜炎和角膜感染。③术后用激素引起的并发症。

7.

（1）适应证：年龄 18～50 周岁，近视 -2.0D～ -15.0D、远视 +1.0D～ +6.0D、散光范围 -4.5D 以下，近视度数在 2 年内无明显变化，戴镜矫正视力 0.5 以上，中心角膜厚度在 $500\mu m$ 以上者。

（2）禁忌证：①圆锥角膜。②严重干眼症。③睑缘炎。④增殖性糖尿病性视网膜病变。⑤突眼症。⑥全身免疫性、胶原性疾病。⑦瘢痕体质。

（3）并发症：①薄角膜瓣、不完全瓣、游离瓣、角膜瓣对位不良和瓣偏离中心或切穿角膜。②角膜层间碎屑、血液残留、角膜上皮植入、角膜中心色素沉着和角膜周边变性或瘢痕。③屈光度欠矫或过矫、散光和眩目。④最佳矫正视力下降。⑤角膜感染。⑥高眼压症。

8.

（1）通过全视网膜光凝术可以大面积地破坏毛细血管闭塞的视网膜缺氧区域，以使血流集中供给黄斑部，维持黄斑视功能。

（2）能抑制新生血管生长因子的合成和释放，同时减少血管的渗漏，促进视网膜水肿和出血的吸收，以及防止和治疗新生血管性青光眼。

第八章 胞睑疾病

习题

一、填空题

1. 胞睑属于五轮学说中之_____，内应于_____，当胞睑有病时，多责之于_____和_____。

2. 针眼是指_____生疖，_____，_____，易成脓溃破的眼病。又名_____、_____、_____。相当于西医学的_____。

3. 胞睑内生硬核，触之不痛，皮色如常的眼病，称_____。又称_____、_____。

4. 胞生痰核相当于西医学的_____，也称_____。

5. 风赤疮痍是指胞睑皮肤_____、_____，起_____或_____，甚至_____的眼病。

6. 睑弦赤烂相当于西医学的_____，临床上分为_____炎、_____炎、_____炎三种。

7. 上胞下垂中医又称_____、_____、眼睑垂缓、胞垂，严重者称_____。

8. 椒疮是指胞睑内面_____，色红而坚，_____的眼病。

9. 目劄是以胞睑_____为主要临床特征的眼病。病名最早见于_____一书。

10. 椒疮的病因病机是外感风热毒邪，内有_____，内外邪毒_____，脉络阻滞，气血失和，与_____而成。

11. 胞轮振跳中医又称_____、_____。

12. 粟疮是指以胞睑内面红赤，_____，_____，状如_____为临床特征的眼病。

二、选择题

（一）A1 型题

1. 针眼未成脓者，局部治疗应：
   A. 内外兼治，促其消散
   B. 切开排脓
   C. 挤压局部
   D. 用针挑破，挤出血水或粘液
   E. 切开患部，涂抗生素眼膏

2. 胞生痰核，痰热蕴结证的主方是：
   A. 化坚二陈汤
   B. 清胃汤
   C. 除湿汤
   D. 龙胆泻肝汤
   E. 除风清脾饮

3. 风赤疮痍，风火上攻证的主方是：
   A. 普济消毒饮
   B. 除风清脾饮
   C. 龙胆泻肝汤
   D. 黄连解毒汤
   E. 仙方活命饮

4. 睑弦赤烂，风热偏盛证的内治法是：
   A. 清热除湿，祛风止痒
   B. 清心泻火
   C. 祛风止痒，清热凉血
   D. 疏风消肿，清热解毒
   E. 清热解毒，凉血散瘀

5. 眼丹邪入营血证的主方是：

A. 犀角地黄汤
B. 黄连解毒汤
C. 仙方活命饮
D. 托里消毒散
E. 除湿汤

6. 风赤疮痍之风湿热毒证的内治法是：
　A. 清热除湿，散邪退翳
　B. 祛风除湿，泻火解毒
　C. 清热解毒，疏风散邪
　D. 除风清脾
　E. 清热除湿，祛风止痒

7. 睑弦赤烂之湿热偏盛证的主方是：
　A. 黄连解毒汤
　B. 仙方活命饮
　C. 犀角地黄汤
　D. 三仁汤
　E. 除湿汤

8. 椒疮的病名最早见于：
　A. 《审视瑶函·椒疮症》
　B. 《外台秘要·第二十一卷》
　C. 《证治准绳·杂病·七窍门》
　D. 《眼科菁华录·卷上·胞睑门》
　E. 《诸病源候论·目病诸候》

9. 椒疮分泌物涂片或结膜刮片与染色检查可查出：
　A. 滤泡
　B. 乳头增生
　C. 沙眼包涵体
　D. 结膜炎性细胞浸润
　E. 角膜上皮炎

10. 上胞下垂晨轻暮重，伴神疲乏力、吞咽困难，舌淡苔白脉弱，其证型及治疗为：
　A. 先天不足，治宜固肾健脾，方用右归饮
　B. 肝肾两虚，治宜补益肝肾，方用六味地黄汤
　C. 风痰阻络，治宜化痰通络，方

用正容汤
　D. 脾虚气弱，治宜升阳益气，方用补中益气汤
　E. 肝气郁结，治宜疏肝解郁，方用丹栀逍遥散

11. 胞轮振跳的病名最早见于：
　A. 《审视瑶函·椒疮症》
　B. 《外台秘要·第二十一卷》
　C. 《证治准绳·杂病七窍门》
　D. 《眼科菁华录·卷上·胞睑门》
　E. 《诸病源候论·目病诸候》

12. 粟疮的病名最早见于：
　A. 《审视瑶函·椒疮症》
　B. 《外台秘要·第二十一卷》
　C. 《证治准绳·杂病·七窍门》
　D. 《眼科菁华录·卷上·胞睑门》
　E. 《诸病源候论·目病诸候》

13. 目劄的病名最早见于：
　A. 《审视瑶函》
　B. 《外台秘要》
　C. 《证治准绳》
　D. 《眼科菁华录》
　E. 《诸病源候论》

（二）A2 型题

1. 针眼初起，胞睑肿胀，痒甚，微红，局部可扪及硬结，压痛，舌苔薄黄，脉浮数。内治宜：
　A. 清热解毒，消肿止痛
　B. 健脾益气，扶正祛邪
　C. 清热化痰，消肿散结
　D. 疏风清热，消肿散结
　E. 以上都不是

2. 针眼反复发作，面色无华，神倦乏力，舌淡，苔薄白，脉细数。内治宜用的方药是：
　A. 银翘散加赤芍、丹皮、当归
　B. 仙方活命饮去穿山甲、皂刺
　C. 五味消毒饮与犀角地黄汤合用

D. 知柏地黄汤加减

E. 以上都不是

3. 胞生痰核相当于西医学的：

　　A. 麦粒肿　　　B. 粟粒肿

　　C. 皮样囊肿　　D. 睑脓肿

　　E. 以上都不是

4. 针眼已成脓，脓头位于睑内面者，外治应：

　　A. 在睑皮肤面切开排脓，切口与睑缘平行

　　B. 在睑皮肤面切开排脓，切口与睑缘垂直

　　C. 在睑内面切开排脓，切口与睑缘平行

　　D. 在睑内面切开排脓，切口与睑缘垂直

　　E. 以上都不是

5. 治疗椒疮可选用的眼药水是：

　　A. 0.5%熊胆眼药水

　　B. 1%阿托品眼药水

　　C. 1%毛果芸香碱眼药水

　　D. 0.5%地卡因眼药水

　　E. 以上都不是

6. 胞轮振跳类似于西医学的：

　　A. 睑板腺阻塞

　　B. 睑板腺囊肿

　　C. 眼轮匝肌及面神经痉挛引起的眼睑痉挛

　　D. 上睑下垂

　　E. 以上都不是

7. 上胞下垂以睢目为病名首载于：

　　A.《目经大成·睑废》

　　B.《银海精微·胎风赤烂》

　　C.《证治准绳·七窍门》

　　D.《诸病源候论·目病诸候》

　　E. 以上都不是

8. 上胞下垂先天不足证辨证要点为：

　　A. 与生俱来双眼罹患，睑裂变窄

B. 晨起或休息后减轻

C. 午后或劳累时加重，视一为二

D. 吞咽困难或头晕恶心、呕吐等

E. 以上都不是

9. 粟疮的湿热兼风证的辨证要点是：

　　A. 睑内红赤磨痛，眵多粘稠

　　B. 白睛红赤，睑内黄白色颗粒累累丛生，眵泪粘稠，眼痒涩

　　C. 胞睑硬厚，睑内红赤，颗粒累累成片，或赤膜下垂

　　D. 胞睑灼热痒痛、红赤，颗粒累累丛生

　　E. 以上都不是

10. 目劄类似于西医学的：

　　A. 结膜滤泡症

　　B. 沙眼

　　C. 眼睑痉挛

　　D. 滤泡性结膜炎

　　E. 以上都不是

（三）B1 型题

　　A. 疏风清热，消肿散结

　　B. 清热解毒，消肿止痛

　　C. 化痰散结

　　D. 清热化痰散结

　　E. 清热解毒，疏风散邪

1. 胞睑内生硬核，皮色如常，按之不痛，睑内呈灰蓝色隆起，舌苔薄白，脉缓。内治法为：

2. 胞睑内生硬核，皮色如常，按之不痛，睑内呈紫红色隆起，舌苔黄，脉滑数。内治法为：

3. 胞睑局部肿胀，痒甚，微红，可扪及麦粒样硬结，压痛，苔薄黄，脉浮数。内治选用：

　　A. 银翘散加减

　　B. 仙方活命饮加减

　　C. 化坚二陈汤加减

　　D. 清胃汤加减

E. 普济消毒饮加减

4．麦粒肿属热毒壅盛证的主方是：

5．胞生痰核属痰热蕴结证的主方是：

6．风赤疮痍属风火上攻证的主方是：

    A．除风清脾饮

    B．化坚二陈汤

    C．除湿汤

    D．龙胆泻肝汤

    E．仙方活命饮

7．眼丹属热毒壅盛证的主方是：

8．睑弦赤烂属湿热偏盛证的主方是：

    A．右归饮

    B．六味地黄汤

    C．补中益气汤

    D．归脾汤

    E．当归活血汤

9．上胞下垂先天不足证主方是：

10．胞轮振跳心脾两虚证的主方是：

    A．脾经多湿热，气滞血行迟

    B．粟疮黄软湿易散

    C．脾经风热粟黄软

    D．此症生于脾内，红而坚实

    E．赤膜下垂

11．《审视瑶函·粟疮症》中认为粟疮多因：

12．《医宗金鉴·外科心法要诀·粟疮》认为粟疮：

    A．0.5%地卡因溶液

    B．0.5%熊胆眼药水

    C．鱼腥草眼药水

    D．2%色苷酸钠眼药水

    E．人工泪液

13．若睑内结石突出于外需手术剔除时可选用的是：

14．治疗目劄可选用的眼药水是：

    A．0.5%地卡因眼药水

    B．0.5%熊胆眼药水

    C．3%硼酸溶液

    D．2%色苷酸钠眼药水

    E．3%碳酸氢钠溶液

15．可用于治疗粟疮的眼药水是：

16．治疗粟疮可用于冲洗结膜囊的溶液是：

（四）B2 型题

    A．痰湿阻结证

    B．血虚生风证

    C．风热客睑证

    D．心脾两虚证

    E．以上都不是

1．属针眼的病证是：

2．属胞生痰核的病证是：

    A．眦部睑弦红赤，灼热刺痒

    B．眦部眼睑红赤，水泡簇生

    C．内眦部皮肤潮湿，流泪

    D．内眦部皮肤红赤肿痛痒，有一硬结

    E．以上都不是

3．属针眼的临床表现是：

4．属睑弦赤烂之心火上炎证的临床表现是：

    A．血虚生风证

    B．风痰上逆证

    C．火毒壅滞证

    D．脾虚肝旺证

    E．以上都不是

5．属目劄的病证是：

6．属胞轮振跳的病证是：

    A．杞菊地黄丸

    B．银翘解毒丸

    C．明目上清丸

    D．龙胆泻肝丸

    E．以上都不是

7．常用于治疗椒疮的中成药有：

8．常用于治疗目劄的中成药有：

    A．角膜上皮干燥

    B．角膜点状浸润

C. 角膜溃疡

D. 结膜充血

E. 以上都不是

9．维生素 A 缺乏可引起：

10．维生素 E 缺乏可引起：

　　A. 分泌物涂片

　　B. 结膜刮片染色

　　C. 荧光抗体染色酶联免疫测定

　　D. 人工泪液滴眼

　　E. 以上都不是

11．用于检测沙眼衣原体的方法是：

12．用于治疗滤泡性结膜炎的方法是：

　　A. 归脾丸

　　B. 补中益气丸

　　C. 明目上清丸

　　D. 龙胆泻肝丸

　　E. 以上都不是

13．常用于治疗粟疮的中成药有：

14．常用于治疗上胞下垂的中成药有：

(五) C 型题

　　A. 痰湿阻结证

　　B. 痰热蕴结证

　　C. 两者均是

　　D. 两者均不是

1．属胞生痰核证型的为：

2．属针眼证型的为：

　　A. 拭去鳞屑、脓痂，清除松脱睫毛

　　B. 清除睫毛毛囊中的脓液，充分暴露病损处

　　C. 两者均是

　　D. 两者均不是

3．属睑弦赤烂熏洗法的是：

4．属针眼熏洗法的是：

　　A. 睑弦内翻　　B. 倒睫拳毛

　　C. 两者均是　　D. 两者均不是

5．椒疮的并发症有：

6．粟疮的并发症有：

　　A. 上睑内面红赤，脉络模糊，有细

小颗粒，色红而坚

　　B. 黑睛上方赤膜下垂，赤脉末端生星点翳膜

　　C. 两者均是

　　D. 两者均不是

7．椒疮的诊断依据是：

8．胞轮振跳的诊断依据是：

　　A. 避免过劳，注意休息

　　B. 注意饮食调养

　　C. 两者均是

　　D. 两者均不是

9．胞轮振跳的预防与调护有：

10．胞轮振跳的治疗有：

　　A. 清热解毒　　B. 除风散邪

　　C. 两者均是　　D. 两者均不是

11．粟疮的湿热兼风证的治则是：

12．椒疮热毒壅盛证的治则是：

　　A. 温肾健脾　　B. 升阳益气

　　C. 两者均是　　D. 两者均不是

13．上睑下垂的治则主要是：

14．胞轮振跳的治则主要是：

(六) K 型题

1．针眼的临床表现有：

　　①自觉胞睑局部肿、痛、痒

　　②可扪及形似麦粒的硬结，压痛明显

　　③硬结软化成脓，溃破后红肿渐消

　　④硬结靠近小眦者，疼痛明显，可见患侧白睛红赤肿胀

共有以下五个备选

　　A. 只有①②③是正确的

　　B. 只有①③是正确的

　　C. 只有②④是正确的

　　D. 只有④是正确的

　　E.①②③④均是正确的

2．胞生痰核的临床表现有：

　　①胞睑内生硬核，按之不痛，与皮肤无粘连

· 75 ·

②睑内面呈限局性紫红色或灰蓝色
隆起
③肿核较大者，胞睑可有重坠感
④硬结软化成脓，溃破后渐消
共有以下五个备选
A. 只有①②③是正确的
B. 只有①③是正确的
C. 只有②④是正确的
D. 只有④是正确的
E. ①②③④均是正确的

3. 风赤疮痍常用方剂有：
①除风清脾饮
②普济消毒饮
③除湿汤
④龙胆泻肝汤
共有以下五个备选
A. 只有①②③是正确的
B. 只有①③是正确的
C. 只有②④是正确的
D. 只有④是正确的
E. ①②③④均是正确的

4. 睑弦赤烂的常见证型有：
①风热偏盛证
②湿热偏盛证
③心火上炎证
④痰湿阻结证
共有以下五个备选
A. 只有①②③是正确的
B. 只有①③是正确的
C. 只有②④是正确的
D. 只有④是正确的
E. ①②③④均是正确的

5. 眼丹又名：
①眼痈　　　　②疣病
③覆杯　　　　④土疡
共有以下五个备选
A. 只有①②③是正确的
B. 只有①③是正确的

C. 只有②④是正确的
D. 只有④是正确的
E. ①②③④均是正确的

6. 先天性上胞下垂的病因病机是：
①先天禀赋不足
②命门火衰
③脾阳不足
④睑肌发育不全
共有以下五个备选
A. 只有①②③是正确的
B. 只有①③是正确的
C. 只有②④是正确的
D. 只有④是正确的
E. ①②③④均是正确的

7. 后天性上胞下垂的病因病机是：
①脾虚中气不足
②清阳不升
③睑肌失养
④上胞无力提举
共有以下五个备选
A. 只有①②③是正确的
B. 只有①③是正确的
C. 只有②④是正确的
D. 只有④是正确的
E. ①②③④均是正确的

8. 上胞下垂的诊断依据是
①双眼向前平视时上胞遮盖黑睛上
缘超过 2mm
②上胞遮盖黑睛上缘 5mm
③紧压眉弓部，上胞抬举困难
④日久形成额肌皱起
共有以下五个备选
A. 只有①②③是正确的
B. 只有①③是正确的
C. 只有②④是正确的
D. 只有④是正确的
E. ①②③④均是正确的

9. 胞轮振跳的辨证分型主要有：

①血虚生风证

②风痰阻络证

③心脾两虚证

④脾虚气弱证

共有以下五个备选

　　A．只有①②③是正确的

　　B．只有①③是正确的

　　C．只有②④是正确的

　　D．只有④是正确的

　　E．①②③④均是正确的

10．椒疮的病因病机是：

①内有肝胃不和

②内有脾胃积热

③外感风湿邪毒

④外感风热毒邪

共有以下五个备选

　　A．只有①②③是正确的

　　B．只有①③是正确的

　　C．只有②④是正确的

　　D．只有④是正确的

　　E．①②③④均是正确的

11．目劄的病因病机是：

①饮食不节，脾胃受损，脾虚肝旺，气血津液不能濡养目珠

②燥邪犯肺伤津，目珠失润

③肝肾阴亏，虚火上炎，泪为肝液，生化乏源，更阴虚火灼煎，津液不足以润泽目珠动

④肝血不足，泪窍不密，风邪外袭

共有以下五个备选

　　A．只有①②③是正确的

　　B．只有①③是正确的

　　C．只有②④是正确的

　　D．只有④是正确的

　　E．①②③④均是正确的

（七）X型题

1．属针眼的病证是：

　　A．风热客睑证

　　B．热毒壅盛证

　　C．脾虚夹实证

　　D．痰湿阻结证

　　E．风湿热毒证

2．睑弦赤烂之风热偏盛证的临床表现有：

　　A．睑弦赤痒，灼热疼痛

　　B．发病较急，患睑局部边缘生疖

　　C．睫毛根部有糠皮样鳞屑

　　D．睑内可呈限局性紫红色或灰蓝色

　　E．眦部白睛赤肿

3．睑弦赤烂之湿热偏盛证的临床表现有：

　　A．睑弦赤痒，灼热疼痛

　　B．睑弦红赤溃烂，出血出脓

　　C．睫毛根部有糠皮样鳞屑

　　D．眵多胶粘，睫毛稀疏

　　E．睑弦秽浊结痂

4．椒疮的并发和后遗症有：

　　A．倒睫拳毛　　B．黑睛生翳

　　C．白睛红赤　　D．眼珠干燥

　　E．脾肉粘轮

5．胞轮振跳的病因病机是：

　　A．肝脾血虚，日久生风，虚风内动

　　B．心脾两虚，气血不足，筋肉失养

　　C．先天禀赋不足，命门火衰

　　D．脾虚聚湿生痰，风邪客睑

　　E．脾虚中气不足，清阳不升

6．目劄的诊断依据是：

　　A．胞睑频眨动

　　B．白睛微红

　　C．黑睛生星翳

　　D．白睛混赤

　　E．黑睛凝脂大片

7．目劄阴亏火炎证的辨证要点是：

　　A．肝肾阴亏，津液不足

　　B．黑睛失去润养

　　C．眼干涩痛

D. 咽干口燥，耳鸣健忘，失眠多梦，五心烦热

E. 舌红，少苔，脉细数

8. 粟疮的诊断依据是：

A. 可有痒涩不舒，刺痛流泪

B. 下睑内有形如粟粒之色黄白、半透明、大小均匀、排列整齐的颗粒

C. 上睑内面红赤，脉络模糊，有细小颗粒，色红而坚，或夹有色黄而软的粟粒状颗粒

D. 白睛红赤生眵

E. 黑睛星翳丛生

三、改错题

1. 针眼已成脓，脓头位于睑皮肤面，外治应切开排脓，切口在睑皮肤面，切口方向应与睑缘垂直。

2. 针眼已成脓，脓头位于睑内面者，外治应在睑内面切开排脓，切口方向应与睑缘平行。

3. 《目经大成》中以"手攀上睑向上开"说明上胞下垂的严重症状。

4. 《诸病源候论·目病诸候》在论述上胞下垂的病因病机时指出：由"血气虚，则肌肤开而受凉，客于肌肤之间"所致。

5. 《审视瑶函·椒疮症》说："此症生于睑内，红而硬者是。有则沙涩难开，多泪而痛。"

6. 《审视瑶函·粟疮症》认为粟疮症多因"脾经多湿热，气血不足"引起。

7. 椒疮颗粒累累者可用钩割法治疗。

四、简答题

1. 何谓针眼？针眼相当于西医学的什么病？

2. 何谓胞生痰核？胞生痰核相当于西医学的什么病？

3. 何谓风赤疮痍？风赤疮痍相当于西医学的什么病？

4. 何谓睑弦赤烂？睑弦赤烂相当于西医学的什么病？

5. 何谓眼丹？眼丹相当于西医学的什么病？

6. 简述上胞下垂的先天不足证和脾虚气弱证的鉴别？

7. 简述椒疮与粟疮的鉴别诊断要点？

8. 目劄的临床特征是什么？

9. 睑内结石的诊断依据是什么？

10. 椒疮的治病中涂眼药膏应该怎样进行？

11. 何谓粟疮？

12. 何谓胞轮振跳？

13. 何谓椒疮？

14. 何谓上胞下垂？

15. 何谓目劄？

五、分析题

1. 患者，男，18岁，右眼肿痛2天，伴口渴喜饮，便秘溲赤。检查：右上睑红肿，近外眦部可扪及一硬结如麦粒，压痛明显，外眦部白睛红赤，舌红苔黄，脉数。根据临床表现作出中医诊断，试析其证型、辨证要点，拟定治法及方药。

2. 患儿，男，7岁。左眼反复生疖肿，伴纳少便溏。查：左上睑中部红肿局限，轻度压痛，可扪及麦粒样硬结。患儿面色无华，舌淡，苔薄白，脉细数。根据临床表现作出中医诊断，试析其证型、辨证要点，拟定治法及方药。

3. 患者，女，50岁，患者于1个月前自觉双眼羞明流泪，眼眵粘稠，胞睑肿硬，沙涩难睁，睑内脉络模糊，红赤明显，颗粒丛生，并见赤脉下垂，舌红，苔黄，脉数。根据临床表现作出诊断，试析其辨证要点、证型，拟定治法，选用方药。

4.患者，女，32岁，患者于1周前自觉双眼睑抬举无力，晨起或休息后减轻，午后或劳累后加重，双眼向前平视时上胞遮盖黑睛上缘超过2mm，睑裂变窄，紧压眉弓部，上胞抬举困难，神疲乏力，食欲不振，吞咽困难，舌淡苔薄，脉弱。根据临床表现作出诊断，试析其辨证要点、证型，拟定治法，选用方药。

六、问答题

1.针眼与胞生痰核如何鉴别？

2.试述针眼之风热客睑证的临床表现、辨证要点、治法及方药。

3.睑弦赤烂与风赤疮痍应如何鉴别？

4.试述睑弦赤烂之湿热偏盛证的临床表现、辨证要点、治法及方药。

5.试述风赤疮痍之脾经风热证的临床表现、辨证要点、治法及方药。

6.试述椒疮有哪些并发症和后遗症。

7.试述椒疮的血热瘀滞证的症状、辨证要点、治法及其方药。

8.试述粟疮的临床表现。

9.试述椒疮的外治法和其他治法。

10.试述上胞下垂先天不足证的症状、辨证要点、治法及其方药。

11.试述胞轮振跳血虚生风证的症状、辨证要点、治法及其方药。

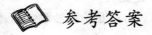 参考答案

一、填空题

1.肉轮　脾　脾　胃

2.胞睑边缘　形如麦粒　红肿痒痛　土疡　土疳　偷针　睑腺炎

3.胞生痰核　疣病　脾生痰核

4.睑板腺囊肿　霰粒肿

5.红赤如朱　灼热疼痛　水泡　脓疱

溃烂

6.睑缘炎　鳞屑性睑缘　溃疡性睑缘　眦部睑缘

7.睭目　侵风　睑废

8.颗粒累累　状如花椒

9.频频眨动　《审视瑶函》

10.脾胃积热　上壅胞睑　邪毒瘀积

11.目睭　胞轮振跳

12.颗粒丛生　色黄而软　粟粒

二、选择题

（一）A1 型题

1.A

2.B.根据清胃汤可清热化痰散结之功效。

3.A.根据普济消毒饮之清热解毒、疏风散邪之功效。

4.C.本证型为风热客于睑弦致睑弦痒、赤烂等，治宜祛风止痒、清热凉血。

5.A.根据犀角地黄汤之清热解毒、凉血散瘀之功。

6.B.风湿热毒壅盛，蒸腾腐灼胞睑皮肤，致胞睑生水泡、脓疱，破溃粘液渗出等症，治以祛风除湿、泻火解毒。

7.E.根据除湿汤之清热除湿、祛风止痒之功。

8.C.据考证，《证治准绳·杂病·七窍门》记载最早。

9.C

10.D.根据病证属脾虚气弱证，治宜升阳益气，方用补中益气汤。

11.D.据考证，《眼科菁华录·卷上·胞睑门》记载最早。

12.C.据考证，《证治准绳·杂病·七窍门》记载最早。

13.A.据考证，《审视瑶函》记载最早。

（二）A2 型题

1.D.根据所述症状，为风热客睑证，

治宜疏风清热、消肿散结。

2. E. 根据所述症状，为脾虚夹实证，所列方药均不适宜本证型。

3. E. 因胞生痰核相当于西医学的睑板腺囊肿（又称霰粒肿），所列病名均不属本病。

4. D. 切口与睑缘垂直，以免损伤睑板腺。

5. A

6. C. 因眼轮匝肌及面神经痉挛引起的胞睑痉挛和中医的胞轮振跳相符。

7. D. 《诸病源候论·目病诸候》描述为："其皮缓纵，垂覆于目则不能开，世呼睢目"。

8. A. 该病与先天禀赋不足、睑肌发育不全有关。

9. B. 白睛红赤，睑内黄白色颗粒累累丛生，眵泪粘稠，眼痒涩是粟疮的湿热兼风证的辨证要点。

10. E. 目劄类似于西医学的维生素 A 缺乏引起的结角膜上皮干燥及角膜上皮点状脱失。

（三）B1 型题

1. C. 根据所述症、脉应为胞生痰核之痰湿阻结证，治宜化痰散结。

2. D. 根据所述症、脉应为胞生痰核之痰热蕴结证，治宜清热化痰散结。

3. A. 根据所述症、脉应为针眼之风热客睑证，治宜疏风清热、消肿散结。

4. B

5. D

6. E

7. E

8. C

9. A. 右归饮具有温肾健脾之功效。

10. D. 归脾汤具有补益心脾之功效。

11. A. 《审视瑶函·粟疮症》认为粟疮多因"脾经多湿热，气滞血行迟"引起。

12. B. 《医宗金鉴·外科心法要诀·粟疮》认为"粟疮黄软湿易散"。

13. A. 睑内结石突出于外需手术剔除时用地卡因表面麻醉后用注射针头剔除。

14. E. 人工泪液可缓解角膜上皮干燥，滑润眼球。

15. B

16. C. 根据粟疮的外治，分泌物多者可用 3% 硼酸溶液冲洗结膜囊。

（四）B2 型题

1. C. 因"风热客睑证"为针眼一病的证型。

2. A. 因"痰湿阻结证"为胞生痰核一病的证型。

3. E. 因答案 A、B、C、D 均不是针眼的临床表现。

4. A. 因"眦部睑弦红赤，灼热刺痒"之症为睑弦赤烂之心火上炎证的临床表现。

5. D. 因该证为脾虚气血津液不足肝旺火灼引起。

6. A. 因该证为肝脾气血亏虚生风上扰头面所致。

7. B. 因该药有疏风清热之功。

8. A. 根据杞菊地黄丸滋肾养肝之功效。

9. A. 因维生素 A 缺乏可引起角膜上皮干燥。

10. E. 因答案 A、B、C、D 所列症状与维生素 E 缺乏无关。

11. C. 该方法是检测沙眼衣原体的常用方法。

12. E. 因答案 A、B、C、D 各法与滤泡性结膜炎的治疗无关。

13. E. 因答案 A、B、C、D 各中成药均不是治疗粟疮的常用中成药。

14. B. 上胞下垂之脾虚气弱证用补中益气丸。

（五）C 型题

1. C. 因痰湿阻结证和痰热蕴结证都属

胞生痰核的证型。

2. D. 因痰湿阻结证和痰热蕴结证都不属针眼的证型。

3. C. 因"拭去鳞屑、脓痂，清除松脱睫毛，清除睫毛毛囊中的脓液，充分暴露病损处"都属治疗睑弦赤烂的熏洗法。

4. D. 因"拭去鳞屑、脓痂，清除松脱睫毛，清除睫毛毛囊中的脓液，充分暴露病损处"都不属治疗针眼的熏洗法。

5. C. 因睑缘内翻和倒睫拳毛均为椒疮的并发症。

6. D

7. C. 因上睑内面红赤，脉络模糊，有细小颗粒，色红而坚；黑睛上方赤膜下垂，赤脉末端生星点翳膜是椒疮的主要诊断依据

8. D

9. C

10. D

11. D

12. C. 因清热解毒、除风散邪正对其证。

13. C. 这两种治法分别是上睑下垂之先天不足或脾虚气弱证的治法。

14. D. 由于胞轮振跳多由血虚生风或心脾两虚所致，故答案 A、B 这两种治法不是血虚生风和心脾两虚证的治则。

（六）K 型题

1. E

2. A

3. E

4. A

5. B. 因眼丹又名眼痈和覆杯。

6. E

7. E

8. B

9. B

10. C

11. A. 因④是流泪症的病因病机，而①

②③项均符合目劄的病因病机。

（七）X 型题

1. A、B、C

2. A、C

3. B、D、E

4. A、B、D、E. 根据椒疮的病变转归，倒睫拳毛、黑睛生翳、眼珠干燥、睥肉粘轮均属椒疮的并发症和后遗症。

5. A、B. 根据古医籍文献记载和现代中医医家归纳，胞轮振跳的病因病机是肝脾血虚，日久生风，虚风内动；或心脾两虚，气血不足，筋肉失养。

6. A、B、C. 目劄的诊断依据没有白睛混赤和黑睛凝脂大片等症。

7. A、B、C、D、E

8. A、B、D

三、改错题

1. 应将"切口方向与睑缘垂直"，改为"切口方向与睑缘平行"。

2. 应将"切口方向应与睑缘平行"改为"切口方向应与睑缘垂直"，以免损伤睑板腺。

3. 应将"上"字改为"明"字。因《目经大成·睑废》中以"手攀上睑向明开"说明上胞下垂的严重症状。

4. 应将"肌肤"改为"肤腠"；将"受凉"改为"受风"；"客于肌肤之间"改为"客于睑肤之间"。因《诸病源候论·目病诸候》中指出本病因"血气虚，则肤腠开而受风，客于睑肤之间"。

5. 应将"睑内"改为"睥内"；"硬者"改为"坚者"；"沙涩"改为"沙擦"。因《审视瑶函·椒疮症》说："此症生于睥内，红而坚者是。有则沙擦难开，多泪而痛"。

6. 应将"气血不足"改为"气滞血行迟"。因《审视瑶函·粟疮症》中认为本病多因"脾经多湿热，气滞血行迟"引起。

7.应将"钩割法"改为"海螵蛸棒摩擦法"。因椒疮颗粒累累者可用海螵蛸棒摩擦法。

四、简答题

1.针眼是指胞睑边缘生疖,形如麦粒,红肿痒痛,易成脓溃破的眼病。针眼相当于西医学的睑腺炎。

2.胞生痰核是指胞睑内生核状硬结,触之不痛,皮色如常的眼病。胞生痰核相当于西医学的睑板腺囊肿,也称霰粒肿。

3.风赤疮痍是指胞睑皮肤红赤如朱,灼热疼痛,起水疱或脓疱,甚至溃烂的眼病。风赤疮痍类似于西医学的病毒性睑皮炎。常见的有单纯疱疹病毒性睑皮炎和带状疱疹病毒性睑皮炎。

4.睑弦赤烂是以睑弦红赤、溃烂、刺痒为特征的眼病。睑弦赤烂相当于西医学的睑缘炎。临床上将其分为鳞屑性、溃疡性和眦部睑缘炎三种。

5.眼丹是指整个胞睑红肿如涂丹,热痛如火灼,化脓溃破的眼病。眼丹类似于西医学的眼睑蜂窝组织炎。

6.

证型	先天不足证	脾虚气弱证
病因	先天禀赋不足	脾虚气弱
症状	自幼双眼上胞下垂,面色无华,畏寒肢冷,舌质暗,苔薄,脉沉细	晨起休息后缓解,午后、劳累后加重,食欲不振,吞咽困难
治则	温肾健脾	升阳益气
方剂	右归饮	补中益气汤

7.

病名	椒疮	粟疮
共同点	羞明、流泪、痒涩、异物感	
不同点	睑内生颗粒以上胞上穹窿为主,状如花椒,愈后有瘢痕	颗粒多生于下睑,色黄而软,状如粟米,愈后无瘢痕

8.胞睑频频眨动,白睛微红或黑睛生星翳。

9.睑内面有黄白色状如米粒的小颗粒,触之坚硬如石。

10.常于晚上睡前涂0.5%金霉素眼膏或四环素、磺胺类的眼药膏等。

11.粟疮是指以胞睑内面红赤、颗粒丛生、色黄而软、状如粟米为主要临床特征的眼病。

12.胞轮振跳是指眼睑不由自主地牵拽跳动的眼病。

13.椒疮是指胞睑内面颗粒累累、色红而坚、状若花椒的眼病。

14.上胞下垂是指上胞肌乏力不能开,以致睑裂变窄,掩盖部分或全部瞳神而影响视瞻的眼病。

15.目劄是以胞睑频频眨动为主要临床特征的眼病。

五、分析题

1.

（1）诊断：针眼。

（2）热毒壅盛证。

（3）辨证要点：热毒上攻胞睑，故辨证以其局部红、肿、热、痛及脾胃积热的全身症状为要点。

（4）治法：清热解毒，消肿止痛。

（5）方药：仙方活命饮加减。

2.

（1）诊断：针眼。

（2）脾虚夹实证。

（3）辨证要点：脾胃虚弱，正气不固，时感外邪，辨证以针眼反复发作及脾胃虚弱之全身症状为要点。

（4）治法：健脾益气，清热排脓。

（5）方药：四君子汤加减。

3.

（1）诊断：椒疮。

（2）辨证要点：热毒触染睑内，复感风邪，故辨证以睑内灼热痒痛，红赤明显，颗粒丛生等尤为明显为依据。

（3）证型：热毒壅盛证。

（4）治法：清热解毒，除风散邪。

（5）方药：除风清脾饮加减。

4.

（1）诊断：上胞下垂。

（2）辨证要点：脾虚气弱，清阳不升，午后阳气渐衰或劳累气血亏耗，故辨证以午后或劳累后各症加重为其要点。

（3）证型：脾虚气弱证。

（4）治法：升阳益气。

（5）方药：补中益气汤加减。

六、问答题

1．胞生痰核与针眼的鉴别如下表：

病名	针眼	胞生痰核
发病部位	在睑弦	胞睑深部（其位在睑板）
主症	胞睑红肿焮痛痒，疖肿有压痛，可化脓溃破，溃后常自愈	睑皮肤正常，可扪到核状硬核，压之不痛，与皮肤不粘连，睑内面呈局限性紫红色或灰蓝色隆起，溃后生肉芽
病势	急	缓
病程	短，一般3～5日	长，数周或数月
对白睛影响	病变近外眦部者可致白睛赤肿	无影响

2.

（1）临床表现：胞睑局限性肿胀，痒甚，微红，可扪及硬结，压痛，舌苔薄黄，脉浮数。

（2）辨证要点：风热之邪初犯胞睑，风邪为甚，故辨证以胞睑肿胀、痒甚及舌脉为要点。

（3）治法：疏风清热，消肿散结。

（4）方药：银翘散加减。

3.

（1）二者均属胞睑疾病，皆有红赤湿烂等症。

（2）二者病位不同，睑弦赤烂病变部位仅限于睑缘，一般不波及眼睑皮肤，而风赤疮痍病变部位则以眼睑、前额部皮肤病变为主，多不累及睑弦，并多出现黑睛生翳。

4.

(1) 临床表现：睑弦红赤溃烂，痛痒并作，眵泪胶粘，睫毛稀疏，或倒睫，或秃睫。舌质红，苔黄腻，脉濡数。

(2) 辨证要点：风湿热邪上攻睑弦，又因湿热偏盛，故辨证以睑弦赤痒溃烂为要点。

(3) 治法：清热除湿。

(4) 方药：除湿汤加减。

5.

(1) 临床表现：胞睑皮肤红赤、痒痛、灼热，起水泡；或伴发热恶寒；舌苔薄黄，脉浮数。

(2) 辨证要点：脾经风热上攻胞睑，故辨证以胞睑红赤、痒痛及风热所致全身症状为要点。

(3) 治法：除风清脾。

(4) 方药：除风清脾饮加减。

6.

(1) 睑弦内翻及倒睫拳毛。

(2) 赤脉下垂。

(3) 黑睛生翳。

(4) 脾肉粘轮。

(5) 流泪症与漏睛。

(6) 眼珠干燥。

(7) 上胞下垂。

7.

(1) 症状：眼内刺痛灼热，沙涩羞明，流泪眵多，胞睑厚硬，重坠难开，睑内红赤，颗粒累累成片或有白色条纹，赤膜下垂或血翳包睛，视物不清；或见舌质暗红苔黄，脉数。

(2) 辨证要点：热入血分，壅滞胞睑脉络，故辨证以胞睑厚硬，睑内红赤，颗粒累累成片，赤膜下垂或血翳包睛等症状为要点。

(3) 治法：清热凉血，活血化瘀。

(4) 方药：归芍红花散加减。若胞睑厚硬，红赤颗粒累累成片者，加生地、丹皮、桃仁等以助凉血化瘀退赤之功。若眵多、沙涩羞明者，常加银花、桑叶、菊花等以清热解毒；若赤膜下垂，黑睛生星翳者，酌加石决明、密蒙花、谷精草以增清热明目退翳之功。

8.

(1) 自觉症状：自觉症状不明显，或有痒涩、磨痛、羞明流泪、眼眵胶粘。

(2) 眼部检查：下睑内面可见色黄而软、半透明、稍扁平的颗粒，形如粟，其大小均匀，排列整齐，睑内红赤；重者可伴胞睑红肿，白睛红赤，眵多粘稠。

9.

(1) 外治法

①滴眼药水：可选用0.5%熊胆眼药水、0.1%利福平眼药水、磺胺类眼药水滴眼。

②涂眼药膏：常于晚上睡前涂0.5%金霉素眼膏或四环素、磺胺类眼药膏。

③椒疮颗粒累累者，可用海螵蛸棒摩擦法。

④粟状颗粒多者，可行滤泡压榨术。

(2) 其他治法

①中成药治疗：银翘解毒丸，用于风热客睑证，口服，每日2次，每次9g。

②并发症的治疗：眼珠干燥者，可点人工泪液等眼药水。睑缘内翻及倒睫拳毛严重者，可行睑内翻倒睫矫正术。其他并发症可参考相关章节治疗。

10.

(1) 症状：自幼上胞下垂，无力抬举，视物时昂首举额，扬眉张口，或以手提睑方能视物；全身可伴体乏无力，面色无华，畏寒肢冷，小便清长。舌质暗，苔薄，脉沉细。

(2) 辨证要点：先天禀赋不足，命门火衰，导致脾阳不足，不能温养睑肌，睑肌无力，故自幼上胞下垂，无力抬举。

(3) 治法：温肾健脾。

（4）方药：右归饮加减。若疲乏无力，面色无华，可加党参、黄芪、鹿角胶等以增益气升阳、补精益髓之功。

11.

（1）症状：眼睑振跳不休，或牵拽颜面及口角抽动；头昏目眩，面色少华，舌质淡红，苔薄，脉弦。

（2）辨证要点：肝脾血虚生风，虚风上扰头面，辨证除有眼睑振跳外，常以上述全身脉症为要点。

（3）治法：养血熄风。

（4）方药：当归活血饮加减。常去方中羌活、薄荷。若胞轮振跳等症持续不休者，酌加僵蚕、天麻、钩藤、穞豆衣等以养血平肝熄风。

第九章　两眦疾病

![习题]

一、填空题

1. 流泪症是指泪液_____睑弦的眼病。

2. 流泪症类似于西医学的_____，多因_____、_____等引起。

3. 漏睛是以内眦部_____或__自_____沁出为特征的眼病。

4. 漏睛疮是指内眦_____下方_____，继之_____的眼病。

5. 漏睛相当于西医学的_____。

6. 两眦疾病的临床表现多为：_____、_____，_____、_____、_____。

二、选择题

(一) A1 型题

1. 两眦疾病属心火炽盛证的治法应是：
   A. 清热解毒　　　B. 苦寒泻心
   C. 滋补肝肾　　　D. 滋阴降火
   E. 滋阴潜阳

2. 漏睛的病名最早见于：
   A.《原机启微·热积必溃之病》
   B.《诸病源候论·目病诸候》
   C.《太平圣惠方·治眼脓漏诸方》
   D.《证治准绳·杂病·七窍门》
   E.《银海精微·迎风流泪症》

3. "若脏气不足，则不能收制其液，故目自然泪出。"见于：
   A.《银海精微·迎风流泪症》

B.《证治准绳·杂病·七窍门》
   C.《诸病源候论·目病诸候》
   D.《原机启微·热积必溃之病》
   E.《太平圣惠方·治眼脓漏诸方》

4. "为肝虚风动则泪流，故迎风流泪"见于哪本古医籍：
   A.《诸病源候论·目病诸候》
   B.《原机启微·热积必溃之病》
   C.《太平圣惠方·治眼脓漏诸方》
   D.《银海精微·迎风流泪症》
   E.《证治准绳·杂病·七窍门》

5. 中医认为五脏化生五液，泪为：
   A. 肾之液　　　B. 肝之液
   C. 脾之液　　　D. 肺之液
   E. 心之液

6. 漏睛疮的病名最早见于：
   A.《原机启微·热积必溃之病》
   B.《诸病源候论·目病诸候》
   C.《太平圣惠方·治眼脓漏诸方》
   D.《证治准绳·杂病·七窍门》
   E.《医宗金鉴·外科心法要诀·漏睛疮》

(二) A2 型题

1. 外障眼病常伴有流泪，其特征是：
   A. 冷泪　　　　　B. 泪下无时
   C. 泪无热感　　　D. 热泪
   E. 以上都不是

2. 流泪症多见于：
   A. 病后体弱的妇女、老年人
   B. 儿童、妇女
   C. 中、老年男性
   D. 老年人
   E. 以上都不是

3. 流泪症类似于西医学的：
  A. 流泪　　　　B. 溢泪
  C. 泪溢　　　　D. 泪腺病变
  E. 以上都不是
4. 冲洗泪道常用：
  A. 0.25%氯霉素眼药水
  B. 0.4%环丙沙星眼药水
  C. 1%双黄连液
  D. 0.5%熊胆眼药水
  E. 以上都不是
5. 漏睛疮相当于西医学的：
  A. 慢性泪囊炎
  B. 泪道阻塞
  C. 急性泪囊炎
  D. 流泪症
  E. 以上都不是
6. 漏睛与流泪症相鉴别的要点是：
  A. 泪液的性质
  B. 流泪的时间
  C. 病因病机
  D. 泪道阻塞
  E. 以上都不是

（三）B1 型题
  A. 止泪补肝散
  B. 白薇丸
  C. 竹叶泻经汤
  D. 六味地黄汤
  E. 八珍汤

1. 流泪症属肝血不足复感风邪证的主方是：
2. 流泪症属气血不足收摄失司证的主方是：
  A. 内眦穴开窍如针目
  B. 按之则沁沁脓出
  C. 其病隐涩不自在
  D. 稍觉眊瞟
  E. 视物微昏
3. 《原机启微·热积必溃之病》对漏睛

病位的记载是：
4. 《原机启微·热积必溃之病》对漏睛主症的记载是：
  A. 白薇丸
  B. 左归饮
  C. 竹叶泻经汤
  D. 黄连解毒汤
  E. 托里消毒散
5. 漏睛属风热停留证的主方是：
6. 漏睛疮属热毒炽盛证的主方是：
  A. 风热停留证、正虚邪留证
  B. 肝血不足，复感风邪证
  C. 风热上攻证、热毒炽盛证
  D. 气血不足，收摄失司证
  E. 风热停留证、心脾湿热证
7. 漏睛疮的常见临床分型有：
8. 漏睛的常见临床分型有：
  A. 牛黄解毒丸
  B. 黄连上清丸
  C. 十全大补丸
  D. 杞菊地黄丸
  E. 知柏八味丸
9. 适用于流泪症肝肾两虚、约束无权证的中成药是：
10. 适用于漏睛疮风热上攻证的中成药是：
  A. 胞睑触及麦粒样硬结，压痛拒按
  B. 胞睑皮内可触及圆形硬核，压之不痛，与皮肤无粘连
  C. 按压睛明穴下方有粘液或脓液自泪窍泌出
  D. 睛明穴下方皮肤红肿焮痛
  E. 冲洗泪道时，泪道通畅，或通而不畅，或不通，但无粘液从泪窍溢出
11. 流泪症的诊断依据主要有：
12. 漏睛疮的诊断依据主要有：

（四）B2 型题
　A．以消散为主
　B．以祛瘀为主
　C．以消肿为主
　D．切开排脓
　E．以上都不是

1．漏睛疮未成脓时的治法应：
2．漏睛疮已成脓时的治法应：
　A．睛明穴下方皮肤红肿焮痛
　B．可见肿核隆起
　C．扪压疼痛
　D．睛明穴下方皮肤红肿焮痛，肿核隆起，扪压疼痛
　E．以上都不是

3．漏睛疮的诊断要点是：
4．流泪症的诊断要点是：
　A．泪囊鼻腔吻合术
　B．泪道探通术
　C．泪道冲洗
　D．泪囊摘除术
　E．以上都不是

5．漏睛用药物治疗不愈者，最佳的选择是：
6．流泪症久治不愈者可选择：
　A．补养肝血，祛风散邪
　B．疏风清热
　C．清心利湿
　D．疏风清热，消肿散结
　E．以上都不是

7．漏睛疮属风热上攻证的治法是：
8．漏睛属心脾湿热证的治法是：
　A．补养肝肾，祛风散邪
　B．益气养血，收摄止泪
　C．补养肝血，祛风散邪
　D．补益肝肾，固摄止泪
　E．以上都不是

9．流泪症肝血不足、复感风邪证的治法是：

10．流泪症气血不足、收摄失司证的治法是：

（五）C 型题
　A．风热停留证
　B．心脾湿热证
　C．两者均是
　D．两者均不是

1．漏睛的辨证分型包括：
2．流泪症的辨证分型包括：
　A．流泪，泪道通畅
　B．泪道不通，无粘液自泪窍溢出
　C．两者均是
　D．两者均不是

3．流泪症的诊断要点是：
4．漏睛疮的诊断要点是：
　A．中老年人
　B．女性多于男性
　C．两者均是
　D．两者均不是

5．漏睛多见于：
6．漏睛疮多见于：
　A．局部湿热敷
　B．局部药物敷
　C．两者均是
　D．两者均不是

7．漏睛疮的外治法有：
8．流泪症的外治法有：
　A．冲洗泪道时，泪道通畅，或通而不畅
　B．冲洗泪道时或不通，但无粘液从泪窍溢出流泪
　C．两者均是
　D．两者均不是

9．漏睛的诊断依据是：
10．流泪症的诊断依据是：

（六）K 型题
1．流泪症的病因病机是：
　①肝血不足，泪窍不密，风邪外袭

②心火炽盛，内外合邪发病

③气血不足，或肝肾两虚，不能约束其液

④心有伏火，脾蕴湿热

共有以下五个备选

A．只有①②③是正确的

B．只有①③是正确的

C．只有②④是正确的

D．只有④是正确的

E．①②③④均是正确的

2．漏睛疮的眼部自觉症状有：

①内眦睛明穴下方皮肤红肿

②灼热疼痛，热泪频流

③恶寒发热，头痛

④无时泪下

共有以下五个备选

A．只有①②③是正确的

B．只有①③是正确的

C．只有②④是正确的

D．只有④是正确的

E．①②③④均是正确的

3．漏睛症的眼部检查所见有：

①内眦头皮色如常或微显红赤

②内眦白睛微赤

③睛明穴下方微有隆起

④按睛明穴下方有粘液自泪窍沁出

共有以下五个备选

A．只有①②③是正确的

B．只有①③是正确的

C．只有②④是正确的

D．只有④是正确的

E．①②③④均是正确的

4．流泪症的针灸治法是：

①肝血不足复感风邪证以补法为主

②心火上炎证以清心祛火为主

③约束无权证以补法为主

④心脾湿热证以清心利湿为主

共有以下五个备选

A．只有①②③是正确的

B．只有①③是正确的

C．只有②④是正确的

D．只有④是正确的

E．①②③④均是正确的

（七）X型题

1．流泪症的病证有：

A．肝血不足，复感风邪证

B．气血不足，收摄失司证

C．肝肾两虚，约束无权证

D．风热停留证

E．心脾湿热证

2．漏睛疮的病因病机是：

A．过食辛辣炙煿，心脾热毒壅盛，致气血凝滞，营卫不和

B．风热伏于泪窍

C．外感风热，停留泪窍

D．心有伏火，脾蕴湿热，流注经络，上攻泪窍，腐而成脓

E．心经蕴热或素有漏睛，热毒内蕴，复感风邪，风热搏结

3．漏睛的预防和调护是：

A．应及时治疗椒疮，可减少和防止本病发生

B．对有鼻部疾病者应及时治疗，可防止本病发生

C．嘱患者点眼药前先将粘液或脓液挤出

D．勿食辛辣炙煿等刺激性食物

E．红肿热痛者，切勿采用泪道冲洗及泪道探通术

4．漏睛疮的病证有：

A．风热上攻证

B．热毒炽盛证

C．正虚邪留证

D．风热停留证

E．心脾湿热证

三、改错题

1.《诸病源候论·目病诸候》中谓："若中气不足，则不能约束其液，故目自然泪出。"

2.《银海精微·迎风泪出症》中说："为心虚风动则泪流，故迎风泪出。"

3. 在《诸病源候论·眼病诸候》中认为漏睛为"风热侵于睑眦之间，热搏于血液，令眦内结聚，津液乘之不止，故成脓液不尽"所致。

4. 漏睛疮的血常规检查可见红细胞总数及淋巴细胞比例增高。

5. 漏睛疮的中成药治疗可用牛黄上清丸、牛黄解毒丸、石斛夜光丸。

四、简答题

1. 简述漏睛和漏睛疮的诊断要点。
2. 流泪症多见于哪些人？
3. 流泪症类似于西医的哪些病？
4. 漏睛疮药物敷有哪些方法？
5. 漏睛疮如已成脓者应怎么治疗？
6. 何谓流泪症？
7. 何谓漏睛？
8. 何谓漏睛疮？

五、分析题

1. 患者，女，70岁，患者于2年前自觉右眼经常流泪，内眦部经常有脓流沁出，曾多次去医院就诊，诊断用药不明，近日加重，故来就诊。眼科检查：内眦部皮色正常，睛明穴下方微有隆起，按之有粘液自泪窍沁出，冲洗泪道时有粘液自泪窍返流，舌红苔薄白，脉浮数。

试析本病的主要病因病机，并作出诊断，判定证型，拟定治法，选用方药。

2. 患者，女，46岁，患者于1天前自觉左眼疼痛、热泪频流。

眼部检查：内眦睛明穴下方皮肤红肿灼热，肿核隆起，疼痛拒按，并连及鼻梁及颜面，胞睑红肿，白睛红赤。血常规检查：白细胞总数及中性粒细胞比例增高。兼有头痛身热，心烦口渴，大便燥结，小便赤涩，舌质红，苔黄燥，脉洪数。

试析本病的主要病因病机，并作出诊断，判定证型，拟定治法，选用方药。

六、问答题

1. 试述流泪症气血不足、收摄失司证的症状、辨证要点、治法及其方药。

2. 试述漏睛心脾湿热证的症状、治法及其方药。

3. 试述漏睛疮风热上攻证的症状、辨证要点、治法及其方药。

4. 试述漏睛疮的预防和调护要点。

5. 试述漏睛疮热毒炽盛证的症状、辨证要点、治法及其方药。

6. 试述流泪症的肝气血不足、复感风邪证的症状、辨证要点、治法及其方药。

7. 试述流泪症的肝肾两虚、约束无权证的症状、辨证要点、治法及其方药。

8. 试述漏睛风热停留证的症状、辨证要点、治法及其方药。

9. 试述漏睛的预防和调护要点。

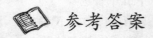 参考答案

一、填空题

1. 不循常道而溢出
2. 泪溢 泪道阻塞 狭窄
3. 常有粘液 脓液 泪窍
4. 睛明穴 突发赤肿疼痛 溃破出脓
5. 慢性泪囊炎
6. 流泪 泪窍沁脓 眦部红肿 痒痛溃脓

二、选择题

（一）A1 型题

1. B. 心火炽盛证的治法是苦寒泻心。

2. C. 据考漏睛病名最早见于《太平圣惠方·治眼脓漏诸方》。

3. C. 该描述见于《诸病源候论·目病诸候》。

4. D. 该描述见于《银海精微·迎风流泪症》。

5. B. 《素问·宣明五气篇》说："五脏化液……肝为泪"。《银海精微》明确指出："泪乃肝之液"。

6. E. 据考漏睛疮病名最早见于《医宗金鉴·外科心法要诀·漏睛疮》。

（二）A2 型题

1. D. 某些外障眼病常伴有流泪，且以热泪为特征。

2. A. 流行病学研究显示本病多见于病后体弱的妇女、老年人。

3. C. 多因泪道阻塞、狭窄等引起。

4. E. 临床常以 0.9% 生理盐水作冲洗液。

5. C. 依据临床特征漏睛疮与西医学的急性泪囊炎相似。

6. E. 漏睛按压内眦部或冲洗泪道时有粘液或脓液自泪窍溢出；流泪症则无。

（三）B1 型题

1. A. 止泪补肝散有补养肝血、祛风散邪之功效。

2. E. 八珍汤有益气养血、收摄止泪之功效。

3. A. 《原机启微·热积必溃之病》记载漏睛病位为："内眦穴开窍如针目"。

4. B. 《原机启微·热积必溃之病》记载漏睛主症为："按之则沁沁脓出"。

5. A. 白薇丸具疏风清热止泪之功效。

6. D. 黄连解毒汤具清热解毒、消瘀散结之功效。

7. C.

8. E.

9. D. 杞菊地黄丸具有补益肝肾之功效。

10. B. 黄连上清丸具有疏风清热之功效。

11. E. 冲洗泪道时，泪道通畅，或通而不畅，或不通，但无粘液从泪窍溢出是流泪症的主要诊断依据之一。

12. D. 睛明穴下方皮肤红肿焮痛是漏睛疮的主要诊断依据之一。

（四）B2 型题

1. A. 使用消肿散瘀的药物局部药物敷或湿热敷可促进病灶的吸收。

2. D. 切开排出脓液后能够促进病灶愈合。

3. D

4. E

5. A. 泪囊鼻腔吻合术能够重建泪液的排出通道，恢复泪液的正常排出。

6. E

7. D. 疏风清热、消肿散结法符合风热上攻证的治疗原则。

8. C. 清心利湿法符合心脾湿热证的治疗原则。

9. C. 补养肝血、祛风散邪法符合肝血不足、复感风邪证的治疗原则。

10. B. 益气养血、收摄止泪法符合气血不足、收摄失司证的治疗原则。

（五）C 型题

1. C. 根据教材的分型，漏睛分风热停留证和心脾湿热证。

2. D. 因答案 A 和 B 均不符合教材流泪症的辨证分型。

3. C. 答案 A 和 B 是流泪症典型的临床表现。

4. D. 因答案 A 和 B 均不符合漏睛疮的诊断要点。

5. C. 流行病学研究显示漏睛病多见于中老年人，女性多于男性。

6. D

7. C. 因答案 A 和 B 两法有消肿散瘀的功效，可促进病灶吸收，是治疗漏睛疮常用的外治方法。

8. D. 敷法不适用于治疗流泪症。

9. D. 因答案 A 和 B 是流泪症典型的临床表现。

10. C

（六）K 型题

1. B. 肝血不足，泪窍不密，风邪外袭；气血不足，或肝肾两虚，不能约束其液是流泪症的病因病机。

2. A. 无时泪下不属于漏睛疮的眼部症状。

3. E. ①②③④是漏睛典型的眼部检查体征。

4. B

（七）X 型题

1. A、B、C. 因风热停留及心脾湿热证不属于流泪症的病证。

2. A、E. 因心经蕴热，或过嗜辛辣炙煿，心脾热毒壅盛属漏睛疮的病因病机。

3. A、B、C、D. 红肿热痛时切勿采用泪道冲洗及泪道探通术不属于漏睛的预防和调护。

4. A、B、C. 因风热停留证及心脾湿热证不属于漏睛疮的病证。

三、改错题

1. 应将"中气"改为"脏气"；"约束"改为"收制"。《诸病源候论·目病诸候》中谓："若脏气不足，则不能收制其液，故目自然泪出。"

2. 应将"心"改为"肝"。《银海精微·迎风泪出症》中说："为肝虚风动则泪流，故迎风泪出。"

3. 应将"侵"改为"客"。《诸病源候论·眼病诸候》中认为漏睛为"风热客于睑眦之间，热搏于血液，令眦内结聚，津液乘之不止，故成脓液不尽"所致。

4. 应将"红"改为"白"；"淋巴"改为"中性粒"。应为漏睛疮的血常规检查可见白细胞总数及中性粒细胞比例增高。

5. 应将"牛黄降毒丸"改为"牛黄解毒丸"；"石斛夜光丸"改为"十全大补丸或人参养荣丸"。应为漏睛疮的中成药治疗可用牛黄上清丸、牛黄解毒丸、十全大补丸或人参养荣丸。

四、简答题

1.

（1）漏睛诊断要点：流泪或常有粘液或脓液附于内眦部，按压睛明穴下方有粘液或脓液自泪窍泌出。

（2）漏睛疮诊断要点：内眦睛明穴下方皮肤红肿疼痛，可见肿核隆起，扣压疼痛更甚。

2. 流泪症常见于病后体弱的妇女、老年人。

3. 流泪症西医称为泪溢，多因泪道阻塞、狭窄等引起。

4. 未成脓者可用紫金锭磨水外涂，如意金黄散调和外敷或用新鲜芙蓉叶、野菊花、马齿苋、紫花地丁等洗净捣烂外敷，以清热解毒、促其消散。

5. 应切开排脓，并放置引流条，每日换药，待脓尽伤口愈合。

6. 流泪症是指泪液不循常道而溢出睑弦的眼病。

7. 漏睛是以内眦部常有粘液或脓液自泪窍沁出为主要临床特征的眼病。

8. 漏睛疮是指内眦睛明穴下方突发赤肿疼痛，继之溃破出脓的眼病。

五、分析题

1.

(1) 病因病机：风热伏于泪窍，窍点阻塞泪液受染变稠浊，故出现按压睛明穴下方有粘浊泪液自泪窍沁出及相关脉症。

(2) 诊断：漏睛。

(3) 证型：风热停留。

(4) 治法：疏风清热。

(5) 方药：白薇丸加减，若粘浊液体多而稠者可加银花、连翘、蒲公英以助清热解毒之功。

2.

(1) 病因病机：心脾热毒上攻内眦，气血凝滞，营卫失和，故出现患处红肿核硬疼痛，漫肿扩散到颜面、胞睑及全身症状。

(2) 诊断：漏睛疮。

(3) 证型：热毒炽盛。

(4) 治法：清热解毒，消瘀散结。

(5) 方药：黄连解毒汤加减。方中加银花、公英、紫花地丁以加强清热解毒之功，若大便燥结者可加大黄以通腑泻热。患处红肿甚者加郁金、乳香、没药以助活血散瘀、消肿止痛之功。欲成脓未溃者可加皂角刺、穿山甲、白芷以促使脓成溃破。

六、问答题

1.

(1) 症状：无时泪下，泪液清冷稀薄，不耐久视；面色无华，神疲乏力，心悸健忘；舌淡苔薄，脉细弱。

(2) 辨证要点：脾胃虚弱，生化乏源，气血不足，不能收摄，故辨证以清冷稀薄之泪无时溢出、不耐久视为要点。

(3) 治法：益气养血，收摄止泪。

(4) 方药：八珍汤加减。如迎风流泪多者，加防风、白芷、菊花以祛风止泪；若遇寒泪多、畏寒肢冷者，酌加细辛、桂枝、巴

戟天以温阳散寒摄泪。

2.

(1) 症状：内眦头微红潮湿，可见脓液浸渍，拭之又生，脓多且稠，按压睛明穴下方时有脓液从泪窍沁出；小便黄赤，或可见舌红苔黄腻，脉濡数。

(2) 治法：清心利湿。

(3) 方药：竹叶泻经汤加减。脓液多且黄稠者，可去羌活，加天花粉、漏芦、乳香、没药，以加强清热排脓、祛瘀消滞之功。

3.

(1) 症状：患眼热泪频流，内眦部红肿疼痛，其下方隆起，可触及肿核，疼痛拒按，头痛，或见恶寒发热，舌红苔薄黄，脉浮数。

(2) 辨证要点：风热相搏，客于泪窍，邪壅脉络，故辨证以内眦部红肿疼痛、触及肿核隆起等眼症及舌脉为要点。

(3) 治法：疏风清热，消肿散结。

(4) 方药：驱风散热饮子加减。

4.

(1) 忌食辛辣炙煿等刺激性食物，以防止漏睛变成本病。

(2) 本病病位处于危险三角区，急性发作时不可挤压患处，以免脓毒扩散。

(3) 红肿热痛者，切勿采用泪道冲洗及泪道探通术。

5.

(1) 症状：患处红肿焮热，核硬拒按，疼痛难忍，热泪频流，甚而红肿漫及颜面胞睑，耳前或颌下有肿核及压痛，全身可兼头痛身热，心烦口渴，大便燥结，小便赤涩，舌质红，苔黄燥，脉洪数。

(2) 辨证要点：心脾热毒上攻内眦，气血凝滞，营卫不和，故辨证以红肿核硬疼痛，漫肿扩散到颜面、胞睑及全身症状为要点。

（3）治法：清热解毒，消瘀散结。

（4）方药：黄连解毒汤加减。

6.

（1）症状：患眼无红赤肿痛，迎风流泪，两目干涩，兼头晕目眩，面色少华，舌淡，苔薄，脉细。

（2）辨证要点：泪窍虚损，风邪乘虚入侵，肝不能约束其液，故辨证以迎风流泪及全身脉症为要点。

（3）治法：补养肝血，兼祛风邪。

（4）方药：止泪补肝散加减。

7.

（1）症状：眼泪常流，拭之又生，清冷而稀薄，兼头昏耳鸣，腰膝酸软，脉细弱。

（2）辨证要点：肝肾不足，泪失约束，故辨证以眼泪常流，且清冷而稀薄，头昏耳鸣，腰膝酸软为要点。

（3）治法：补益肝肾，固摄止泪。

（4）方药：左归饮加减。迎风流泪甚者，加防风、白芷以祛风止泪。肾阳虚者，加巴戟天、肉苁蓉、桑螵蛸，以加强补阳

作用。

8.

（1）症状：自觉患眼隐涩不舒，时而泪出，或自觉有涎水粘睛，大眦头皮色如常，或睛明穴下方稍显隆起，按之不痛，但见有粘浊泪液自泪窍溢出，或按之而出，舌尖红，苔薄，脉浮数。

（2）辨证要点：风热伏于大眦，泪窍闭塞，泪液受灼变稠，故有粘浊泪液自泪窍溢出，大眦皮色正常。

（3）治法：疏风清热。

（4）方药：白薇丸加减。热邪偏盛者，加银花、连翘、蒲公英以清热解毒。

9.

（1）应及时治疗椒疮，可减少和防止本病的发生。

（2）对鼻部疾病者应及时治疗，防止本病的发生。

（3）嘱患者点眼药前先将粘液或脓汁挤出，以便药达病所。

（4）勿食辛辣炙煿等刺激性的食物。

第十章 白睛疾病

习题

一、填空题

1. 白睛疾病包括了西医学的_____和_____疾病。

2. 暴风客热中医辨证一般可分为_____、_____、_____三型。

3. 暴风客热类似于西医学之_____。

4. 暴风客热_____型，治宜疏风清热，表里双解，方选_____。

5. 脓漏眼相当于西医学之_____，是急性传染性眼病中_____的一种。

6. 脓漏眼中余热未尽证应选择_____加减。

7. 天行赤眼中医辨证一般可分为_____、_____两型。

8. 天行赤眼暴翳是指因感受_____，_____，_____的眼病。

9. 天行赤眼多发于_____、_____季，其传染性强，潜伏期短，多于_____小时内双眼同时或先后而发。

10. 时复目痒中医辨证一般可分为_____、_____、_____三型。

二、选择题

（一）A1 型题

1. 外感风热，猝然发病，白睛明显红肿热痛的眼病称为：
   A. 火疳　　　B. 金疳
   C. 天行赤眼　D. 天行赤眼暴翳
   E. 暴风客热

2. 不具有传染性的眼病是：
   A. 椒疮　　　B. 火疳
   C. 暴风客热　D. 天行赤眼
   E. 天行赤眼暴翳

3. 以发病急剧，胞睑及白睛高度红赤壅肿，眵多如脓，易引起黑睛生翳溃损为主要特征的眼病是：
   A. 脓漏眼　　B. 金疳
   C. 天行赤眼　D. 天行赤眼暴翳
   E. 暴风客热

4. 外感疫疠之气，白睛暴发红赤、点片溢血，常累及双眼，能迅速传染并引起广泛流行的眼病是：
   A. 脓漏眼　　B. 暴风客热
   C. 天行赤眼　D. 天行赤眼暴翳
   E. 金疳

5. 发病时目痒难忍，白睛红赤，至期而发，呈周期性反复发作的眼病是：
   A. 金疳　　　B. 暴风客热
   C. 天行赤眼　D. 天行赤眼暴翳
   E. 时复目痒

6. 金疳的临床表现为：
   A. 睛明穴下方结节状隆起，不时泪下
   B. 白睛表层灰白色小泡，其周围绕以赤脉
   C. 白睛深层紫红色结节，明显压痛
   D. 白睛上颗粒状小泡，小泡赤脉追随缠布
   E. 白睛深层灰白色小泡，其周围绕以赤脉

7. 火疳的临床表现是：
   A. 骤然发病，白睛红赤，眵少泪多

· 95 ·

B. 骤然发病，抱轮红赤，黑睛生翳

C. 发病较急，白睛红赤并有突起结节，压痛明显

D. 骤然发病，抱轮红赤，瞳神紧小，羞明流泪

E. 发病较缓，白睛红赤并有突起结节，压痛明显

8. "火之实邪在于金部，火克金，鬼贼之邪，故害最急"陈述的是何病的病因病机：

A. 金疳　　　　B. 火疳

C. 暴风客热　　D. 天行赤眼

E. 天行赤眼暴翳

9. 暴风客热的病名首载于：

A.《诸病源候论》

B.《银海精微》

C.《眼科纂要》

D.《审视瑶函》

E.《原机启微》

10. 眼眦部长赤膜如肉，其状如昆虫之翼，横贯白睛，攀侵黑睛，甚至遮盖瞳神的眼病是：

A. 赤膜症　　　　B. 火疳

C. 金疳　　　　　D. 胬肉攀睛

E. 白睛青蓝

（二）A2 型题

1. 某患者自觉双眼眼内干涩不舒，眼部无明显赤肿，应首先考虑是：

A. 金疳　　　　B. 火疳

C. 白涩症　　　D. 白睛青蓝

E. 以上都不是

2. 暴风客热的病因病机为：

A. 风热之邪外袭

B. 外感疫疠之气

C. 风热湿邪

D. 痰湿内蕴

E. 以上都不是

3. 暴风客热常见的眼症是：

A. 白睛红赤

B. 白睛点状或片状出血

C. 抱轮红赤

D. 白睛表面有灰白色小颗粒，周围绕以赤丝血脉

E. 以上都不是

4. 易引起黑睛生翳溃损的白睛疾病是：

A. 金疳　　　　B. 暴风客热

C. 天行赤眼　　D. 脓漏眼

E. 以上都不是

5. 火疳的病因病机应排除：

A. 肺热亢盛，气机不利

B. 撞击伤目，肺络瘀阻

C. 肺经瘀热，阴虚火旺

D. 心肺热毒，火郁上逼

E. 以上都不是

6. 时复目痒的临床表现应排除：

A. 双眼奇痒难忍

B. 周期性反复发作

C. 黑睛中央出现黄白色胶样隆起结节

D. 白睛呈污红或黄浊色

E. 以上都不是

7. 下列陈述对于金疳与火疳有鉴别意义的是：

A. 发病的缓急不同

B. 是否有抱轮红赤

C. 是否有突起结节

D. 病位不同

E. 以上都不是

8. 白睛疾病是常见的外障眼病，其最基本的临床表现是：

A. 目痒目痛

B. 生眵流泪

C. 白睛红赤

D. 睑内面粟粒丛生

E. 以上都不是

9. 白睛的表层相当于西医学之：

A. 巩膜　　　　B. 睑结膜

C. 球结膜　　　D. 虹膜

E. 以上都不是

10. 白睛的里层相当于西医学之：

　　A. 巩膜　　　　B. 睑结膜

　　C. 球结膜　　　D. 虹膜

　　E. 以上都不是

11. 暴风客热一般在发病后几天达到高潮：

　　A.1～2　　　　B.3～4

　　C.5～6　　　　D.7～8

　　E. 以上都不是

12. 暴风客热病人的眼分泌物涂片或结膜上皮刮片可见：

　　A. 单核白细胞增多

　　B. 多形核白细胞增多

　　C. 淋巴细胞增多

　　D. 嗜酸性粒细胞或嗜酸性颗粒

　　E. 以上都不是

13. 属金疳诊断依据的是：

　　A. 双眼同时或先后发病

　　B. 患眼碜涩痒痛

　　C. 眵稀泪多

　　D. 白睛浅层有灰白色小泡，周围有赤脉环绕

　　E. 以上都不是

14. 脓漏眼的治疗必须在眼局部用药的同时全身应用抗生素，一般应首选静脉滴注：

　　A. 妥布霉素　　B. 红霉素

　　C. 氧氟沙星　　D. 青霉素

　　E. 以上都不是

15. 天行赤眼病人的眼分泌物涂片或结膜上皮刮片可见：

　　A. 单核白细胞增多

　　B. 多形核白细胞增多

　　C. 淋巴细胞增多

　　D. 嗜酸性粒细胞或嗜酸性颗粒

E. 以上都不是

16. 哪项不是天行赤眼的诊断依据：

　　A. 双眼同时或先后发病

　　B. 白睛溢血呈点、片状

　　C. 耳前或颌下可扪及肿核

　　D. 白睛及睑内面红赤

　　E. 以上都不是

17. 天行赤眼暴翳的黑睛生翳多位于：

　　A. 黑睛中央

　　B. 黑睛边缘

　　C. 黑睛中央和边缘

　　D. 黑睛里层

　　E. 以上都不是

18. 哪项不是天行赤眼暴翳的证型：

　　A. 初感疠气证

　　B. 风热俱盛证

　　C. 肝火偏盛证

　　D. 余邪未清证

　　E. 以上都不是

19. 时复目痒病人的眼分泌物涂片或结膜上皮刮片可见：

　　A. 单核白细胞增多

　　B. 多形核白细胞增多

　　C. 淋巴细胞增多

　　D. 嗜酸性粒细胞或嗜酸性颗粒

　　E. 以上都不是

20. 胬肉攀睛的病人在手术后复发者，不宜立即又行手术，应在其静止多长时间后再考虑手术：

　　A.3 个月　　　B.4 个月

　　C.5 个月　　　D.6 个月

　　E. 以上都不是

21. 白睛溢血在初起宜冷敷以止血；多长时间后无继续出血则改为热敷：

　　A.12 小时　　　B.24 小时

　　C.48 小时　　　D.72 小时

　　E. 以上都不是

22. 火疳若并发瞳神紧小者，须及时用

哪种眼药：

    A．1%匹罗卡品眼药水

    B．1%强的松龙眼药水

    C．1%阿托品眼药水

    D．0.5%熊胆眼药水

    E．以上都不是

23．暴风客热的外治首选：

    A．0.5%熊胆眼药水

    B．1%阿托品眼药水

    C．1%匹罗卡品眼药水

    D．1%强的松龙眼药水

    E．以上都不是

24．患暴风客热，症见患眼痒涩刺痛，羞明流泪，眵多粘稠，白睛红赤，胞睑微肿；可兼见头痛，鼻塞，恶风，舌质红，苔薄白或微黄，脉浮数。内服方剂宜选：

    A．泻脾饮   B．石决明散

    C．银翘散   D．防风通圣散

    E．以上都不是

25．患脓漏眼，症见白睛赤脉深红粗大，眵多成脓，常不断从睑内溢出，可有胞睑及白睛浮肿，黑睛溃烂，甚则穿孔；兼见头痛身热，口渴咽痛，小便短赤剧痛，便秘，舌绛，苔黄，脉数。内服方剂宜选：

    A．泻脾饮

    B．石决明散

    C．银翘散

    D．清瘟败毒饮加减

    E．以上都不是

26．对脓漏眼的治疗，哪项是错误的：

    A．用1∶10000的高锰酸钾溶液冲洗结膜囊

    B．用3%硼酸液冲洗结膜囊

    C．滴用清热解毒眼药水

    D．全身应用抗生素治疗

    E．以上都不是

27．患天行赤眼，症见患眼碜涩灼热，羞明流泪，眼眵稀薄，胞睑微红，白睛红赤、点片状溢血；发热，头痛，鼻塞，流清涕，耳前颌下可扪及肿核，舌质红，苔薄黄，脉浮数。内服方剂宜选：

    A．泻脾饮

    B．石决明散

    C．驱风散热饮子

    D．清瘟败毒饮加减

    E．以上都不是

28．对天行赤眼的治疗，哪项是错误的：

    A．用清热解毒之品煎汤熏洗患眼

    B．包扎患眼

    C．滴用0.2%鱼腥草眼药水

    D．滴用抗病毒眼药水

    E．以上都不是

29．患天行赤眼暴翳，症见患眼目珠干涩，白睛红赤渐退，但黑睛星翳未尽；舌红少津，脉细数。内服方剂宜选：

    A．泻肺饮

    B．消翳汤

    C．驱风散热饮子

    D．菊花决明散

    E．以上都不是

30．患时复目痒，患眼奇痒难忍，风吹日晒、揉拭眼部后加剧，泪多眵稠呈粘丝状，睑内面遍生颗粒，状如小卵石排列，白睛污黄，黑白睛交界处呈胶样结节隆起；舌质红，苔黄腻，脉数。内服方剂宜选：

    A．泻白散

    B．消风散

    C．驱风散热饮子

    D．除湿汤

    E．以上都不是

31．金疳者，患眼隐涩微疼，眼眵干结，白睛小泡，周围赤脉淡红，反复再发；可有干咳咽干，舌质红，少苔或无苔，脉细数。内服方剂宜选：

    A．泻白散

B. 参苓白术散

C. 驱风散热饮子

D. 养阴清肺汤

E. 以上都不是

32．对金疳的治疗，哪项是正确的：

A. 用5%托品卡胺眼药水

B. 用1%阿托品眼药水

C. 用色苷酸钠眼药水

D. 用1%匹罗卡品眼药水

E. 以上都不是

33．白涩症者，眼内干涩隐痛，眦部常有白色泡沫样眼眵，白睛稍有赤脉，病程持久难愈；可伴口粘或口臭，便秘不爽，溲赤而短，苔黄腻，脉濡数。内服方剂宜选：

A. 泻白散　　　B. 参苓白术散

C. 三仁汤　　　D. 养阴清肺汤

E. 以上都不是

34．白睛溢血，血色鲜红，反复发作；或见头晕耳鸣，颧红口干，心烦少寐，舌红，少苔，脉细数者。内服方剂宜选：

A. 泻白散　　　B. 知柏地黄汤

C. 退赤散　　　D. 养阴清肺汤

E. 以上都不是

35．患火疳，其病情反复发作，病至后期，眼感酸痛，干涩流泪，视物欠清，白睛结节不甚高隆，色紫暗，压痛不显；口咽干燥，或潮热颧红，便秘不爽，舌红少津，脉细数。内服方剂宜选：

A. 养阴清肺汤

B. 知柏地黄汤

C. 还阴救苦汤

D. 泻白散

E. 以上都不是

（三）B1型题

A. 白睛红赤　　B. 白睛混赤

C. 抱轮红赤　　D. 白睛赤壅

E. 白睛溢血

1．结膜充血的中医名称是：

2．睫状充血的中医名称是：

3．混合充血的中医名称是：

A. 风热相搏，上攻于目

B. 肺经燥热或肺阴不足

C. 肺经伏火，复受风邪，风火上攻

D. 嗜五辛酒浆，脾胃湿热蕴积，邪热壅滞目眦

E. 脾胃积热，复感风热毒邪

4．根据金疳的病因病机，与上述最密切相关的一项是：

5．根据胬肉攀睛的病因病机，与上述最密切相关的一项是：

6．根据暴风客热的病因病机，与上述最密切相关的一项是：

A. 眼分泌物涂片或结膜上皮刮片见单核白细胞增多

B. 眼分泌物涂片或结膜上皮刮片见多形核白细胞增多

C. 眼分泌物涂片或结膜上皮刮片见淋巴细胞增多

D. 部分患者结核菌素试验阳性

E. 眼分泌物涂片或结膜上皮刮片见淋球菌

7．天行赤眼暴翳与上述最密切相关的一项是：

8．脓漏眼与上述最密切相关的一项是：

9．金疳与上述最密切相关的一项是：

A. 白涩症　　　B. 暴风客热

C. 火疳　　　　D. 金疳

E. 天行赤眼

10．急性卡他性结膜炎相当于中医学的：

11．流行性出血性结膜炎相当于中医学的：

12．泡性结膜炎相当于中医学的：

A. 暴风客热　　B. 金疳

C. 火疳　　　　D. 白涩症

E. 时复目痒

13. 白睛浅层有一个灰白色或玉粒状小泡，压之不痛，小泡周围有赤脉环绕为临床特征的眼病称为：

14. 双眼奇痒难忍，灼热微痛，并见黑睛边缘有黄白色胶样隆起结节，包绕黑睛边缘，白睛呈污红或黄浊色为临床特征的眼病称为：

15. 双眼奇痒难忍，灼热微痛，并见胞睑内面有状如铺路卵石样的扁平颗粒，表面似覆一层牛奶，白睛呈污红色为临床特征的眼病称为：

（四）B2 型题

A. 暴风客热　　B. 白睛青蓝
C. 漏睛　　　　D. 白涩症
E. 以上都不是

1. 结膜囊冲洗法适用于治疗：
2. 泪道冲洗法适用于治疗：

A. 暴风客热，风重于热证
B. 天行赤眼，热毒炽盛证
C. 天行赤眼暴翳，肝火偏盛证
D. 时复目痒，外感风热证
E. 以上都不是

3. 银翘散适宜于治疗：
4. 普济消毒饮适宜于治疗：
5. 消风散适宜于治疗：

A. 暴风客热　　B. 火疳
C. 漏睛　　　　D. 白涩症
E. 以上都不是

6. 白睛里层呈局限性紫红色结节样隆起且疼痛拒按为临床特征的眼病是：
7. 白睛不赤不肿而自觉眼内干涩不舒为临床特征的眼病是：

A.《证治准绳》
B.《银海精微》
C.《审视瑶函》
D.《古今医统大全》
E. 以上都不是

8. 天行赤眼暴翳的之病名首载于：

9. 脓漏眼之病名首载于：
10. 金疳之名首见于：

（五）C 型题

A. 肝血不足，虚风内动，上犯于目
B. 肺卫不固，风热外侵，上犯白睛
C. 两项均是
D. 两项均不是

1. 金疳的病因有：
2. 时复目痒的病因有：

A. 心肺热毒内蕴，火郁不得宣泄，上逼白睛
B. 肺经郁热，日久伤阴，虚火上炎，上攻白睛
C. 两项均是
D. 两项均不是

3. 天行赤眼暴翳的病因有：
4. 火疳的病因有：

（六）K 型题

1. 天行赤眼暴翳之病机为：
   ①肺肝同病　　②心火克金
   ③肺金凌木　　④肝火犯肺
共有五个备选
   A. 只有①②③是对的
   B. 只有①③是对的
   C. 只有②④是对的
   D. 只有④是对的
   E.①②③④均是对的

2. 火疳的常见症状是：
   ①骤然发病，白睛红赤，眵少泪多
   ②骤然发病，抱轮红赤，黑睛翳障如星
   ③起病急骤，抱轮红赤，瞳神紧小，羞明流泪
   ④发病较急，白睛红赤并突起结节，压痛明显，病变多在睑裂部
共有五个备选
   A. 只有①②③是对的
   B. 只有①③是对的

C. 只有②④是对的

D. 只有④是对的

E. ①②③④均是对的

（七）X 型题

1. 白睛疾病的常见症状为：

　　A. 常出现红、肿、热、痛

　　B. 可有羞明流泪、生眵

　　C. 常见黑睛生翳、抱轮红赤

　　D. 常有眼前飞蚊、云雾移睛

　　E. 大多视力突然下降或视直为曲

2. 风湿热邪攻目型的火疳之主症有：

　　A. 白睛结节色紫红

　　B. 结节多发生于眦部白睛

　　C. 眼珠闷胀而痛

　　D. 视物不清，羞明流泪

　　E. 咽痛、咳嗽、便秘

3. 属热重于风的暴风客热主症有：

　　A. 胞睑肿胀，白睛赤痛

　　B. 眵多胶结，怕热畏光

　　C. 口渴尿黄，苔黄脉数

　　D. 头痛鼻塞，骨节酸痛

　　E. 黑睛生翳，骨节酸痛

4. 天行赤眼在古籍中亦称为：

　　A. 暴疾风热外障

　　B. 天行后赤目外障

　　C. 天行赤热证

　　D. 火疡

　　E. 天行赤目

5. 下列有关白睛疾病的正确叙述是：

　　A. 风热相搏是白睛病的常见病因

　　B. 风为春之主气，火邪多在夏季，故白睛病只发于春、夏

　　C. 白睛病于四季均可发生

　　D. 白睛病不会影响视力

　　E. 白睛病邪不解，可使黑睛生翳，可能会影响视力

6. 白睛疾病的常见体征有：

　　A. 白睛红赤

　　B. 白睛混赤

　　C. 睑内面粟粒丛生

　　D. 睑内面红赤

　　E. 生眵

7. 暴风客热的临床表现有：

　　A. 白睛红赤或混赤

　　B. 睑内面红赤

　　C. 患眼碜涩痒痛

　　D. 结膜上皮刮片可见多形核白细胞增多

　　E. 泪多眵稀

8. 天行赤眼的临床表现有：

　　A. 白睛红赤或混赤

　　B. 白睛溢血呈点片状或弥漫状

　　C. 黑睛生星翳

　　D. 结膜上皮刮片可见多形核白细胞增多

　　E. 泪多眵稀

9. 脓漏眼的临床表现有：

　　A. 胞睑及白睛高度红赤壅肿

　　B. 大量脓性眼眵自睑裂外溢

　　C. 白睛溢血

　　D. 合并黑睛溃烂

　　E. 耳前扪及肿核

10. 天行赤眼暴翳的临床表现有：

　　A. 白睛红赤

　　B. 耳前及颌下扪及肿核并有压痛

　　C. 黑睛生星翳

　　D. 结膜上皮刮片可见多形核白细胞增多

　　E. 眵多粘稠

11. 时复目痒的诊断依据有：

　　A. 双眼奇痒难忍

　　B. 耳前及颌下可扪及肿核并有压痛

　　C. 周期性反复发作

　　D. 黑睛边缘出现黄白色胶样隆起结节，白睛呈污红或黄浊色

　　E. 睑内面有扁平颗粒，状如铺路

卵石样排列

12．金疳的常见证型有：
　　A．外感风热证
　　B．肺经燥热证
　　C．湿热夹风证
　　D．肺阴不足证
　　E．肺脾亏虚证

13．金疳的病因病机有：
　　A．肺经燥热，宣发失职，肺火偏盛，上攻于目，气血郁滞
　　B．肺阴不足，虚火上炎
　　C．肝肾不足，阴血亏损，目失濡养
　　D．脾胃失调，土不生金，肺金失养，肺气不利
　　E．脾胃蕴积湿热，气机不畅，目窍失养

14．金疳的临床表现有：
　　A．眼部碜涩不适
　　B．白睛里层可见灰白色或玉粒状小泡
　　C．小泡周围有赤脉环绕
　　D．小泡破溃后可以自愈，愈后不留痕迹
　　E．部分患者结核菌素试验阳性

15．白涩症的病因病机有：
　　A．心肺蕴热，风热外袭，内外合邪，热郁血滞，目窍失养
　　B．暴风客热或天行赤眼治疗不彻底，余热未清，隐伏肺脾之络
　　C．脾胃蕴积湿热，气机不畅，目窍失养
　　D．肝肾不足，阴血亏损，目失濡养
　　E．肺阴不足，目失濡润

16．白涩症的临床表现有：
　　A．干涩不爽，瞬目频频
　　B．不耐久视

C．眵少色白
D．白睛赤脉隐隐
E．黑睛点状浸润，荧光素染色阳性

17．胬肉攀睛的病因病机有：
　　A．心肺蕴热，风热外袭，内外合邪，热郁血滞，脉络瘀滞
　　B．嗜食五辛酒浆，脾胃蕴积湿热，邪热壅滞目眦
　　C．忧思恼怒，五志过极，气郁化火，心火上炎，克伐肺金，致目眦生胬肉
　　D．心肺热毒内蕴，火郁不得宣泄，热郁血滞，脉络瘀滞
　　E．劳欲过度，心阴暗耗，肾精亏虚，水不制火，虚火上炎，脉络瘀滞，致生胬肉

18．患胬肉攀睛，涩痒间作，胬肉淡红菲薄，时轻时重；心中烦热，口舌干燥；舌红，少苔，脉细。应予以：
　　A．内服知柏地黄丸
　　B．用清热解毒之眼药水
　　C．用0.5%醋酸可的松眼药水
　　D．行胬肉切除术
　　E．避免风沙与强光刺激

19．患白睛溢血，白睛表层血斑鲜红；或见咳嗽气逆，痰稠色黄，咽痛口渴，便秘尿黄，舌质红，苔黄少津，脉数。应予以：
　　A．内服退赤散
　　B．初起宜冷敷以止血
　　C．24小时后无继续出血则改为热敷
　　D．避免用力过猛
　　E．避免剧烈呛咳、酗酒

20．火疳的病因病机有：
　　A．肺热亢盛，气机不利，以致气滞血瘀，滞结为疳
　　B．心肺热毒内蕴，火郁不得宣泄，

上逼白睛所致

C. 心肺蕴热，风热外袭，内外合邪，热郁血滞，滞结为疱

D. 素有痹证，风湿久郁经络，郁久化热，风湿热邪循经上犯于白睛而发病

E. 肺经郁热，日久伤阴，虚火上炎，上攻白睛

21. 火疳的临床表现有：

A. 患眼涩痛或局部疼痛，羞明流泪

B. 重者目痛剧烈，痛连目眶四周，或眼珠转动时疼痛加剧

C. 常伴有骨节酸痛，肢节肿胀

D. 白睛表层向外隆起，呈紫红色结节

E. 紫红色结节推之不移，疼痛拒按

22. 火疳的常见证型有：

A. 肺阴不足证

B. 肾阴不足证

C. 风湿热邪攻目证

D. 肺经郁火证

E. 火毒蕴结证

23. 火疳的治疗应包括：

A. 选用清热解毒眼药水或抗生素眼药水

B. 选用 0.5% 醋酸可的松眼药水或 0.025% 地塞米松眼药水

C. 局部热敷

D. 并发瞳神紧小者，须及时滴 1% 匹罗卡品眼药水

E. 辨证论治，内服中药

24. 暴风客热在古医籍中又称：

A. 暴风

B. 暴风客热外障

C. 暴发火眼

D. 暴赤生翳

E. 大患后生翳

25. 下述哪几项不是天行赤眼暴翳的临床表现：

A. 白睛红赤

B. 耳前及颌下扪及肿核并有压痛

C. 黑睛生星翳，多位于黑睛边缘

D. 结膜上皮刮片可见多形核白细胞增多

E. 眵多粘稠

26. 胬肉攀睛的常见证型有：

A. 阴虚火旺证

B. 心肺风热证

C. 脾胃实热证

D. 肺经郁火证

E. 心火上炎证

27. 白睛溢血的常见证型有：

A. 阴虚火旺证

B. 心肺风热证

C. 热客肺经证

D. 火毒蕴结证

E. 心火上炎证

28. 暴风客热的常见证型有：

A. 风重于热证

B. 热重于风证

C. 火毒炽盛证

D. 风热并重证

E. 余热未尽证

29. 暴风客热的治疗与预防方法有：

A. 滴清热解毒眼药水

B. 内服中药

C. 冲洗并包扎患眼

D. 针灸治疗

E. 医生为患者检查后应注意洗手消毒，以防交叉感染

30. 天行赤眼的预防与治疗方法有：

A. 滴清热解毒眼药水

B. 内服中药

C. 冲洗并包扎患眼

D. 全身应用抗生素

E. 注意个人卫生，不用脏手、脏毛巾揉擦眼部

三、改错题

1. 白睛内应于肺，肺属金，故为五轮中的金轮。

2. 金疳病性属虚，肺属金，治以补肺即可。

3. 胬肉攀睛者必须行手术治疗。

四、简答题

1. 简要叙述暴风客热的诊断依据。

2. 简要叙述脓漏眼的诊断依据。

3. 简要叙述天行赤眼暴翳的诊断依据。

4. 白睛溢血的证治原则是什么？

5. 白睛疾病的治疗原则是什么？

6. 简要叙述脓漏眼的预防和调护。

五、分析题

1. 患者，男，50岁，素体内热较盛，自称3天前外出郊游，昨日双眼突然发红，伴异物感，痛痒交作，怕光流泪，检查见抱轮红赤，黑睛星点翳障。并伴口苦咽干，便秘溲赤，舌红，苔黄，脉弦数。试析本病的主要病因病机，并以此作出诊断，判定证型，拟定治法，选用方药。

2. 试析暴风客热之热重于风证的症状、辨证分型、治法及方药。

3. 试析脓漏眼之火毒炽盛证的症状、辨证分型、治法及方药。

六、问答题

1. 试述天行赤眼的辨证论治。

2. 暴风客热、天行赤眼、天行赤眼暴翳三病应如何鉴别？

3. 金疳与火疳应如何鉴别？

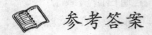 参考答案

一、填空题

1. 部分结膜　巩膜

2. 风重于热证　热重于风证　风热并重证

3. 急性卡他性结膜炎

4. 风热并重　防风通圣散

5. 淋菌性结膜炎　最剧烈

6. 石决明散

7. 初感疬气证　热毒炽盛证

8. 疫疬之气　急发白睛红赤　黑睛生翳

9. 夏　秋　24

10. 外感风热证　湿热夹风证　血虚生风证

二、选择题

（一）A1型题

1. E. 根据暴风客热的概念：外感风热，猝然发病，白睛明显红肿热痛。

2. B. 因其他四项眼病均具有传染性。

3. A. 根据脓漏眼的概念：以发病急剧，胞睑及白睛高度红赤壅肿，眵多如脓，易引起黑睛生翳溃损为主要特征的眼病。

4. C. 根据天行赤眼的概念：外感疫疬之气，白睛暴发红赤、点片溢血，常累及双眼，能迅速传染并引起广泛流行的眼病。

5. E. 根据时复目痒的定义：发病时目痒难忍，白睛红赤，至期而发，呈周期性反复发作的眼病。

6. B. 根据金疳定义：白睛表层生玉粒样小泡，周围绕以赤脉。

7. C. 根据火疳定义：邪毒上攻白睛，无从宣泄，致白睛里层呈紫红色改变，多伴有局限性结节样隆起，且疼痛拒按的眼病。

8.B. 该段是《证治准绳》关于火疳病因病机的论述。

9.B. 暴风客热的病名首见于《银海精微》。

10.D. 根据胬肉攀睛的定义：眼眦部长赤膜如肉，其状如昆虫之翼，横贯白睛，攀侵黑睛，甚至遮盖瞳神的眼病。

（二）A2 型题

1.C. 白涩症是指白睛不赤不肿，自觉眼内干涩不舒的眼病。

2.A. 暴风客热的病因有二：或骤感风热之邪，或素有肺经蕴热。

3.A

4.D

5.B

6.C. 时复目痒是在黑睛的边缘出现黄白色胶样隆起结节。

7.D. 金疳的病位在白睛的表层，火疳的病位在白睛的里层。

8.C. 在白睛疾病的临床表现中，白睛红赤是其最基本的临床表现。

9.C. 白睛的表层为西医学之球结膜。

10.A. 白睛的里层为西医学之巩膜。

11.B. 暴风客热一般在发病后 3～4 天达到高潮。

12.B. 暴风客热类似于西医学的急性卡他性结膜炎，属急性细菌性结膜炎。

13.D. 金疳的诊断依据有两点，其中有白睛浅层灰白色小泡，周围有赤脉环绕。

14.D. 脓漏眼必须同时全身应用抗生素治疗，应首选青霉素静脉滴注。若对青霉素过敏或耐药者，可选其他广谱抗生素。

15.A. 天行赤眼类似于西医学的流行性出血性结膜炎，属病毒性结膜炎。

16.E. 因答案 A、B、C、D 均为天行赤眼的诊断依据。

17.A

18.B

19.D. 时复目痒类似于西医学的春季结膜炎，属变态反应性结膜炎。

20.D. 胬肉攀睛的病人在手术后复发者，应在其静止 6 个月后再考虑手术。

21.C. 白睛溢血 48 小时后无继续出血，则改为热敷。

22.C. 火疳并发瞳神紧小者，须及时滴 1%阿托品滴眼液或眼膏扩瞳。

23.A

24.C. 证属风重于热，应疏风清热，故选银翘散。

25.D. 证属气血两燔证，应泻火解毒、气血两清，故选清瘟败毒饮加减。

26.E

27.C. 证属初感疠气证，故选驱风散热饮子。

28.B. 天行赤眼禁忌包扎患眼。

29.B. 证属热邪伤津，余邪未尽，应养阴祛邪、退翳明目，故选消翳汤。

30.D. 证属湿热夹风，应清热除湿、祛风止痒，故选除湿汤。

31.D. 证属肺阴不足，应滋阴润肺。

32.E. 所列眼药水均不能治疗金疳。

33.C. 证属脾胃湿热证，应清热利湿，故选三仁汤。

34.B. 证属阴虚火旺，治应养阴清热，故选知柏地黄汤。

35.A. 证属肺阴不足，应养阴清热，故选养阴清肺汤。

（三）B1 型题

1.A

2.C

3.B

4.B. 金疳的病因病机为肺经燥热、肺火上攻，肺阴不足、虚火上炎，脾胃失调、肺气不利。

5.D. 嗜五辛酒浆，脾胃湿热蕴积，邪热壅滞目眦是胬肉攀睛的病因病机之一。

6．A．暴风客热的病因病机为外感风热，风热相搏，上犯白睛而致。

7．A．天行赤眼暴翳类似于西医学的病毒性结膜炎。

8．E．脓漏眼类似于西医学的淋菌性结膜炎。

9．D．金疳类似于西医学的泡性结膜炎。

10．B．急性卡他性结膜炎的中医病名是暴风客热。

11．E．流行性出血性结膜炎的中医病名是天行赤眼。

12．D．泡性结膜炎的中医病名是金疳。

13．B．白睛浅层有一个灰白色或玉粒状小泡，压之不痛，小泡周围有赤脉环绕为临床特征的眼病中医称为金疳。

14．E．双眼奇痒难忍，灼热微痛，并见黑睛边缘有黄白色胶样隆起结节，包绕黑睛边缘，白睛呈污红或黄浊色是时复目痒的一种临床表现。

15．E．双眼奇痒难忍，灼热微痛，并见胞睑内面有状如铺路卵石样的扁平颗粒，表面似覆一层牛奶，白睛呈污红色是时复目痒的另一种临床表现。

（四）B2 型题

1．A．暴风客热病程中眼睛有大量分泌物，适合采用结膜囊冲洗法，以保持眼部清洁，减少细菌繁殖。

2．C．漏睛是因鼻泪管阻塞而致，泪道冲洗有利于疏通泪道，达到治疗本病的目的。

3．A．银翘散是暴风客热之风重于热证的常用方。

4．B．普济消毒饮是天行赤眼之热毒炽盛证的常用方。

5．D．消风散是时复目痒之外感风热证的常用方。

6．B．白睛里层呈局限性紫红色结节样隆起且疼痛拒按是火疳的典型体征。

7．D．白睛不赤不肿而自觉眼内干涩不舒是白涩症的典型临床表现。

8．D．天行赤眼暴翳之病名首载于《古今医统大全》。

9．E．脓漏眼是现代中医眼科医家根据其病症特点命名，相当于西医学的淋菌性结膜炎，以上医籍中均无脓漏眼之记载。

10．A．金疳之名首见于《证治准绳》。

（五）C 型题

1．D

2．C

3．D

4．C

（六）K 型题

1．B．因天行赤眼暴翳的病机为外感疠气，内兼肺火，内外合邪，肺金凌木，侵犯肝经而致，为肺肝同病。

2．D．因火疳的定义为：白睛里层呈紫红色改变，多伴有局限性结节样隆起，且疼痛拒按的眼病。

（七）X 型题

1．A、B．白睛病并非常常累及黑睛，故排除答案 C。答案 D、E 为瞳神疾病的表现，亦排除之。

2．A、C、D．火疳病位不仅仅局限于眦部，因其伴有湿热之邪，故全身症状以身重酸楚、肢节肿胀为要点，不一定伴有咽痛、咳嗽、便秘之症，故排除答案 B、E。

3．A、B、C．骨节酸痛为有湿邪之象，故不选 D、E。

4．B、C、E．暴疾风热外障是暴风客热的另一称谓，火疡是火疳的另一称谓，故不选 A、D。

5．A、C、E．白睛疾病不只发于春、夏，有的白睛疾病如火疳之重证会影响视力，故不选 B、D。

6．A、C、D、E．白睛混赤不是白睛疾病的常见体征。

7.B、C、D.白睛混赤和泪多眵稀均不是暴风客热的临床表现,故不选A、E。

8.B、C、E.白睛混赤和结膜上皮刮片可见多形核白细胞增多均不是天行赤眼的临床表现,故不选A、D。

9.A、B、C、D、E

10.A、B、C.结膜上皮刮片可见多形核白细胞增多和眵多粘稠不是天行赤眼暴翳的临床表现,故不选D、E。

11.A、C、D、E.时复目痒不引起耳前及颌下扪及肿核并有压痛,故不选B。

12.B、D、E.外感风热证和湿热夹风证不是金疳的常见证型,故不选A、C。

13.A、B、D.肝肾不足,阴血亏损,目失濡养与脾胃蕴积湿热,气机不畅,目窍失养不是金疳的病因病机,故不选C、E。

14.A、C、D、E.金疳出现的灰白色或玉粒状小泡是在白睛的表层而不是里层,故不选B。

15.B、C、D、E.答案A不是白涩症的病因病机,故不选A。

16.A、B、C、D、E

17.A、B、C、E

18.A、B、C、E.胬肉攀睛,感涩痒间作,胬肉淡红菲薄多属胬肉攀睛的静止期,不宜行胬肉切除术,故不选D。

19.A、B、D、E.白睛溢血应在48小时后无继续出血才改为热敷,故不选C。

20.A、B、D、E

21.A、B、C、E.火疳的临床表现是白睛里层(而不是表层)向外隆起、呈紫红色结节,故不选D。

22.A、C、D、E.火疳的常见证型没有肾阴不足证,故不选B。

23.A、B、C、E.火疳并发瞳神紧小者,须及时滴1%阿托品(而不是匹罗卡品)眼药水,故不选D。

24.A、B、C.暴赤生翳、大患后生翳

在古医籍中不是暴风客热的称谓,故不选D、E。

25.C、D、E.白睛红赤和耳前及颌下扪及肿核并有压痛是天行赤眼暴翳的临床表现,故不选A、B。

26.A、B、C、E.胬肉攀睛的常见证型没有肺经郁火证,故不选D。

27.A、C.阴虚火旺证和热客肺经证是白睛溢血的常见证型,故选A、C。

28.A、B、D.火毒炽盛证和余热未尽证不是暴风客热的常见证型,故不选C、E。

29.A、B、D、E.暴风客热的治疗禁止包扎患眼,故不选C。

30.A、B、E.天行赤眼的治疗禁止包扎患眼,不需全身应用抗生素,故不选C、D。

三、改错题

1.应将"金"改为"气",即应为气轮。

2.金疳的证候有虚、实之分。若由肺经燥热、宣发失职、肺火偏盛、上攻于目、气血郁滞而成者,则属实证,治宜泻肺散结;若由肺阴不足、虚火上炎白睛所致,则属虚证,治宜滋阴养肺,兼以散结;若为脾胃失调,土不生金,肺金失养,肺气不利而致者,则应脾肺双补。

3.胬肉攀睛患者,只有当胬肉发展迅速,侵入黑睛,有掩及瞳神趋势者,才须行手术治疗;若胬肉淡红菲薄、头平体小者,则以点眼药为主,不必手术治疗。

四、简答题

1.

(1)起病急,双眼同时或先后发病,或有与本病患者的接触史。

(2)患眼碜涩痒痛,灼热流泪,眵多粘稠,白睛及睑内面红赤。

（3）结膜上皮刮片见多形核白细胞增多有助于诊断。

2.
（1）有淋病史或接触史；新生儿患者其母有淋菌性阴道炎。

（2）胞睑及白睛高度红赤壅肿，大量脓性眼眵。

（3）分泌物或结膜上皮细胞刮片发现淋球菌。

3.
（1）发病迅速，双眼先后发病，常有相关接触史。

（2）自觉碜涩疼痛，畏光流泪，泪多眵稀，耳前多伴有肿核，按之疼痛。

（3）白睛红赤浮肿，黑睛出现星点翳障，多位于黑睛中部。

4.
（1）因本病可自行消退，故临床用药应针对病因，避免复发，并促其早日消退。

（2）热客肺经证治疗应清肺凉血散血，用退赤散加减。

（3）阴虚火旺证治疗应滋阴降火，用知柏地黄汤加减。

（4）由剧烈呛咳、呕吐、外伤、酗酒、逆经等所致者，应针对病因论治。

（5）外治方面，本病初起宜冷敷，48小时后无继续出血者，则改为热敷，以促进瘀血吸收，缩短疗程。

5.
（1）实证多用疏风清热、清热解毒、泻火通腑、除湿止痒、凉血退赤等法。

（2）虚证则多用养阴润燥、益气生津等法。

（3）局部治疗亦相当重要，不可忽视。

（4）由于暴风客热、脓漏眼、天行赤眼、天行赤眼暴翳等白睛疾患具有传染性、流行性，应注意预防隔离。

6.
（1）宣传性病防治知识，严格控制性病

传播，淋菌性尿道炎、阴道炎的病人患病期间禁止到公共游泳池或浴池活动，饭前便后要洗手。

（2）对患有淋菌性尿道炎、阴道炎的菌人要隔离、彻底治疗，与患眼接触的医疗器械须严格消毒，焚毁敷料等物；若单眼患病，应用透明眼罩保护健眼。

（3）新生儿出生后，应及时用1%硝酸银溶液或抗生素眼液滴眼以作预防。

五、分析题

1.
（1）病因病机：患者素体内热较盛，外邪引动肝火，内外合邪，上犯于目，故出现抱轮红赤等局部症状，其发病迅速，自觉症状明显，白睛抱轮红赤，黑睛亦有星点翳障。应诊断为天行赤眼暴翳，证属肝火偏盛。口苦咽干、舌脉等全身症状均为肝火盛之征。

（2）诊断：天行赤眼暴翳。

（3）证型：肝火偏盛证。

（4）治法：清肝泻火，退翳明目。

（5）方药：龙胆泻肝汤加减，加蝉蜕、密蒙花、谷精草以增疏风清热退翳之功。

2.
（1）症状：目痛较甚，怕热畏光，眵多黄稠，热泪如汤，胞睑红肿，白睛红赤浮肿；可兼见口渴，尿黄，便秘；舌红，苔黄，脉数。

（2）辨证要点：外感风热之邪，火邪为甚，故辨证以白睛红赤浮肿、眵多黄稠等眼症及舌脉为要点。

（3）治法：清热疏风。

（4）方药：泻肺饮加减。白睛赤肿浮壅者，重用桑白皮，酌加桔梗、葶苈子以泻肺利水消肿；可加生地、丹皮以清热解毒、凉血退赤；便秘者可加生大黄以通腑泻热。

3.
（1）症状：患眼灼热羞明，疼痛难睁，

眵泪带血，睑内红赤，白睛红肿，甚则白睛浮壅高出黑睛，黑睛星翳，或见睑内有点状出血及假膜形成；兼见恶寒发热，便秘溲赤；舌质红，苔薄黄，脉浮数。

(2) 辨证要点：火毒上壅，气郁水停血滞，辨证以白睛红肿，甚则白睛浮壅高出黑睛，眵泪带血等眼症为要点。

(3) 治法：泻火解毒，下气行水。

(4) 方药：普济消毒饮加减。可于方中加生地黄、牡丹皮、玄参以清热凉血；加葶苈子以下气行水；黑睛翳重者，可加石决明、芦荟以清肝退翳。

六、问答题

1.

(1) 初感疠气证，症见患眼碜涩灼热，羞明流泪，眼眵稀薄，胞睑微红，白睛红赤、点片状溢血；发热头痛，鼻塞，流清涕，耳前颌下可扪及肿核；舌质红，苔薄黄，脉浮数。治宜疏风清热，方用疏风散热饮子加减。宜去方中之羌活、当归尾、川芎，酌加金银花、黄芩、蒲公英、大青叶等以增强清热解毒之力；若无便秘，可去方中大黄；若白睛红赤甚、溢血广泛者，加牡丹皮、紫草以清热、凉血、退赤。

(2) 热毒炽盛证，症见患眼灼热疼痛，热泪如汤，胞睑红肿，白睛红赤壅肿、弥漫溢血，黑睛星翳；口渴心烦，便秘溲赤；舌红，苔黄，脉数。治宜泻火解毒，方用普济消毒饮加减。宜去方中陈皮、升麻、马勃；若白睛溢血广泛者，酌加石决明、木贼、蝉蜕以散邪退翳；若便秘溲赤明显者，酌加木通、生大黄以利水渗湿、清热通腑。

2.

暴风客热、天行赤眼及天行赤眼暴翳的鉴别见下表：

	暴风客热	天行赤眼	天行赤眼暴翳
病　因	感受风热之邪	猝感疫疬之气	猝感疫疬之气，内兼肺火亢盛，内外合邪，肝肺同病
眵　泪	眵多粘稠	泪多眵稀	泪多眵稀
白睛红赤	白睛红赤浮肿	白睛红赤浮肿，点状或片状白睛溢血	白睛红赤浮肿，或抱轮红赤
黑睛星翳	多无黑睛生翳	少有，在发病初出现，其星翳易消退	多有，以发病后1～2周更多，其星翳多位于黑睛中央，日久难消
眼分泌物涂片检查	多形核白细胞增多	单核细胞增多	同天行赤眼
预后	一般较好	一般较好	重者黑睛可留点状翳障，渐可消退
传染性	有传染性，但不引起流行	传染性强，易引起广泛流行	同天行赤眼

3.

金疳与火疳鉴别如下：

		金 疳	火 疳
病	位	小泡位于白睛表层	结节位于白睛里层
症	状	小泡呈灰白色小泡样，界限明显，可以溃破；推之可移，按之不痛	结节较大，呈圆形或椭圆形隆起，界限不清，很少溃破；推之不移，按之痛甚
赤	脉	小泡四周的赤脉多鲜红	结节四周的赤脉多紫红
病	程	较短	较长
预	后	较好，一般不波及瞳神，愈后多不留痕迹	较差，常波及瞳神，愈后多留痕迹

第十一章 黑睛疾病

习题

一、填空题

1. 黑睛疾病的局部表现主要是_____，分_____和_____。

2. 黑睛病变的特点是有明显的碜涩_____、_____、_____、_____等自觉症状。

3. 治疗黑睛疾病，早期多以_____为主，病变后期常用_____法以缩小和减薄翳障。

4. 黑睛疾病易向纵深发展，应重视_____治疗。

5. 聚星障相当于西医学之_____。

6. 聚星障根据其病变的形态，可分为_____、_____和_____。

7. 避免_____及_____等是预防聚星障的重要措施之一。

8. 花翳白陷的病名首见于_____，类似于西医学的_____。

9. 湿翳的病名首见于_____，类似于西医学的_____。

10. 凝脂翳的病名首见于_____，相当于西医学的_____。

11. 凝脂翳应注意与_____、_____相鉴别。

12. 混睛障的病名首见于_____，相当于西医学的_____。

13. 疳积上目相当于西医学的_____。

14. 疳积上目应与_____相鉴别，两者早期均出现_____症状。

15. 暴露赤眼生翳的病名首见于_____，相当于西医学的_____。

16. 宿翳病名首见于_____，相当于西医学的_____。

17. 旋胪泛起病名首见于_____，类似于西医学的_____。

18. 黑睛呈现点状、树枝状等浅层病变者，禁用_____。

二、选择题

（一）A1型题

1. 与黑睛疾病相关的脏腑是：
   A. 脾、胃　　　B. 肝、胆
   C. 心、小肠　　D. 肾、膀胱
   E. 肺、大肠

2. 治疗聚星障属风热客目证的主方是：
   A. 新制柴连汤
   B. 龙胆泻肝汤
   C. 银翘散
   D. 驱风散热饮子
   E. 羌活胜风汤

3. 治疗聚星障属阴虚夹风证的主方是：
   A. 加减地黄丸
   B. 六味地黄丸
   C. 知柏地黄丸
   D. 滋阴降火汤
   E. 羌活胜风汤

4. 聚星障的局部用药常选用：
   A. 抗生素眼药水
   B. 抗病毒眼药水
   C. 抗真菌眼药水
   D. 抗霉菌眼药水

E. 激素类眼药水

5. 可以采用改良割烙术方法治疗的疾病是:
- A. 细菌性角膜溃疡
- B. 真菌性角膜溃疡
- C. 霉菌性角膜溃疡
- D. 蚕蚀性角膜溃疡
- E. 病毒性角膜溃疡

6. 治疗花翳白陷属阳虚寒凝证的主方是:
- A. 肾气丸
- B. 真武汤
- C. 当归四逆汤
- D. 补中益气汤
- E. 助阳活血汤

7. 湿翳的角膜组织刮片常可找到:
- A. 真菌　　　B. 病毒
- C. 细菌　　　D. 霉菌
- E. 衣原体

8. 湿翳的主要病因病机是:
- A. 外感风热
- B. 外感风湿
- C. 黑睛外伤,风热外袭
- D. 黑睛外伤,湿毒之邪侵入
- E. 黑睛外伤,热毒之邪侵入

9. 凝脂翳的发病常在黑睛外伤后:
- A.1～2小时　　B.12～24小时
- C.24～48小时　D.24～72小时
- E.1周

10. 凝脂翳之翳障形态特征是:
- A. 状如腐渣,干燥、粗糙,易刮下
- B. 状如凝脂,表面湿润,不易刮下
- C. 状如凝脂,表面干燥,不易刮下
- D. 状如凝脂,表面湿润,易刮下
- E. 状如凝脂,表面干燥,易刮下

11. 治疗凝脂翳属风热壅盛证的主方是:
- A. 羌活胜风汤
- B. 银翘散
- C. 驱风散热饮子
- D. 新制柴连汤
- E. 四顺清凉饮子

12. 治疗凝脂翳属热盛腑实证的主方是:
- A. 新制柴连汤
- B. 大承气汤
- C. 四顺清凉饮子
- D. 龙胆泻肝汤
- E. 普济消毒饮

13. 混睛障的翳障形态特征是:
- A. 黑睛表层呈圆盘状灰白色混浊,荧光素染色阳性
- B. 黑睛深层呈圆盘状灰白色混浊,荧光素染色阴性
- C. 黑睛深层呈圆盘状灰白色混浊,荧光素染色阳性
- D. 黑睛深层呈地图状灰白色混浊,荧光素染色阴性
- E. 黑睛表层呈圆盘状灰白色混浊,荧光素染色阴性

14. 治疗疳积上目属脾虚肝热证的主方是:
- A. 参苓白术散
- B. 肥儿丸
- C. 附子理中汤
- D. 补中益气汤
- E. 泻肝散

15. 治疗暴露赤眼生翳属肝经风热证的主方是:
- A. 银翘散
- B. 石决明散
- C. 新制柴连汤
- D. 羌活胜风汤
- E. 驱风散热饮子

（二）A2 型题

1.《原机启微》中羌活胜风汤的药物组成是：

    A. 柴胡　黄芩　茯苓　荆芥　薄荷　赤芍　防风　羌活　独活

    B. 黄连　白芷　白术　木贼　枳壳　川芎　当归　羌活　独活

    C. 柴胡　黄芩　白术　荆芥　枳壳　川芎　防风　羌活　独活

    D. 柴胡　黄柏　茯苓　荆芥　枳壳　赤芍　防风　羌活　前胡

    E. 以上都不是

2.《审视瑶函》中十珍汤的药物组成是：

    A. 生地　当归　白芍药　地骨皮　知母　枸杞　麦门冬　党参

    B. 生地　当归　赤芍药　地骨皮　知母　防风　天门冬　人参

    C. 熟地　当归　赤芍药　地骨皮　知母　黄连　麦门冬　人参

    D. 生地　当归　白芍药　地骨皮　知母　丹皮　天门冬　人参

    E. 以上都不是

3. 滋阴退翳汤的药物组成是：

    A. 知母　生地　玄参　桔梗　蒺藜　白芷　木贼　菟丝子　青葙子

    B. 知母　生地　玄参　麦门冬　蒺藜　菊花　木贼　蝉蜕　青葙子

    C. 知母　生地　人参　麦门冬　蒺藜　菊花　枸杞　菟丝子　青葙子

    D. 知母　熟地　玄参　麦门冬　蒺藜　菊花　防风　蝉蜕　决明子

    E. 以上都不是

4. 黑睛边缘骤生翳障，渐渐扩大，四周高起，中间低陷，抱轮红赤，畏光流泪，舌红苔薄黄，脉浮数，宜选用：

    A. 银翘散　　　B. 加味修肝散

    C. 龙胆泻肝汤　D. 新制柴连汤

    E. 以上都不是

5. 治疗湿翳属湿重于热证的主方是：

    A. 三仁汤　　　B. 甘露消毒丹

    C. 参苓白术散　D. 龙胆泻肝汤

    E. 以上都不是

6. 湿翳的局部治疗宜选用：

    A. 抗病毒类眼药水

    B. 抗生素类眼药水

    C. 抗霉菌类眼药水

    D. 抗真菌类眼药水

    E. 以上都不是

7. 混睛障的局部治疗宜选用：

    A. 激素类眼药水

    B. 抗真菌类眼药水

    C. 抗霉菌类眼药水

    D. 抗生素类眼药水

    E. 以上都不是

8. 凝脂翳的局部治疗宜选用：

    A. 抗病毒类眼药水

    B. 抗生素类眼药水

    C. 抗真菌类眼药水

    D. 激素类眼药水

    E. 以上都不是

9. 黄液上冲常并发于：

    A. 瞳神紧小　　B. 凝脂翳

    C. 聚星障　　　D. 绿风内障

    E. 以上都不是

（三）B1 型题

    A. 新制柴连汤

    B. 泻青丸

    C. 龙胆泻肝汤

    D. 四顺清凉饮子

    E. 泻肝散

1. 治疗聚星障证属肝胆火炽的主方是：

2. 治疗花翳白陷证属热炽腑实的主方是：

3. 治疗凝脂翳证属热盛腑实的主方是：

A. 新制柴连汤
B. 羌活胜风汤
C. 加味修肝散
D. 银翘散
E. 驱风散热饮子

4. 治疗聚星障证属风热客目的主方是：

5. 治疗凝脂翳证属风热壅盛的主方是：

6. 治疗混睛障证属肝经风热的主方是：

A. 六味地黄丸
B. 滋阴退翳汤
C. 杞菊地黄丸
D. 十珍汤
E. 修肝散

7. 治疗凝脂翳证属阴虚的主方是：

8. 治疗暴露赤眼生翳证属阴液不足的主方是：

9. 治疗宿翳证属阴虚津伤的主方是：

A. 三仁汤
B. 甘露消毒丹
C. 银花解毒汤
D. 五味消毒饮
E. 龙胆泻肝汤

10. 治疗混睛障证属肝胆热毒的主方是：

11. 治疗湿翳证属热重于湿的主方是：

12. 治疗混睛障证属湿热内蕴的主方是：

A. 补中益气汤
B. 参苓白术散
C. 托里消毒散
D. 滋阴降火汤
E. 知柏地黄汤

13. 治疗疳积上目属肝脾亏虚的主方是：

14. 治疗混睛障属阴虚火炎的主方是：

15. 治疗凝脂翳证属气虚的主方是：
A. 蚕蚀性角膜溃疡
B. 细菌性角膜溃疡

C. 真菌性角膜溃疡
D. 病毒性角膜溃疡
E. 角膜基质炎

16. 黑睛被树枝、树叶等刺伤后出现翳障，表面隆起，状如腐渣，干燥而粗糙，易刮下，眼眵呈粘液性，刮片有菌丝，培养有真菌，该病例属于西医学的眼病是：

17. 剔除黑睛异物后，黑睛出现翳障，状如凝脂，表面湿润，不易刮下，眼眵呈脓性，刮片或培养可找到致病菌，该病例属于西医学的眼病是：

A. 风热壅盛证
B. 热盛腑实证
C. 肝胆火炽证
D. 阴虚证
E. 气虚证

18. 黑睛生翳，状如凝脂，白睛混赤，神水混浊，黄液上冲，头眼疼痛，羞明流泪，口苦溲黄，舌红苔薄黄，脉弦数。可辨证为：

19. 凝脂翳，黑睛溃陷，日久不敛，眼内干涩，羞明较轻，舌红脉细数。可辨证为：

20. 黑睛生翳，边缘不清，如覆薄脂，抱轮红赤，头目疼痛，羞明流泪，舌质红，苔薄黄，脉浮数。可辨证为：

A. 新制柴连汤
B. 羌活胜风汤
C. 四顺清凉饮子
D. 银花解毒汤
E. 泻肝散

21. 黑睛深层混浊，抱轮红赤，眼痛，羞明流泪，头痛鼻塞，舌红，苔薄黄，脉浮数。可选用：

22. 黑睛深层混浊肿胀，白睛混赤，眼刺痛，羞明流泪，口苦咽干，便秘溲黄，舌红苔黄，脉弦数。可选用：

23. 黑睛翳陷，扩大加深，状如凝脂，

黄液上冲量多，白睛混赤，头目剧痛，眼睑红肿，眵多浓稠，发热口渴，溺黄便秘，舌红苔黄厚，脉数有力。可选用：

    A．风热客目证

    B．肝胆火炽证

    C．肺肝风热证

    D．热重于湿证

    E．湿重于热证

24．黑睛生翳呈树枝状或地图状，白睛混赤，患眼碜涩疼痛，灼热畏光，口苦咽干，溺黄，舌红苔黄，脉弦数。可辨证为：

25．黑睛生翳，表面稍隆起，形圆而色灰白，抱轮微红，畏光流泪，疼痛较轻，口淡无味，舌苔白腻而厚，脉缓。可辨证为湿翳何证：

26．黑睛边缘骤生翳障，四周高起，中间低陷，抱轮红赤，碜痛，畏光流泪，舌红苔薄黄，脉浮数。可辨证为：

    A．栀子胜奇散

    B．泻肝散

    C．银翘散

    D．加味修肝散

    E．甘露消毒丹

27．黑睛浅层散在点状混浊，抱轮红赤，碜痛，羞明流泪，恶风发热，口干咽痛，苔薄黄，脉浮数。可选用：

28．黑睛生翳溃陷，从四周蔓生，发展迅速，黄液上冲，白睛混赤，头目疼痛，热泪频流，溲黄便结，舌红苔黄，脉数有力。可选用：

29．黑睛生翳，表面隆起，状如腐渣，白睛混赤，流泪粘稠，溺黄便秘，舌红苔黄腻，脉濡数。可选用：

    A．滋阴退翳汤

    B．滋阴降火汤

    C．桃红四物汤

    D．加减地黄汤

    E．归芍红花散

30．黑睛宿翳日久，赤脉伸入翳中，视力下降，舌红，苔薄白，脉缓。可选用：

31．聚星障：黑睛生翳日久，迁延不愈，抱轮微红，眼内干涩，羞明较轻，舌红少津，脉细。可选用：

32．黑睛深层混浊，反复发作，轻度抱轮红赤，干涩隐痛，口干咽燥，舌红少津，脉细数。可选用：

    A．参苓白术散

    B．补中益气汤

    C．十珍汤

    D．附子理中汤

    E．四物汤

33．黑睛、白睛失泽，白睛干涩，夜盲，食少纳差，面色萎黄，舌淡红，苔薄白，脉细。可选用：

34．疳积上目出现黑睛溃烂，白睛干燥，抱轮微红，畏光流泪，面白无华，大便频泄，舌淡苔薄，脉细弱。可选用：

35．黑睛干燥，有灰白色混浊，眼睑不闭，眼内涩痛，抱轮微红，舌红少苔，脉细，可选用：

（四）B2 型题

    A．心脾湿热证

    B．湿热犯目证

    C．热盛腑实证

    D．肝胆热毒证

    E．以上都不是

1．聚星障的常见病证有：

2．凝脂翳的常见病证有：

3．混睛障的常见病证有：

    A．气血凝滞证

    B．阳虚寒凝证

    C．湿重于热证

    D．阴虚火炎证

    E．以上都不是

4．湿翳的常见证型有：

5．宿翳的常见证型有：

6. 花翳白陷的常见证型有：
    A. 肝肾阴虚证
    B. 中焦虚寒证
    C. 肝经风热证
    D. 肝胆湿热证
    E. 以上都不是
7. 疳积上目的常见证型有：
8. 暴露赤眼生翳的常见证型有：

（五）C 型题
    A. 蚕蚀性角膜溃疡
    B. 细菌性角膜溃疡
    C. 两者均是
    D. 两者均不是

1. 花翳白陷类似于西医学的：
2. 聚星障类似于西医学的：
    A. 匐行性角膜溃疡
    B. 绿脓杆菌性角膜溃疡
    C. 两者均是
    D. 两者均不是
3. 凝脂翳相当于西医学的：
4. 湿翳相当于西医学的：
    A. 外伤   B. 毒邪外侵
    C. 两者均是   D. 两者均不是
5. 凝脂翳的常见病因是：
6. 疳积上目的常见病因是：
7. 湿翳的常见病因是：

（六）K 型题
1. 聚星障（树枝状）的局部治疗可选用：
    ①滴清热解毒中药制剂
    ②滴抗病毒类眼药水
    ③滴散瞳类眼药水
    ④滴激素类眼药水
共有以下五个备选
    A. 只有①②③是正确的
    B. 只有①③是正确的
    C. 只有②④是正确的
    D. 只有④是正确的

E. ①②③④均是正确的
2. 聚星障（盘状）的局部治疗为：
    ①滴抗病毒类眼药水
    ②滴抗真菌类眼药水
    ③短期滴用激素类眼药水
    ④滴抗生素类眼药水
共有以下五个备选
    A. 只有①②③是正确的
    B. 只有①③是正确的
    C. 只有②④是正确的
    D. 只有④是正确的
    E. ①②③④均是正确的
3. 蚕蚀性角膜溃疡的局部治疗为：
    ①滴用鱼腥草眼药水
    ②滴 1%阿托品眼药水
    ③球结膜下注射鱼腥草注射液
    ④可用改良割烙术治疗
共有以下五个备选
    A. 只有①②③是正确的
    B. 只有①③是正确的
    C. 只有②④是正确的
    D. 只有④是正确的
    E. ①②③④均是正确的
4. 湿翳的局部治疗可选用：
    ①滴 0.1%无环鸟苷眼药水
    ②滴 0.1%二性霉素 B 眼药水
    ③滴 1%强的松眼药水
    ④滴 1%阿托品眼药水
共有以下五个备选
    A. 只有①②是正确的
    B. 只有①③是正确的
    C. 只有②④是正确的
    D. 只有④是正确的
    E. ①②③④均是正确的
5. 匐行性角膜溃疡的局部治疗可选用：
    ①0.3%诺氟沙星眼药水滴眼
    ②1%阿托品眼药水滴眼
    ③球结膜下注射妥布霉素注射液

④球结膜下注射多粘菌素B注射液

共有以下五个备选

    A. 只有①②③是正确的

    B. 只有①③是正确的

    C. 只有②④是正确的

    D. 只有④是正确的

    E.①②③④均是正确的

6.绿脓杆菌性角膜溃疡的局部治疗可选用：

    ①0.1%无环鸟苷眼药水滴眼

    ②1%阿托品眼药水滴眼

    ③球结膜下注射万古霉素注射液

    ④球结膜下注射多粘菌素B注射液

共有以下五个备选

    A. 只有①②③是正确的

    B. 只有①③是正确的

    C. 只有②④是正确的

    D. 只有④是正确的

    E.①②③④均是正确的

7.角膜基质炎的局部治疗可选用：

    ①0.5%醋酸氢化泼尼松龙眼药水滴眼

    ②1%阿托品眼药水滴眼

    ③球结膜下注射强的松龙眼药水滴眼

    ④球结膜下注射维生素C注射液

共有以下五个备选

    A. 只有①②③是正确的

    B. 只有①③是正确的

    C. 只有②④是正确的

    D. 只有④是正确的

    E.①②③④均是正确的

8.疳积上目的局部治疗可选用：

    ①0.1%无环鸟苷眼药水滴眼

    ②维生素A油剂滴眼

    ③0.1%二性霉素B眼药水滴眼

    ④1%阿托品眼药水滴眼

共有以下五个备选

    A. 只有①②③是正确的

    B. 只有①③是正确的

    C. 只有②④是正确的

    D. 只有④是正确的

    E.①②③④均是正确的

（七）X型题

1.聚星障的常见病证有：

    A. 风热客目证

    B. 湿热犯目证

    C. 肝胆火炽证

    D. 肝肾阴虚证

    E. 阴虚夹风证

2.花翳白陷的常见病证有：

    A. 脾虚肝热证

    B. 肺肝风热证

    C. 肝阴不足证

    D. 热炽腑实证

    E. 阴虚火炎证

3.湿翳的常见病证有：

    A. 风热客目证

    B. 湿邪犯目证

    C. 湿重于热证

    D. 热重于湿证

    E. 热毒上攻证

4.凝脂翳的常见病证有：

    A. 风热壅盛证

    B. 肝胆火炽证

    C. 热盛腑实证

    D. 气阴两虚证

    E. 脾肾阳虚证

5.混睛障的常见病证有：

    A. 肺经风热证

    B. 肺经风热证

    C. 肝胆热毒证

    D. 脾虚肝热证

    E. 湿热内蕴证

6.疳积上目的常见病证有：

    A. 肝脾亏虚证

B. 中焦虚寒证

C. 肝胆火炽证

D. 脾虚肝热证

E. 阴虚火炎证

7. 暴露赤眼生翳的常见病证有：

A. 阳气虚证

B. 阴液不足证

C. 肝经风热证

D. 肺经风热证

E. 肝火上炎证

8. 宿翳的常见病证有：

A. 气虚证

B. 肝血不足证

C. 阴虚津伤证

D. 肝郁气滞证

E. 气血凝滞证

三、改错题

1. 黑睛疾病的病因多由外感六淫引起，其中更以肺经风热多见。

2. 黑睛疾病的早、中期常出现白睛红赤。

3. 黑睛边缘溃疡，有新生血管长入时，不可局部使用糖皮质激素滴眼液。

4. 聚星障、凝脂翳等黑睛疾病，为了防止黄仁后粘连，应局部滴用激素类眼药水。

5. 混睛障的早期就应注意滴用缩瞳眼药水进行治疗。

6. 花翳白陷、凝脂翳等黑睛疾病经积极治疗，病愈后多不遗留宿翳。

7. 聚星障、凝脂翳、花翳白陷等黑睛疾病发生后应注意加压包扎患眼。

8. 凝脂翳、花翳白陷等病情恶化，火毒上燔，灼伤黄仁，煎熬神水，可导致血灌瞳神。

9. 白睛红赤是指白睛表层发红，色鲜红，越近黑睛周围越明显，推之不可移动。

10. 抱轮红赤是环抱风轮发红，颜色鲜红，其血络位于深层，推之可移动。

11. 中医眼科根据翳的形态、范围、厚薄等，将宿翳分为冰瑕翳、云翳、厚翳和枣花翳。

12. 黑睛呈现点状、树枝状、地图状等病变时，可以使用糖皮质激素。

13. 蚕蚀性角膜溃疡可能是一种由细菌感染而引起的角膜疾病。

14. 蚕蚀性角膜溃疡经辨证论治、局部用药和手术治疗等疗效不佳时，应全身禁用糖皮质激素进行治疗。

15. 绿脓杆菌感染引起的角膜溃疡应首选妥布霉素滴眼及球结膜下注射进行治疗。

四、简答题

1. 黑睛疾病的病变特点是什么？

2. 黑睛疾病的治疗原则是什么？

3. 简述聚星障与凝脂翳早期的鉴别诊断。

4. 简述凝脂翳、湿翳、花翳白陷的鉴别诊断。

5. 简述疳积上目与高风内障的鉴别。

6. 简述湿翳的临床表现。

7. 简述混睛障眼部的临床表现。

8. 简述宿翳的分类及其临床表现。

五、分析题

1. 患者，男，20岁。右眼涩痛、羞明流泪4天，1周前开始恶风发热，鼻塞，口干咽痛。检查视力：右眼0.8，左眼1.2；右眼胞睑痉挛，抱轮红赤，荧光素染色检查可见黑睛浅层散在点状着色，苔薄黄，脉浮数。

试析本病的主要病因病机，并以此作出诊断，判定证型，拟定治法，选用方药。

2. 患者，男，38岁。3天前被树枝刺伤右眼，现眼珠疼痛明显，眼睑难睁，强烈羞明，热泪如泉。检查视力：右眼 0.15，左眼 1.2；右眼白睛混赤，黑睛生翳，状如凝脂，荧光素染色检查阳性，神水混浊，黄液上冲；伴口苦溲黄，舌红苔薄黄，脉弦数。

试析本病的主要病因病机，并以此作出诊断，判定证型，拟定治法，选用方药。

3. 患者，女，35 岁。左眼刺痛、羞明流泪、视物模糊 5 天，检查视力：右眼 1.5，左眼 0.1；左眼白睛混赤，黑睛深层混浊肿胀，角膜荧光素染色检查阴性，黑睛赤脉贯布，赤白混杂；伴口苦咽干，便秘溲黄，舌红苔黄，脉弦数。

试析本病的主要病因病机，并以此作出诊断，判定证型，拟定治法，选用方药。

六、问答题

1. 试述聚星障的病因病机、临床特点？其治疗和代表方是什么？

2. 试述花翳白陷的病因病机、临床表现及治疗。

3. 试述凝脂翳的病因病机、临床表现及治疗。

3. 试述黑睛疾病的发展与转归。

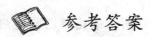 参考答案

一、填空题

1. 翳障　新翳　宿翳
2. 疼痛　畏光　流泪　视力下降
3. 祛风清热　退翳明目
4. 散瞳
5. 单纯疱疹病毒性角膜炎
6. 树枝状　地图状　盘状
7. 感冒发烧　过度疲劳
8. 《秘传眼科龙木论》　角膜溃疡
9. 《一草亭目科全书》　真菌性角膜炎

10. 《证治准绳》　细菌性角膜炎
11. 湿翳　花翳白陷
12. 《审视瑶函》　角膜基质炎
13. 角膜软化症
14. 高风内障　夜盲
15. 《银海精微》　暴露性角膜炎
16. 《目经大成》　角膜瘢痕
17. 《证治准绳》　圆锥角膜
18. 糖皮质激素

二、选择题

（一）A1 型题

1. B. 根据五轮学说，风轮内应于肝、胆。

2. C. 银翘散有祛风清热的功效。

3. A. 加减地黄丸有滋阴祛风的功效。

4. B. 聚星障多系病毒感染所致。

5. D. 割烙术适用于蚕蚀性角膜溃疡。

6. C. 当归四逆汤有温阳散寒通脉的功效。

7. A. 湿翳由真菌感染所致。

8. D. 湿翳的病因多为外伤后湿毒之邪侵入。

9. C. 凝脂翳常在黑睛外伤后 24～48 小时发病。

10. D. 凝脂翳的病变特点为状如凝脂，表面湿润，易刮下。

11. D. 新制柴连汤有祛风清热的功效，适用于风热壅盛证。

12. C. 四顺清凉饮子有泻火解毒的功效，适用于热盛腑实证。

13. B. 混睛障以黑睛深层圆盘状混浊、荧光素染色阴性为特征。

14. B. 肥儿丸有健脾清肝的功效，适用于脾虚肝热证。

15. B. 石决明散有平肝清热的功效，适用于暴露赤眼生翳的肝经风热证。

（二）A2 型题

1. C. 羌活胜风汤不含黄连、黄柏、茯苓、赤芍。

2. D.《审视瑶函》十珍汤不含熟地、赤芍、枸杞、党参、黄连。

3. B. 滋阴退翳汤不含人参、桔梗、白芷、枸杞、决明子。

4. B. 该病证系花翳白陷的肺肝风热证，故选加味修肝散。

5. A. 三仁汤有祛湿清热的功效，治疗湿重于热的病证。

6. D. 湿翳系真菌感染所致。

7. A. 混睛障的局部治疗可选用糖皮质激素眼药水。

8. B. 凝脂翳系细菌感染所致。

9. B. 凝脂翳常出现黄液上冲等并发症。

（三）B1 型题

1. B. 泻青丸是治疗聚星障肝胆火炽证的主方。

2. E. 泻肝散是治疗花翳白陷热炽腑实证的主方。

3. D. 四顺清凉饮子是治疗凝脂翳热盛腑实证的主方。

4. D. 银翘散是治疗聚星障风热客目证的主方。

5. A. 新制柴连汤可祛风清热，适用于风热壅盛证。

6. B. 羌活胜风汤适用于混睛障的肝经风热证。

7. B. 滋阴退翳汤适用于凝脂翳的阴虚证。

8. D. 十珍汤适用于暴露赤眼生翳的阴液不足证。

9. B. 滋阴退翳汤适用于宿翳的阴虚津伤证。

10. C. 银花解毒汤适用于混睛障的肝胆热毒证。

11. B. 甘露消毒丹适用于湿翳的热重于湿证。

12. B. 甘露消毒丹适用于混睛障的湿热内蕴证。

13. B. 参苓白术散适用于疳积上目的肝脾亏虚证。

14. D. 滋阴降火汤适用于混睛障的阴虚火炎证。

15. C. 托里消毒散适用于凝脂翳的气虚证。

16. C. 该病症具真菌性角膜溃疡的特征。

17. B. 该病症具细菌性角膜溃疡的特征。

18. C. 该病证可辨证为肝胆火炽证。

19. D. 该病证可辨证为阴虚证。

20. A. 该病证可辨证为风热壅盛证。

21. B. 该病证系混睛障的肝经风热证。

22. D. 该病证系混睛障的肝胆热毒证。

23. C. 该病证系凝脂翳的热盛腑实证。

24. B. 该病证系聚星障的肝胆火炽证。

25. E. 该病证系湿翳的湿重于热证。

26. C. 该病证系花翳白陷的肺肝风热证。

27. C. 该病证系聚星障的风热客目证，故选银翘散。

28. B. 该病证系花翳白陷的热炽腑实证，故选泻肝散。

29. E. 该病证系湿翳的热重于湿证，故选甘露消毒丹。

30. C. 该病证系宿翳的气血凝滞证，治宜活血退翳，故选桃红四物汤。

31. D. 该病证系聚星障之阴虚夹风证，治宜滋阴祛风，故选加味地黄汤。

32. B. 该病证系混睛障的阴虚火炎证，治宜滋阴降火，故选滋阴降火汤。

33. A. 该病证系疳积上目之脾虚气弱证，治宜健脾益气明目，故选参苓白术散。

34. D. 该病证系中焦虚寒证，治宜温中散寒、补益脾胃，故选附子理中汤。

35.C. 该病证系暴露赤眼生翳的阴液不足证，治宜滋阴润燥，故选十珍汤。

（四）B2 型题

1.B

2.C

3.D

4.C

5.A

6.B

7.B

8.C

（五）C 型题

1.C. 花翳白陷可见于蚕蚀性角膜溃疡或细菌性角膜溃疡。

2.D. 聚星障类似于西医学的病毒性角膜炎。

3.C. 凝脂翳相当于西医学的细菌性角膜溃疡，包括匐行性和绿脓杆菌性角膜溃疡。

4.D. 湿翳相当于真菌性角膜炎。

5.C. 凝脂翳由黑睛外伤、毒邪外侵引起。

6.D. 疳积上目由饮食不节，饥饱失调所致。

7.C. 湿翳系黑睛外伤后，湿毒之邪外侵引起。

（六）K 型题

1.A. 因树枝状角膜炎禁用激素类眼药水。

2.B. 因盘状角膜炎应滴用抗病毒眼药水和短期滴用激素类眼药。

3.E

4.C. 因②、④为湿翳的局部治疗方法。

5.A. 因多粘菌素 B 主要用于治疗绿脓杆菌性角膜溃疡。

6.C. 因多粘菌素 B 和散瞳为该病的主要局部治法。

7.A. 因角膜基质炎不必注射维生素 C 注射液。

8.C

（七）X 型题

1.A、B、C、E. 根据古籍记载及临床观察，肝肾阴虚证不属于聚星障的病证。

2.B、D. 花翳白陷的常见病证有肺肝风热证和热炽腑实证。

3.C、D. 湿翳主要由湿热所致，表现为湿重于热或热重于湿。

4.A、B、C、D. 根据中医古籍记载及临床观察，脾肾阳虚证不属于凝脂翳的常见病证。

5.A、C、E. 根据医籍记载和临床观察，肺经风热证和脾虚肝热证不属于混睛障的常见病证。

6.A、B、D. 根据医籍记载和临床观察，肝胆火炽证和阴虚火炎证不是疳积上目的常见病证。

7.B、C

8.C、E

三、改错题

1. 应将"肺经风热"改为"肝胆风热"。因黑睛属肝胆，其病变与肝胆有关，而少见肺经风热所致者。

2. 应将"白睛红赤"改为"抱轮红赤"。黑睛疾病是以出现抱轮红赤为特征。

3. 应将"不可局部使用糖皮质激素滴眼液"改为"可以局部使用糖皮质激素滴眼液"。因糖皮质激素可以抑制新生血管的生长。

4. 应将"激素类眼药水"改为"散瞳眼药水"。因为为了防治黑睛疾病所致黄仁后粘连，局部应滴用散瞳药。

5. 应将"缩瞳眼药水"改为"散瞳眼药水"。因混睛障的早期就容易出现黄仁后粘连，故应散瞳治疗。

6．应将"多不遗留宿翳"改为"多遗留宿翳"。因花翳白陷、凝脂翳等病情较重，一旦发生，即使治疗及时，也常会遗留宿翳。

7．应将"加压包扎"改为"用眼垫遮盖"。因聚星障等黑睛疾病发生后，局部畏光流泪等刺激症状严重，须注意用眼垫遮盖患眼。

8．应将"血灌瞳神"改为"黄液上冲"。因凝脂翳等病情变化不会出现血灌瞳神，后者多由外伤等致。

9．应将"越近黑睛周围越明显，推之不可移动"，改为"越近周边越明显，推之可移动"。因前者为抱轮红赤的特征。

10．应将"颜色鲜红，推之可移动"，改为"颜色暗红，推之不能移动"。因前者为白睛红赤的特征。

11．应将"枣花翳"改为"斑脂翳"。因枣花翳为晶珠混浊，不是黑睛生翳。

12．应将"可以使用糖皮质激素"改为"禁用糖皮质激素"。因糖皮质激素影响黑睛表层病变的愈合。

13．应将"由细菌感染而引起的角膜疾病"改为"自身免疫性疾病"。因由细菌感染而引起者为细菌性角膜炎。

14．应将"应全身禁用糖皮质激素"改为"可全身使用糖皮质激素"。

15．应将"妥布霉素"改为"多粘菌素B"。因多粘菌素 B 为治疗绿脓杆菌性角膜溃疡的首选药物。

四、简答题

1.
（1）自觉症状：有明显的磣涩、疼痛、畏光、流泪、视力下降等。

（2）眼部检查：可见抱轮红赤或白睛混赤，黑睛生翳，荧光素染色检查阳性。

（3）并发及后遗症：黑睛病变病程长，恢复慢；严重者可波及黄仁，出现黄液上冲、瞳神紧小、瞳神干缺、蟹睛等；病愈后多遗留宿翳，视力可受到不同程度的影响。

2.
（1）内治：早期多以祛风清热为主；中期常用清肝泻火、通腑泻热、清热利湿等法；病变后期常用退翳明目法以缩小和减薄瘢痕翳障。

（2）外治：用滴眼药水、涂眼药膏、熏洗等外治方法以提高疗效。此外，黑睛疾病易向纵深发展，应重视散瞳治疗。

3．凝脂翳与聚星障鉴别要点如下表：

	凝脂翳早期	聚星障
诱因	黑睛外伤	感冒发烧或劳累后
角膜知觉	变化不明显	病变区知觉减退
眵泪	眵泪呈脓性	泪多眵少或无眵
翳膜形态	初起为单个米粒样混浊，色灰白，边缘不清，表面污浊，如覆薄脂	初起为多个针尖样细小星点混浊，继则融合如树枝状、地图状及盘状
预后	无复发	常反复发作
并发症	常化脓，易穿孔，黄液上冲	一般不化脓，不穿孔，多无黄液上冲

4. 凝脂翳与湿翳、花翳白陷的鉴别要点如下表：

	湿翳	凝脂翳	花翳白陷
病因	植物性黑睛外伤后，湿热毒邪侵袭	多为黑睛剔除异物术等，或外伤后邪毒感染，常有漏睛史	多无外伤史，系风热外袭、肺肝热炽等引起
病势 自觉症状 眼眵	起病缓，发展慢 轻 粘液性	起病急，发展快 重 脓性	发展缓，病程长 随病情发展而加重 眵少
翳障形态	状如腐渣，干燥、粗糙，易刮下	状如凝脂，表面湿润，不易刮下	状如花瓣，形如新月，不易刮下
病原检查	刮片有菌丝，培养有真菌	刮片或培养常可找到致病菌	可找到细菌，或为自身免疫性疾病

5.

(1) 两者相同的是：早期出现夜盲。

(2) 两者不同的是：疳积上目为外障眼病，其病外显证候明显，可见白睛和黑睛干燥无光泽，甚至黑睛混浊溃烂等症；高风内障者眼外观端好，为内障眼病，眼底可见视网膜血管旁有骨细胞样色素沉着，血管变细，视野逐渐缩窄。

6.

(1) 自觉症状：因眼表浅外伤，眼部逐渐出现碜涩不适，继而疼痛，畏光流泪，有粘性分泌物，视力下降。病程较长。

(2) 眼部检查：抱轮红赤或白睛混赤，黑睛生翳，呈圆形或椭圆形或不规则形，翳色灰白而欠光泽，表面微隆起，状如腐渣样堆积，外观干而粗糙且易刮除，边缘呈纡曲状，与正常组织分界较清楚；向四周逐渐发展，黑睛后壁出现斑块状沉着物，常伴有黄液上冲，其质大多粘稠，脓量较多，可遮盖大部瞳神；甚则黑睛溃破，黄仁绽出，形成蟹睛。

(3) 实验室及特殊检查可寻找到真菌等。

7.

(1) 自觉症状：目珠疼痛，羞明流泪，视物模糊，严重者视力明显下降。

(2) 眼部检查：可见胞睑难睁，抱轮红赤，或白睛混赤，黑睛深层圆盘状混浊，逐渐蔓延至整个黑睛，表面粗糙，外观如毛玻璃状，不形成溃疡；常伴黑睛后壁沉着物，神水混浊。赤脉从黑睛边缘逐渐侵入黑睛深层，呈毛刷状排列，可延及整个黑睛，形成赤白混杂的翳障，严重障碍视力；多合并瞳神紧小，或可出现瞳神干缺或瞳神闭锁。结核性者，黑睛翳多呈扇形、周边性，不蔓延整个黑睛，常单侧患病；病毒感染引起者，常表现为黑睛深层圆盘状混浊，易反复发作。

8.

(1) 分类：宿翳依据其厚薄、形状不一等，分为冰瑕翳、云翳、厚翳和斑脂翳。

(2) 临床表现：冰瑕翳是在集光灯下察见翳菲薄；云翳是在自然光线下可见翳稍厚，似浮云；厚翳是一望则见翳较厚，色白光滑如瓷；斑脂翳是见其色白中带棕黑，或有细小赤脉伸入，瞳神不圆，翳与黄仁粘连。以上宿翳均表面光滑，边缘清楚，荧光素染色阴性。可不同程度影响视力。

五、分析题

1.

（1）病因病机：风热之邪外袭，风性轻扬，热性上炎，风热伤及黑睛，致生翳障。

（2）诊断：聚星障。

（3）证型：风热客目证。

（4）治法：疏风清热。

（5）方药：银翘散加减。常于方中加柴胡、黄芩以增祛肝经风热之功；抱轮红赤，热邪较重者，可加赤芍、丹皮、板蓝根、大青叶、菊花、紫草以助清热散邪、凉血退赤之力；眼睑难睁、羞明多泪者，加蔓荆子、防风、桑叶以增清肝明目之功。

2.

（1）病因病机：多于黑睛外伤后，风热邪毒乘虚侵袭，入里化热，致肝胆火炽，脏腑热盛，上炎于目，灼伤黑睛。

（2）诊断：凝脂翳。

（3）证型：肝胆火炽证。

（4）治法：清肝泻火。

（5）方药：龙胆泻肝汤加减。可加野菊花、紫花地丁、败酱草、薏苡仁等以清热解毒排脓；若大便燥结，加大黄、芒硝以泻火通腑。

3.

（1）病因病机：黑睛风轮内应于肝，肝胆热毒炽盛，循经上攻，因热致瘀，或火郁经脉，气血壅滞，则黑睛混浊与赤脉混杂。

（2）诊断：混睛障。

（3）证型：肝胆热毒证。

（4）治法：清肝解毒，凉血化瘀。

（5）方药：银花解毒汤加减。黑睛肿胀，可加车前子、茺蔚子以利水消肿；黑睛赤脉瘀滞，可选用当归尾、赤芍、桃仁、红花以活血化瘀；口渴欲饮者，可加生石膏、

知母清热；便秘者，加玄明粉以助大黄通腑泻下之功。

六、问答题

1.

（1）病因病机：外感风热，伤及黑睛；或外邪入里化热；或素有肝经伏火，内外合邪，以致肝胆火炽，灼伤黑睛；或恣食肥甘厚味或煎炒之物，损伤脾胃，酿成脾胃湿热，土反侮木，熏蒸黑睛；或素体阴虚，正气不足；或患热病后，津液耗伤，以致阴津亏乏，复感风邪引起。

（2）临床表现：本病常在感冒发热基本好转或痊愈后出现，或在劳累后发病。视力不同程度下降。轻者眼内沙涩不适，伴轻微疼痛及畏光流泪等症；重者碜涩疼痛，灼热畏光，热泪频流，多无眵。眼部检查可见眼睑难睁，抱轮红赤或白睛混赤，角膜知觉减退。初期黑睛生翳，状如针尖或秤星大小，色灰白，少则数颗，多则数十颗，或同时而起，或先后逐渐而生；继则相互融合成树枝状；若病情继续发展，病灶扩大加深，则呈现边缘不齐且表面凸凹的地图状；荧光素染色检查阳性。也有病变位于黑睛深层，肿胀混浊，其形如圆盘状，黑睛后壁可有皱褶，但其表面光滑，荧光素染色检查阴性。本病严重者多波及黄仁，引起黄仁肿胀，瞳神紧小，神水混浊，甚则黄仁与晶珠粘连，还可发生绿风内障。其病位较深者，愈后黑睛遗留瘢痕翳障，可影响视力，甚或失明。

（3）治疗

①辨证论治：风热客目证，治宜疏风清热，方用银翘散加减；肝胆火炽证，治宜清肝泻火，方用泻青丸加减；湿热犯目证，治宜清热除湿，方用龙胆泻肝汤加减；阴虚夹风证，治宜滋阴祛风，方用加减地黄丸加减。

②外治：选用清热解毒类中药制剂滴眼

液或抗病毒眼药水滴眼，并散瞳；若仅黑睛深层呈现圆盘状病变，在抗病毒药物治疗的同时，可短期慎重而合理地局部使用糖皮质激素进行治疗。另外，还可配合涂抗病毒眼药膏、湿热敷、结膜下注射等。

2.

（1）病因病机：风热外袭，金盛克木，循经上犯，黑睛溃陷；或脏腑素有积热，复感外邪，入里化热，热邪炽盛，上冲于目，致黑睛溃陷。或素体阳虚，或过用寒凉药物损伤阳气，寒伤厥阴肝经，黑睛生翳溃陷。

（2）临床表现：患眼碜涩疼痛，畏光流泪，眼睑难睁，视力下降。严重者常伴头目剧痛。眼部检查可见抱轮红赤或白睛混赤，初期黑睛内、外两侧边缘生翳溃陷，后沿黑睛缘呈环形发展，逐渐向中央区侵蚀，略微高起，中间低陷，状似花瓣，或溃陷从黑睛一边发展，如蚕蚀之状，形如新月，色灰白，渐侵中央，最终可累及整个黑睛，遮掩瞳神；溃陷也可向深层发展，引起黑睛穿孔，黄仁脱出，变生蟹睛等恶候。溃陷向中央部进展的同时，周边部溃陷区逐渐修复，并有新生赤脉伸入，形成广泛瘢痕翳障。

（3）治疗

①辨证论治：肺肝风热证，治宜疏风清热，方用加味修肝散加减；热炽腑实证，治宜通腑泻热，方用泻肝散加减；阳虚寒凝证，治宜温阳散寒通脉，方用当归四逆汤加减。

②外治：滴用清热解毒及退翳眼药水；细菌感染者，滴用抗生素眼药水；并同时滴用散瞳药，以防瞳孔粘连。黑睛缘溃疡，有新生血管长入时，可局部使用糖皮质激素滴眼液。还可配合熏眼、湿热敷及球结膜下注射。对角膜已穿孔或角膜即将穿孔的患者，可行羊膜覆盖或行角膜移植手术。蚕蚀性角膜溃疡患者，如果对局部治疗无反应，可全身应用糖皮质激素进行治疗。

3.

（1）病因病机：多于黑睛外伤后，风热邪毒乘虚袭入，触染黑睛所致；素有漏睛者，因邪毒已伏，更易乘伤袭入而发病。

（2）临床表现：发病急，常在黑睛外伤后24～48小时发病。初起症见眼内异物感，患眼涩痛或刺痛，红赤，畏光流泪，眼睑难睁，眵黄而粘稠，眼睑轻度肿胀，视力下降。病情发展，严重者症见头目剧痛，眼睑红赤肿胀，羞明难睁，热泪如泉，视力剧降。眼部检查：初起可见抱轮红赤或白睛混赤，黑睛出现米粒或绿豆大小的混浊，色灰白，边缘不清，表面不净，中部凹陷，其上如覆薄脂；严重者症见白睛混赤壅肿，黑睛如覆凝脂，色黄白，肥浮脆嫩，凹陷扩大加深，甚则可延及整个黑睛；常兼黑睛后沉着物、神水混浊或黄液上冲，黄液量多时可遮满整个瞳神。若病情继续发展，可引起黑睛变薄，甚或穿孔，致黄仁绽出而成蟹睛症。极严重者眵泪、凝脂等均呈黄绿色，可于数日内导致黑睛全溃穿破，或脓攻全球，眼珠塌陷而失明。实验室检查：角膜刮片、涂片检查和微生物培养可发现金黄色葡萄球菌、肺炎链球菌或绿脓杆菌生长。

（3）治疗

①辨证论治：风热壅盛证，治宜祛风清热，方用新制柴连汤加减；肝胆火炽证，治宜清肝泻火，方用龙胆泻肝汤加减；热盛腑实证，治宜泻火解毒，方用四顺清凉饮子加减；气阴两虚证，治宜滋阴退翳或益气退翳，偏于阴虚者用滋阴退翳汤或海藏地黄散加减，偏于气虚者用托里消毒散加减。

②外治：可选用清热解毒类中药制剂眼药水或敏感的抗生素眼药水滴眼，并用1%阿托品眼液或眼膏散瞳；睡前涂抗生素类眼膏。还可用清热解毒祛风药洗眼及湿热敷；球结膜下注射妥布霉素注射液等，若为绿脓杆菌所致者，首选多粘菌素B作球结膜下

注射。有角膜穿破的危险时，可以采取板层角膜移植或穿透性角膜移植术治疗；如角膜已穿孔，眼球内容物脱出，并继发眼内感染者，则需行眼内容剜出术。

4．一般来说，疾病初起，黑睛上仅出现星翳，病位表浅，无溃陷，若能治疗及时，一般可以痊愈，甚至不留瘢痕翳障。若治疗不及时，或正虚邪盛，形成溃陷。已有溃陷者，则翳障向四周扩大和向深层发展，愈合留下较厚的瘢痕翳障。严重者则变证丛生，大致可归纳为以下几方面：一是病变波及黄仁，出现黄液上冲、瞳神紧小、瞳神干缺等症。二是病变侵蚀黑睛，可致黑睛溃破，黄仁脱出，形成蟹睛，愈后遗留斑脂翳。瞳神干缺及斑脂翳的形成又可使神水流出受阻、瘀积眼内而出现旋螺尖起及继发性绿风内障等症。三是黑睛溃烂穿孔，漏口不能修复，形成正漏；或邪毒乘黑睛溃破之处侵入珠内，使整个眼珠化脓，终致眼珠萎缩塌陷。

第十二章 瞳神疾病

习题

一、填空题

1. 瞳神亦称_____、_____、_____等。狭义瞳神指黄仁中央能展缩的圆孔，即西医学之_____。

2. 晶珠又名_____、_____。

3. 五轮学说中瞳神为_____轮，传统多认为其内应于_____和_____。

4. 广义瞳神疾病属_____眼病范畴，对_____影响明显。

5. 瞳神紧小是黄仁受邪，以_____、_____为主要临床症状的眼病。

6. 瞳神干缺是_____失治、误治所致。

7. 绿风内障是以_____、_____、_____、_____为主要临床特征的眼病。

8. 绿风内障相当于西医学之_____。

9. 一般将青光眼分为_____、_____及_____三大类。

10. 青风内障是指眼_____不适，或时有轻度眼胀及_____，_____，终致失明的内障眼病。

11. 青风内障相当于西医学之_____。

12. 原发性闭角型青光眼分_____青光眼和_____青光眼。

13. 原发性开角型青光眼有_____青光眼和_____青光眼。

14. 圆翳内障相当于西医学的_____。

15. 瞳神疾病的主要证候特点为_____异常和_____改变。

16. 瞳神疾病的内治法中，虚证一般多从_____、_____、_____方面着手；实证常用_____、_____、_____、_____等法。

17. 青风内障和绿风内障发病因素虽然复杂，但局部均与_____有关。

18. 白内障的发展一般可以分为_____、_____、_____、_____四期。

19. 视瞻有色其辨证分型主要有_____、_____、_____三型。

20. 治疗络阻暴盲时，为及时抢救视力，可配合应用血管扩张剂，如_____吸入，或_____舌下含化等。

21. 《外台秘要》所载"绿翳青盲"颇似绿风内障，并认为是由_____、_____所致。

22. 绿风内障的临床过程西医眼科学分为_____、_____、_____、_____、_____、_____六期。

23. 青盲病名首见于《_____》。

24. 络损暴盲证候分类主要有_____、_____、_____、_____四种证型。

25. 络阻暴盲证候分型主要有_____、_____、_____、_____四种证型。

26. 消渴目病证候分类主要有_____、_____、_____、_____、_____五型。

27. 目系暴盲类似于西医学的_____、_____、_____等引起视力突降的视神经病。

28. 视瞻有色类似于西医学的_____
____。

29. 视衣脱离即西医学的_____，是
视网膜_____层与_____层间分离引起
视功能障碍的眼病。

30. 视瞻昏渺是指眼外观无异常，_____
____，随年龄增长视力渐减，终致失明的眼
病。该病名始见于《_____》。视瞻昏渺
类似于西医眼科学的_____，又称_____
__。

31. 视瞻昏渺其辨证分型主要有_____
__、_____、_____、_____四型。

32. 高风内障是以_____和_____
为特征的眼病。相当于西医学的_____。

33. 高风内障的辨证分型主要有_____
__、_____、_____等三型。

34. 青盲是指眼外观正常，视盘_____
__，视力_____，甚至_____的内障眼
病。相当于西医学的_____。

35. 青盲的辨证分型主要有_____、
_____、_____、_____等四型。

二、选择题

(一) A1 型题

1. 广义瞳神不包括：
    A. 乌睛　　　B. 神水
    C. 黄仁　　　D. 视衣
    E. 目系

2. 关于瞳神紧小的临床表现，下面哪
项是错误的：
    A. 眼珠疼痛或胀痛
    B. 眉棱骨痛
    C. 畏光流泪
    D. 视物模糊
    E. 白睛红赤

3. 关于绿风内障下面哪项不正确：
    A. 50 岁以上女性多见
    B. 仅单眼患病

C. 发病急且危重，极易失明
    D. 应尽早及时治疗
    E. 宜中西医结合治疗

4. 下述关于"云雾移睛"的病名，不
正确的是：
    A. 玻璃体混浊
    B. 蝇翅黑花
    C. 眼风黑花
    D. 飞蚊症
    E. 视直如曲

5. "瞳神紧小"的病名最早见于：
    A. 《秘传眼科龙木论》
    B. 《审视瑶函》
    C. 《证治准绳·杂病·七窍门》
    D. 《一草亭目科全书》
    E. 《原机启微》

6. 云雾移睛偏于湿热蕴蒸证者应选用
的方剂是：
    A. 绿风羚羊饮
    B. 三仁汤加减
    C. 丹栀逍遥散
    D. 龙胆泻肝汤
    E. 将军定痛丸

7. 络阻暴盲者，外眼端好，骤然盲无
所见，兼情志抑郁，胸胁胀满，头痛眼胀，
舌有瘀点，脉弦，治宜：
    A. 行气活血，通窍明目
    B. 补气养血，化瘀通络
    C. 清热疏肝，降逆和胃
    D. 滋阴养血，柔肝熄风
    E. 滋阴降火，平肝熄风

8. 在消渴目病及络损暴盲的鉴别诊断
上，有重要意义的是：
    A. 年龄
    B. 性别
    C. 视力变化速度
    D. 眼别
    E. 眼底病变

9. 视衣脱离中医辨证治疗的适应证是:
    A. 患者自觉视力下降
    B. 未发现裂孔, 或术后视衣虽复位, 但残存积液
    C. 周边视衣干性裂孔
    D. 球形的视衣脱离
    E. 脱离未达到黄斑区

10. 目系暴盲者, 自觉头昏目眩, 视力急降。检查眼底可见视盘充血, 边界不清, 伴头晕耳鸣, 五心烦热, 口干唇红, 舌红少苔, 脉弦细数。应选用下列何方治疗:
    A. 人参养荣汤
    B. 血府逐瘀汤加减
    C. 宁血汤加减
    D. 通窍活血汤加减
    E. 知柏地黄汤加减

11. 视衣脱离者属脉络瘀滞证, 当治以养血活血、祛风止痛, 方选:
    A. 猪苓汤加减
    B. 五苓散加减
    C. 真武汤加减
    D. 三仁汤加减
    E. 除风益损汤

12. 瞳神疾病不包括下列哪项组织的病变:
    A. 晶珠   B. 神膏
    C. 视衣   D. 目系
    E. 黑睛

13. 抢救络阻暴盲的首选药物是:
    A. 抗生素   B. 血管扩张剂
    C. 激素类药物   D. 缩瞳剂
    E. 散瞳剂

14. 以下哪个疾病不属于内障眼病:
    A. 混睛障   B. 圆翳内障
    C. 青风内障   D. 青盲
    E. 视瞻昏渺

15. 以下哪项不是视网膜脱离的病因病机:
    A. 眼部外伤, 视衣受损
    B. 劳瞻竭视, 肝肾两虚, 神膏变性, 目失所养
    C. 脾胃气虚, 运化失司, 固摄无权, 水湿潴留, 上泛目窍
    D. 头部受外伤, 视衣受损
    E. 心肺风热, 上犯眼眦

16. 荧光素眼底血管造影对哪种瞳神病的诊断有重要意义:
    A. 视衣脱离   B. 视瞻有色
    C. 高风内障   D. 青风内障
    E. 绿风内障

17. 消渴目病增殖期的标志性眼底变化是:
    A. 微动脉瘤
    B. 斑片状出血
    C. 视网膜新生血管
    D. 视网膜棉絮状白斑
    E. 黄斑水肿

18. 目系暴盲者见眼球后隐痛, 胸胁疼痛, 头昏目眩, 口苦咽干, 舌质暗红, 脉弦细, 宜选用:
    A. 逍遥散合桃红四物汤
    B. 知柏地黄丸加减
    C. 人参养荣汤加减
    D. 龙胆泻肝汤加减
    E. 将军定痛丸加减

19. 视瞻昏渺之肝肾阴虚证治疗的主方是:
    A. 人参养荣汤
    B. 知柏地黄丸
    C. 血府逐瘀汤
    D. 杞菊地黄丸
    E. 金匮肾气丸

20. 高风内障相当于西医学的什么病:
    A. 原发性视网膜色素变性
    B. 原发性视神经萎缩
    C. 原发性开角型青光眼

D．视网膜中央动脉阻塞

E．急性球后视神经炎

21．青盲相当于西医学的什么病：

　　A．原发型视神经萎缩

　　B．视神经萎缩

　　C．下行性视神经萎缩

　　D．上行性视神经萎缩

　　E．继发性视神经萎缩

22．视瞻昏渺之气血亏虚证治疗的主方是：

　　A．四物汤　　　　B．人参养荣汤

　　C．归脾汤　　　　D．四君子汤

　　E．八珍汤

23．青盲之气血瘀滞证治疗的主方是：

　　A．血府逐瘀汤

　　B．丹栀逍遥散

　　C．通窍活血汤

　　D．桃红四物汤

　　E．除风益损汤

（二）A2 型题

1．属瞳神紧小辨证分型的有：

　　A．肝经风热证

　　B．风火攻目证

　　C．痰火郁结证

　　D．痰湿血郁证

　　E．以上都不是

2．关于绿风内障的发病，下面哪个是错误的：

　　A．头眼剧烈胀痛

　　B．瞳神中度散大

　　C．前房深浅正常

　　D．瞳神展缩失灵

　　E．以上都不是

3．以下哪项是"云雾移睛"的诊断依据：

　　A．检眼镜彻照法下可见色泽不同、形态各异的漂浮物

　　B．检眼镜彻照法下可见固定不动之

阴影

　　C．检眼镜下见视衣火焰状出血

　　D．检眼镜下见黄斑区水肿浮起

　　E．以上都不是

4．络阻暴盲主要是指：

　　A．眼前突然出现飘动黑影，视力昏朦

　　B．患眼剧痛，其硬如石，视力明显下降

　　C．眼底脉络出血，视力急降

　　D．眼前出现固定黑影，视物弯曲变形，视力突降

　　E．以上都不是

5．从西医眼科而言，所谓"视衣脱离"应是：

　　A．视网膜从脉络膜脱离

　　B．视网膜的色素上皮层与玻璃膜脱离

　　C．视网膜内九层与色素上皮层脱离

　　D．视网膜的神经纤维层与内界膜分离

　　E．以上都不是

6．视瞻有色的发病特点是：

　　A．多见于青年女性

　　B．多见于老年女性

　　C．多见于青少年

　　D．多见于老年男性

　　E．以上都不是

7．历代中医眼科并无"消渴目病"之名，本病眼部症状曾归属于历代中医眼病中的：

　　A．暴盲　　　　B．绿盲

　　C．青盲　　　　D．雀目

　　E．以上都不是

8．突发络阻暴盲者的典型眼底变化应是：

　　A．骨细胞样色素沉着

　　B．视盘充血水肿

C. 黄斑樱桃红斑

D. 视网膜出血

E. 以上都不是

9. 青盲之肝气郁结证的主方是:

    A. 丹栀逍遥散

    B. 血府逐瘀汤

    C. 舒肝丸

    D. 通窍活血汤

    E. 以上都不是

10. 青盲相当于西医学的什么病:

    A. 原发型开角型青光眼

    B. 视网膜中央动脉阻塞

    C. 原发性视网膜色素变性

    D. 老年性黄斑变性

    E. 以上都不是

（三）B1 型题

    A. 熏洗

    B. 散瞳

    C. 使用抗病毒眼药水

    D. 药物热敷

    E. 抗生素眼药水

1. 瞳神紧小重要的外治法是:

2. 瞳神干缺重要的外治法是:

    A. 瞳神展缩失灵

    B. 抱轮红赤或白睛混赤

    C. 黄仁纹理不清

    D. 眼压正常或偏低

    E. 眼压增高

3. 瞳神紧小多无:

4. 绿风内障无:

    A. 晶珠   B. 神膏

    C. 黑睛   D. 目系

    E. 黄仁

5. 云雾移睛的病变部位在:

6. 目系暴盲的病变部位在:

7. 圆翳内障的病变部位在:

    A. 视网膜渗出

    B. 视网膜脱离

C. 黄斑区樱桃红斑

D. 视网膜出血

E. 玻璃体混浊

8. 络损暴盲的主要特征是:

9. 络阻暴盲的主要特征是:

10. 云雾移睛的主要特征是:

    A. 视盘颜色苍白

    B. 视盘颜色蜡黄

    C. 视盘颜色正常

    D. 视盘充血水肿

    E. 视盘生理凹陷扩大

11. 青盲的主要特征是:

12. 目系暴盲的主要特征是:

13. 青风内障的主要特征是:

    A. 归脾汤加减

    B. 四物五子丸

    C. 舒肝解郁益阴汤加减

    D. 龙胆泻肝汤

    E. 新制柴连汤

14. 视瞻有色患者,视物模糊,眼前可见暗灰色阴影,视物变小,黄斑区色素紊乱,中心凹光反射减弱;全身症见头晕耳鸣,梦多滑遗,腰膝酸软,舌红少苔,脉细,宜用:

15. 络损暴盲,视网膜静脉出血,颜色较淡,见面白神疲,怠惰懒言,心悸健忘,纳差便溏,舌淡脉弱,宜用:

    A. 视瞻昏渺   B. 高风内障

    C. 青风内障   D. 青盲

    E. 络阻暴盲

16. 以患眼外观正常,猝然一眼或双眼视力急剧下降,视衣可见典型的缺血性改变为特征的致盲眼病称为:

17. 眼外观无异常,视物昏矇,随年龄增长而视力日渐减退,终致失明的眼病为:

18. 以夜盲和视界逐渐缩窄为特征的眼病是:

    A. 桃红四物汤合温胆汤

B. 补阳还五汤

C. 桂附八味丸

D. 知柏地黄汤加减

E. 驻景丸加减方加减

19. 视衣脱离复位术后，出现眼内干涩，头晕耳鸣，腰膝酸软，失眠健忘，脉细数，宜选用：

20. 络损暴盲，迁延日久，眼底水肿渗出明显及黄斑囊样水肿，头重眩晕，胸闷脘胀，舌现瘀斑，苔腻，脉弦或滑，宜选用：

A. 视网膜静脉充盈怒张纡曲，有白鞘伴行

B. 视盘充血隆起，边界模糊

C. 视物昏朦，眼前黑影飘浮或飞舞

D. 视网膜动脉细小，黄斑呈樱桃红斑

E. 视网膜赤道部有骨细胞样色素斑附着

21. 高风内障常见：

22. 目系暴盲常见：

A. 血府逐瘀汤

B. 通窍活血汤

C. 丹栀逍遥散

D. 除风益损汤

E. 明目地黄丸

23. 视衣脱离属脉络瘀滞证治疗的主方是：

24. 视瞻昏渺属瘀血阻络证治疗的主方是：

A. 视瞻有色　　B. 视瞻昏渺

C. 视衣脱离　　D. 青盲

E. 高风内障

25. 以夜盲和视野逐渐缩窄为特征的眼病，其中医病名是：

26. 眼外观正常，视盘色淡，视力渐降，甚至盲无所见的内障眼病，其中医病名是：

（四）B2 型题

A. 丹栀逍遥散

B. 绿风羚羊饮

C. 新制柴连汤

D. 龙胆泻肝汤

E. 以上都不是

1. 绿风内障之风火攻目证的主方是：

2. 绿风内障之气火上逆证的主方是：

A. 弓形暗点及周边视野向心性缩小

B. 孤立的旁中心暗点和鼻侧阶梯

C. 管状视野

D. 象限性缺损

E. 以上都不是

3. 青风内障的早期视野改变为：

4. 青风内障的中期视野改变为：

5. 青风内障的晚期视野改变为：

A. 气虚血瘀证

B. 湿热蕴蒸证

C. 肝胆湿热证

D. 风热上扰证

E. 以上都不是

6. 云雾移睛的常见证型有：

7. 络阻暴盲的常见证型有：

A. 急性者常有瞳孔改变

B. 虽有视力下降，但一般不低于0.2

C. 初发时常有"飞蚊症"或伴神光自现

D. 多见于青少年患者

E. 以上都不是

8. 络损暴盲的诊断依据之一是：

9. 目系暴盲的诊断依据之一是：

10. 视瞻有色的诊断依据之一是：

A. 疫疠之气上犯，内外合邪发病

B. 风湿热邪阻滞经络

C. 心气亏虚，推动乏力，血行滞缓，脉道瘀阻

D. 肝肾亏损，目窍失养

E. 以上都不是

11. 视衣脱离主要的病因病机有：

12. 消渴目病主要的病因病机有：

13. 络阻暴盲主要的病因病机有：

    A. 肾阳不足证

    B. 痰湿蕴结证

    C. 气郁化火证

    D. 风痰上逆证

    E. 以上都不是

14. 高风内障常见的病证有：

15. 视瞻昏渺常见的病证有：

    A. 参苓白术散

    B. 明目地黄丸

    C. 右归丸

    D. 左归丸

    E. 以上都不是

16. 高风内障肾阳不足证治疗的主方是：

17. 视瞻昏渺痰湿蕴结证治疗的主方是：

（五）C 型题

    A. 瞳神与晶珠粘着

    B. 瞳神边缘参差不齐

    C. 两者均是

    D. 两者均不是

1. 瞳神紧小之主要临床特点是：

2. 瞳神干缺之主要临床特点是：

    A. 前房极浅，眼压多在 50mmHg

    B. 视力锐降，甚者仅存光感

    C. 两者均是

    D. 两者均不是

3. 绿风内障发病前可见：

4. 绿风内障发病时可见：

    A. 视野渐窄   B. 前房角开放

    C. 两者均是   D. 两者均不是

5. 绿风内障表现为：

6. 青风内障表现为：

    A. 荧光素眼底血管造影

    B. 视觉诱发电位

    C. 两者都是

    D. 两者都不是

7. 络阻暴盲及目系暴盲的诊断性检查常用：

8. 绿风内障及圆翳内障的诊断性检查常用：

    A. 湿浊化热证

    B. 肝经风热证

    C. 两者都是

    D. 两者都不是

9. 属视衣脱离的证型是：

10. 消渴目病和络阻暴盲的共有证型是：

    A. 视物变形   B. 黄斑水肿

    C. 两者都是   D. 两者都不是

11. 消渴目病和视瞻有色可能出现的眼底病变是：

12. 目系暴盲和云雾移睛常出现的眼底病变是：

    A. 肝气郁结证

    B. 气血瘀滞证

    C. 两者均是

    D. 两者均不是

13. 高风内障的病证有：

14. 青盲的病证有：

    A. 痰湿蕴结证

    B. 瘀血阻络证

    C. 两者均是

    D. 两者均不是

15. 视瞻昏渺的病证有：

16. 高风内障的病证有：

    A. 夜盲   B. 视野缩窄

    C. 两者均是   D. 两者均不是

17. 高风内障的主要临床特征是：

18. 视瞻昏渺的主要临床特征是：

（六）K 型题

1. 瞳神紧小的诊断依据是：

①抱轮红赤或白睛混赤

②黑睛后壁可见粉尘状或小点状、羊脂状沉着物

③神水混浊

④瞳神缩小

共有以下五个备选

A. 只有①②③是正确的

B. 只有①③是正确的

C. 只有②④是正确的

D. 只有④是正确的

E. ①②③④均是正确的

2. 绿风内障发作时的症状为：

①眼压升高

②前房浅或极浅

③瞳神中等度散大

④患眼同侧头痛，多伴恶心、呕吐

共有以下五个备选

A. 只有①②③是正确的

B. 只有①③是正确的

C. 只有②④是正确的

D. 只有④是正确的

E. ①②③④均是正确的

3. 青风内障的诊断依据有：

①视野缺损

②眼压升高，或眼压在正常范围（正常眼压性青光眼）

③视盘特有的形态改变

④前房变浅

共有以下五个备选

A. 只有①②③是正确的

B. 只有①③是正确的

C. 只有②④是正确的

D. 只有④是正确的

E. ①②③④均是正确的

4. 患圆翳内障进行眼部检查时可见：

①视力逐渐下降，最终视力仅为手动或光感

②晶珠可见不同形态、部位、颜色

和程度的混浊

③瞳神展缩正常，正如古称瞳神"阴看则大，阳看则小"

④晶珠失去弹性

共有以下五个备选

A. 有①②③是正确的

B. 有①③是正确的

C. 有②④是正确的

D. 有④是正确的

E. ①②③④均是正确的

5. 视瞻有色与视瞻昏渺的鉴别诊断要点为：

①视力下降的程度及能否用凸透镜部分矫正

②患者的好发年龄

③FFA 表现

④发病时间与季节

共有以下五个备选

A. 只有①②③是正确的

B. 只有①③是正确的

C. 只有②④是正确的

D. 只有④是正确的

E. ①②③④均是正确的

6. 消渴目病与络损暴盲的主要鉴别点为：

①病因　　②年龄与性别

③眼底病变　④发病季节

共有以下五个备选

A. 只有①②③是正确的

B. 只有①③是正确的

C. 只有②④是正确的

D. 只有④是正确的

E. ①②③④均是正确的

7. 荧光素眼底血管造影具有诊断价值的瞳神疾病是：

①视瞻有色　②消渴目病

③络损暴盲　④视瞻昏渺

共有以下五个备选

A. 只有①②③是正确的

B. 只有①③是正确的

C. 只有②④是正确的

D. 只有④是正确的

E.①②③④均是正确的

8. 高风内障的诊断依据有：

①夜盲

②视野进行性缩小，晚期呈管状视
野

③眼底：视网膜白点状或骨细胞样
或不规则状色素沉着

④视觉电生理以及暗适应检查有助
于本病的早期诊断

共有以下五个备选

A. 只有①②③是正确的

B. 只有①③是正确的

C. 只有②④是正确的

D. 只有④是正确的

E.①②③④均是正确的

9. 视瞻昏渺的诊断依据是：

①视物昏朦，视物变形

②眼底检查可见干性或湿性老年性
黄斑变性的眼底表现

③视野及荧光素眼底血管造影检查
有助于诊断

④视力下降，但常不低于 0.2

共有以下五个备选

A. 只有①②③是正确的

B. 只有①③是正确的

C. 只有②④是正确的

D. 只有④是正确的

E.①②③④均是正确的

（七）X 型题

1. 瞳神疾病涉及眼组织广泛，除包括
西医学的葡萄膜疾病外，还包括下列哪些疾
病：

A. 青光眼

B. 晶状体疾病

C. 玻璃体疾病

D. 视网膜疾病

E. 视神经及视路疾病

2. 属瞳神紧小病因病机的是：

A. 肝经风热，上犯黄仁

B. 肝胆火邪循径上犯黄仁

C. 罹患风湿或风湿郁而化热，熏蒸
黄仁

D. 肺经燥邪上犯黄仁

E. 脾不升清，胃不降浊，浊气上犯
黄仁

3. 消渴目病的主要眼底病变有：

A. 视网膜出血

B. 微动脉瘤

C. 视网膜新生血管

D. 骨细胞样色素

E. 椒盐样眼底

4. 云雾移睛证属气滞血瘀者当治以行
气活血，可以选用的方药是：

A. 补中益气汤加减

B. 复方血栓通胶囊

C. 宁血汤加减

D. 血府逐瘀汤加减

E. 生蒲黄汤加减

5. 络阻暴盲的诊断依据有：

A. 突然视力下降或丧失

B. 视网膜动脉极细，血柱呈节段状

C. 黄斑樱桃红斑

D. 色觉障碍

E. 眼压升高

6. 目系暴盲的病因病机主要有：

A. 外伤后气滞血瘀

B. 脾失健运，精气不荣

C. 素体阴虚，虚火内生

D. 五志过极，肝火内盛

E. 气血亏虚，目系失养

7. 视瞻有色的诊断依据有：

A. 多见于老年女性

B. 多见于青年男性

C. 视力急剧下降

D. 视力下降，但一般不低于 0.2

E. 黄斑区有出血

8. 下列证型中属视瞻有色的证型有：

A. 气血上逆证

B. 水湿上泛证

C. 痰湿化热证

D. 肝肾不足证

E. 脉络瘀滞证

9. 视瞻有色特殊检查中可见：

A. Amsler 方格表检查可见中心暗点及方格变形

B. 视野检查可见鼻侧偏盲

C. 视野检查可见中心暗点

D. 视野检查可见颞侧偏盲

E. 荧光素眼底血管造影可见新生血管

10. 青盲的主要证型有：

A. 肝肾不足证

B. 气血不足证

C. 肝气郁结证

D. 气血瘀滞证

E. 脾气虚弱证

11. 高风内障的主要病证有：

A. 肝气郁结证

B. 气血瘀滞证

C. 脾气虚弱证

D. 肾阳不足证

E. 肝肾阴虚证

12. 视瞻昏渺类似于西医学的什么病：

A. 玻璃体混浊

B. 年龄相关性黄斑变性

C. 原发性视网膜色素变性

D. 视神经萎缩

E. 老年性白内障

三、改错题

1. 广义的瞳神疾病是指外障眼病和内障眼病。

2. 瞳神紧小的外治首先应局部点滴 1% 匹罗卡品眼药水散瞳治疗。

3. 圆翳内障病位在西医解剖学的玻璃体。

4. 绿风内障发病时，瞳孔散大者可用 1% 阿托品眼药水缩瞳。

5. 络阻暴盲是指眼底脉络受损出血致视力突然下降的眼病。

6. 视瞻昏渺多见于青壮年男性。

7. 继发性视衣脱离好发于近视，特别是高度近视眼中。

8. 目系暴盲特殊检查中主要观察视觉电生理的 EOG。

9. 视瞻昏渺的病因病机之一是肝肾亏虚，肝阳上亢，目失濡养。

10. 视瞻昏渺类似于西医学的中心性浆液性脉络膜视网膜病变。

11. 高风内障可由络阻暴盲、目系暴盲等失治或演变而成，亦可由其他全身疾病或头眼外伤引起。

四、简答题

1. 简要叙述瞳神疾病的内、外治疗原则。

2. 简要叙述瞳神干缺的瞳神特征。

3. 简要叙述瞳神紧小和绿风内障在白睛、黑睛的临床表现。

4. 简要叙述瞳神紧小和天行赤眼在视觉、神水及瞳神方面临床表现的异同。

5. 简要叙述青风内障可行的实验室及特殊检查项目。

6. 云雾移睛常见的自觉症状有哪些？

7. 简要叙述络阻暴盲的定义。

8. 络损暴盲一般类似于哪些西医眼病？

9. 目系暴盲的预防调护要点有哪些？

10. 消渴目病的诊断依据有哪些？

11. 简要叙述视瞻有色的病名定义。

12. 视瞻昏渺眼底的形态分为哪几种类型？

13. 高风内障的主要临床特征是什么？

14. 简要叙述青盲的预防与调护。

五、分析题

1. 张某，男，43岁，自觉右眼珠疼痛5天，眉棱骨痛，畏光流泪，视力下降；检查眼部可见白睛混赤，黑睛后壁可见点状及羊脂状沉着物，瞳神缩小，黄仁纹理不清，神水混浊或黄液上冲；口苦咽干，大便秘结，舌红苔黄，脉弦数。请作出诊断，判定证型，拟定治法及方药。

2. 朱某，女，65岁，生气教训孙子后突然头眼剧烈胀痛，视力骤降，眼压升高，白睛混赤，黑睛雾状混浊，前房极浅，黄仁晦暗，纹理模糊，瞳神中等度散大，展缩不灵，房角有粘连；伴有胸闷嗳气，恶心，呕吐，口苦，舌红苔黄，脉弦数。请作出诊断，判定证型，拟定治法及方药。

3. 田某，女，61岁，患头眼胀痛，视力锐减；眼部检查：眼压升高，抱轮红赤或白睛混赤，黑睛雾状混浊，前房较浅，瞳神稍有散大，展缩不灵，房角有粘连；伴动辄眩晕，呕吐痰涎，舌红苔黄，脉弦滑。请作出诊断，判定证型，拟定治法及方药。

4. 赵某，女，35岁，自述左眼前中央有一团灰黄阴影，视物变形2周，眼部检查：视力：右眼1.2，左眼0.4。外眼及眼前节正常，眼底视网膜黄斑区水肿模糊，色暗，外围有一圆形反光晕轮，中心凹反光消失，黄斑区可见黄白色细点状渗出。全身症见头晕耳鸣，失眠多梦，腰膝酸软，舌红少苔，脉细。试析其中医诊断、西医病名、证型、治法及方药。

5. 何某，男，25岁，干部。右眼视力急剧下降1周。1个星期前，患者觉右眼前蝇飞蚊舞，继之视力急剧下降，在当地中医院诊断为云雾移睛，内服猪苓散加味治疗，症状未见好转。现觉右眼视物不清，胸胁胀痛，烦躁失眠，眼部检查：右眼视力0.06，眼底视网膜鼻下支静脉怒张迂曲，有白鞘伴行，并见大量火焰状出血，颜色鲜红。舌红有瘀斑，脉弦细。试析其中医诊断、西医诊断、证型、治法及方药。

6. 刘某，男，30岁，工人。主诉：右眼视力急降4天。患者4天前无明显诱因视力急剧下降，曾在当地医院治疗，内服逍遥散加味等，病情无明显好转。现左眼视物不清，眼球胀痛，头胀耳鸣，胁痛口苦，兼有口苦咽干。眼部检查：右眼视力0.02，眼底视盘充血，轻度隆起，边界模糊，附近视网膜反光增强，视网膜静脉扩张。舌红，苔黄，脉弦数。试析其中医诊断、西医诊断、证型、治法及方药。

7. 王某，女，68岁。主诉左眼视物昏朦6年，逐年加重，检查左眼视力0.3，眼底检查可见后极部视网膜有散在、边界欠清的玻璃膜疣，黄斑区色素紊乱，呈现色素脱失的浅色斑点和色素沉着小点如椒盐状，中心凹光反射消失；伴神疲乏力，食少纳呆，舌淡苔白，脉细无力。根据上述病情试析其中医诊断、证型、辨证要点、治法及方药。

8. 刘某，女，患夜盲4年，视野进行性缩窄，眼部检查：眼底可见赤道部视网膜血管旁出现骨细胞样色素沉着，视盘呈蜡黄色萎缩，血管变细，视网膜呈青灰色，黄斑色暗；伴头晕耳鸣，舌质红少苔，脉细数。根据上述病情试析其中医诊断、证型、辨证要点、治法及方药。

六、问答题

1. 试述广义瞳神疾病的主要证候特点。

2.试述瞳神紧小之肝经风热证的辨证
要点、治法、方药。

3.试述瞳神紧小之风湿夹热证之症状、
辨证要点、治法、方药。

4.试述青风内障之痰湿血郁证的症状、
辨证要点、治法及方药。

5.试述圆翳内障之肝热上扰证的症状、
治法及方药，并阐述圆翳内障的外治方法。

6.试述消渴目病的中医病因病机及临
床表现？

7.试述络阻暴盲的中医辨证论治？

8.试述云雾移睛的病因病机及临床特
点？

9.试述络阻暴盲的抢救措施？

10.试述视瞻昏渺之痰湿蕴结证的病因
病机？有何临床表现？辨证要点、治法及方
药是什么？

11.试述视瞻昏渺与视瞻有色如何鉴
别？

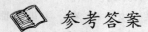 参考答案

一、填空题

1.瞳仁　瞳人　金井　瞳孔

2.黄精　睛珠

3.水　肾　膀胱

4.内障　视力

5.瞳神持续缩小　展缩不灵

6.瞳神紧小

7.头眼胀痛　眼珠变硬　瞳神散大
瞳色淡绿　视力锐减

8.急性闭角型青光眼

9.原发性青光眼　继发性青光眼　先
天性青光眼

10.无明显　视物昏朦　视野渐窄

11.原发性开角型青光眼

12.急性闭角型　慢性闭角型

13.慢性单纯性　正常眼压性

14.老年性白内障

15.瞳神形色　视觉

16.滋养肝肾　补益气血　益精明目
清热泻火　疏肝理气　利湿祛痰　凉血止血
活血化瘀　芳香开窍

17.神水瘀滞

18.初发期　未熟期　成熟期　过熟期

19.水湿上犯　痰湿化热　肝肾不足

20.亚硝酸异戊脂　硝酸甘油

21.内肝管缺　眼孔不通

22.临床前期　前驱期　急性发作期
间歇期　慢性期　绝对期

23.神农本草经

24.气滞血瘀　阴虚阳亢　痰瘀互结
心脾两虚

25.气血瘀阻　痰热上壅　肝阳上亢
气虚血瘀

26.阴虚燥热　气阴两虚　脾肾两虚
瘀血内阻　痰瘀阻滞

27.急性视神经炎　前部缺血性视神经
病变

28.中心性浆液性脉络膜视网膜病变

29.视网膜脱离　内九层　色素上皮

30.视物昏朦　证治准绳·杂病·七窍门
年龄相关性黄斑变性　老年性黄斑变性

31.痰湿蕴结证　瘀血阻络证　肝肾阴
虚证　气血亏虚证

32.夜盲　野逐渐缩窄　原发性视网膜
色素变性

33.肾阳不足证　肝肾阴虚证　脾气虚
弱证

34.色淡　渐降　盲无所见　视神经萎
缩

35.肝肾不足证　气血不足证　肝气郁
结证　气血瘀滞证

二、选择题

（一）A1 型题

1．A．因乌睛即黑睛，不属瞳神。

2．E．因瞳神紧小临床表现中见抱轮红赤或白睛混赤，不是白睛红赤。

3．B．因绿风内障常为两眼先后或同时发病。

4．E．视直如曲是视瞻有色的同类病名。

5．C．瞳神紧小一名最早见于《证治准绳·杂病·七窍门》。

6．B．因三仁汤能宣化畅中、清热除湿。

7．A．此为气滞血瘀证，治宜行气活血、通窍明目。

8．E．只有眼底病变的整体观察在鉴别中意义最大。

9．B．未发现裂孔，或术后视衣复位但残存积液者为中医辨证治疗的适应证。

10．E．此属目系暴盲之阴虚火旺证，治宜滋阴降火、活血祛瘀，选用知柏地黄汤加减为佳。

11．E

12．E．黑睛病不属瞳神疾病。

13．B．络阻暴盲的抢救首选血管扩张剂。

14．A．混睛障为黑睛病，属外障范畴。

15．E．心肺风热上犯眼眦常为胬肉攀睛的病因病机。

16．B．FFA 能确定视瞻有色眼底渗漏的部位、形态，对视瞻有色的诊断和治疗有重要意义。

17．C．据 1984 年我国制定 DR 分期标准，眼底出现新生血管为增殖期。

18．A．此为肝郁气滞证，治以疏肝解郁、行气活血，方宜选用逍遥散合桃红四物汤。

19．D．杞菊地黄丸可滋养肝肾。

20．A．因高风内障的临床表现与原发性视网膜色素变性相似。

21．B．因视神经萎缩与青盲的临床表现相当。

22．B．因人参养荣汤可双补气血。

23．C．因通窍活血汤可化瘀通络。

（二）A2 型题

1．A．因瞳神紧小常见证型有 4 种，其中一个是肝经风热证。

2．C．绿风内障之前房浅或极浅。

3．A．彻照法下见神膏中形态各异漂浮物为云雾移睛。

4．E．络阻暴盲是指猝然一眼或双眼视力急剧下降，眼底为典型缺血性变化。

5．C

6．E．视瞻有色多见于青壮年男性。

7．A．以视力突降为表现的消渴目病过去曾归入暴盲中。

8．C．突发络阻暴盲者黄斑区有典型樱桃红斑。

9．A．因丹栀逍遥散可疏肝解郁。

10．E．因青盲相当于西医学的视神经萎缩。

（三）B1 型题

1．B．因散瞳可防止或拉开瞳孔与晶状体粘连及止痛、减少虹膜炎性反应等好处。

2．B．因散瞳可防止或拉开瞳孔与晶状体粘连及止痛、减少虹膜炎性反应等好处。

3．E．因瞳神紧小一般眼压正常或偏低，多无眼压增高。

4．D．因绿风内障临床表现之一是眼压增高，不会眼压正常或偏低。

5．B

6．D

7．A

8．D

9．C．络阻暴盲的眼底主要特征是黄斑区樱桃红斑。

10．E．云雾移睛的特征是玻璃体混浊。

11. A. 青盲的特征为视盘颜色苍白。

12. D. 目系暴盲的特征为视盘充血水肿。

13. E. 青风内障常见视盘生理凹陷扩大。

14. B. 证属肝肾不足，宜用四物五子丸滋补肝肾、和血明目。

15. A. 证属心脾两虚，故用归脾汤加减。

16. E. 络阻暴盲具此特征。

17. A. 视瞻昏渺具此特征。

18. B. 高风内障具此特征。

19. E. 此为肝肾阴虚证，宜选驻景丸加减方加减。

20. A. 此为痰瘀互结证，宜清热除湿、化瘀通络，故用桃红四物汤合温胆汤。

21. E. 此为高风内障常见眼底改变。

22. B. 目系暴盲主要见视盘充血，边界不清。

23. D. 除风益损汤可活血祛风止痛。

24. A. 血府逐瘀汤可活血化瘀、行气消滞，宜治此证。

25. E. 因高风内障是以夜盲和视野逐渐缩窄为特征。

26. D. 青盲具有所述症状。

（四）B2 型题

1. B. 根据绿风羚羊饮的药物组成知，该方有清热泻火、平肝熄风之功效。

2. A. 根据丹栀逍遥散的药物组成知，该方有清热疏肝解郁之功效。

3. B. 根据青风内障的病程发展，其早期视野改变为孤立的旁中心暗点和鼻侧阶梯。

4. A. 根据青风内障的病程发展，其中期视野改变为弓形暗点及周边视野向心性缩小。

5. C. 根据青风内障的病程发展，其晚期视野改变呈管状视野。

6. B. 湿热蕴蒸证为云雾移睛的常见证型。

7. A. 气虚血瘀证为络阻暴盲后期的常见证型。

8. E. 所述四项均非络损暴盲的诊断依据。

9. A. 目系暴盲急性者表现为瞳孔对光反射迟钝或消失。

10. B. 视瞻有色虽有视力下降，但多不低于 0.2。

11. E. 视衣脱离的主要病因病机为神膏变性或外伤引起。

12. E. 所述四项均不是消渴目病的主要病因病机。

13. C. 心气亏虚、脉道瘀阻为络阻暴盲的主要病因病机之一。

14. A

15. B

16. C. 右归丸可温补肾阳，宜用于此证。

17. E. 视瞻昏渺之痰湿蕴结证用方为二陈汤加减。

（五）C 型题

1. D

2. C

3. D

4. C. 根据绿风内障发病时临床表现有视力锐降，甚者仅存光感，前房极浅、眼压多在 50mmHg 等症。

5. D

6. C. 因青风内障是以视野渐窄、前房角开放等症为临床特征。

7. C. 荧光素眼底血管造影及视觉诱发电位均为络阻暴盲及目系暴盲的诊断性检查。

8. D. 绿风内障及圆翳内障的诊断均不需要进行荧光素眼底血管造影及视觉诱发电位检查方法。

9.D. 视衣脱离一病中无这两种证型。

10.D. 气血瘀阻才是消渴目病和络阻暴盲的共有证型。

11.C. 这两种瞳神病均可能出现视物变形和黄斑水肿。

12.D

13.D. 高风内障中无此证型。

14.C. 青盲中有此两种证型。

15.C. 视瞻昏渺有此两种证型。

16.D. 高风内障中无此证型。

17.C. 夜盲和视野缩窄均是高风内障的主要临床特征。

18.D. 两者均非视瞻昏渺的主要临床特征。

（六）K 型题

1.E

2.E

3.A. 青风内障的诊断依据有视野缺损、眼压升高，或眼压在正常范围（正常眼压性青光眼）、视盘特有的形态改变。

4.A. 因圆翳内障进行眼部检查时无"晶珠失去弹性"项。

5.A. 发病时间与季节在视瞻有色及视瞻昏渺的鉴别上无意义。

6.B. 病因及眼底改变是此二者的主要鉴别点。

7.E.FFA 对这四种瞳神疾病均有诊断价值。

8.E. 此四项均为高风内障的诊断依据。

9.A. 视瞻昏渺的视力可下降至 0.2 以下，甚至失明。

（七）X 型题

1.A、B、C、D、E

2.A、B、C

3.A、B、C. 因骨细胞样色素及椒盐样眼底不是消渴目病的眼底病变。

4.B、D. 复方血栓通胶囊与血府逐瘀汤均有行气活血作用。

5.A、B、C. 眼压升高及色觉障碍不是本病的诊断依据。

6.C、D、E. 外伤及脾失健运不是本病的主要病机。

7.B、D

8.B、C、D. 因视瞻有色无气血上逆证和脉络瘀滞证这两种证型。

9.A、C

10.A、B、C、D. 青盲的主要证型中无脾气虚弱证。

11.C、D、E. 肝气郁结证和气血瘀滞证不属高风内障的主要证型。

12.B、E

三、改错题

1. 应删除外障眼病正确的应是：广义的瞳神疾病属内障眼病范畴。

2. 应将"1% 匹罗卡品眼药水"改为"1% 阿托品眼药水"。

3. 应将"玻璃体"改为"晶状体"。

4. 应将"1% 阿托品眼药水"改为"1% 匹罗卡品眼药水"。

5. 应将"络阻"改为"络损"。因络阻暴盲指视网膜中央动脉阻塞，眼底为典型缺血性改变而非出血。

6. 应将"视瞻昏渺"改为"视瞻有色"。只有视瞻有色多见于青壮年男性。

7. 应将"继发性"改为"原发性"。原发性视衣脱离好发于高度近视患者。

8. 应将"EOG"改为"VEP"。因 VEP 对检测视神经、视路疾病有重要意义，EOG 主要反映的是色素上皮、光感受器细胞疾病。

9. 应将"肝阳上亢"改为"精血不足"。

10. 应将"中心性浆液性脉络膜视网膜病变"改为"年龄相关性黄斑变性"。

11. 应将"高风内障"改为"青盲"。

四、简答题

1.

(1) 内治：①虚证多以滋养肝肾、补气血、益精明目等法为主；②实证常用清热泻火、疏肝理气、淡渗利湿、化痰散结、凉血止血、活血化瘀、芳香开窍等治疗方法；③虚实兼夹证宜用滋阴降火、柔肝熄风、益气活血、健脾渗湿、温阳利水等法治疗。

(2) 外治：局部用药及必要的手术治疗亦十分重要。

2. 其特征为瞳神与其后晶珠粘着，边缘参差不齐，失去正圆。

3.

(1) 白睛：两者均可见白睛抱轮红赤或白睛混赤，而绿风内障重者还可见白睛混赤肿胀。

(2) 黑睛：瞳神紧小可见黑睛后壁有灰白色沉着物，绿风内障可见黑睛雾状水肿。

4.

(1) 瞳神紧小可见视力下降、神水混浊或黄液上冲，瞳神缩小或干缺。

(2) 天行赤眼视力正常或偶有一过性虹视，神水清晰，瞳神正圆。

5. 青风内障可行的检查项目有：视野检查、对比敏感度检查，房角检查，视觉电生理检查，共焦激光扫描检眼镜检查及激光扫描偏振仪检查等。

6. 云雾移睛患者自觉眼前有云雾飘动，可伴"闪光"样感。

7. 络阻暴盲是指以患眼外观正常，猝然一眼或双眼视力急剧下降，视衣可见典型缺血性改变为特征的眼病。

8. 络损暴盲一般类似于西医学之视网膜中央或分支静脉阻塞、视网膜血管炎等因血管壁渗漏或破损引起出血而视力骤降的眼病。

9.

(1) 应避免悲观、急躁，以免因病而郁，因郁而加重病情。

(2) 应静心养息，惜视缄光。

(3) 应坚持系统治疗，忌随意中断或更改治疗方案。

10.

(1) 已确诊为糖尿病。

(2) 眼底见视网膜微动脉瘤、出血、渗出、水肿、新生血管形成或增殖性玻璃体视网膜病变。

(3) FFA 检查有助于诊断。

11. 视瞻有色是指外眼无异常，唯视物昏朦不清，中心有灰暗或棕黄色阴影遮挡或视物变形的内障眼病。

12. 视瞻昏渺根据其眼底的形态分为干性和湿性两种类型。

13. 高风内障的主要临床特征是夜盲和视野逐渐缩窄。相当于西医学的原发性视网膜色素变性。

14. 慎用对视神经有毒害作用的药物，如乙胺丁醇、奎宁等；积极治疗络阻暴盲和目系暴盲；调情志、慎起居、戒烟酒。

五、分析题

1.

(1) 诊断：瞳神紧小。

(2) 证型：肝胆火炽证。

(3) 治法：清泻肝胆。

(4) 方药：龙胆泻肝汤加减。若眼珠疼痛、白睛混赤甚者，可加赤芍、丹皮、茜草以清热凉血、退赤止痛；若见黄液上冲者，可加蒲公英、紫花地丁、败酱草以清热解毒、排脓止痛；兼口苦咽干、大便秘结者加花粉、大黄以清热生津、泻下攻积。

2.

(1) 诊断：绿风内障。

(2) 证型：气火上逆证。

(3) 治法：清热疏肝解郁。

(4) 方药：丹栀逍遥散加减。伴恶心、呕吐者，加左金丸以清肝泻火、降逆和胃止呕；胸闷胁肋胀痛者，加川芎、郁金、香附以疏肝行气止痛；目珠胀硬、黑睛雾状混浊者，加猪苓、通草、泽泻、黄芩以利水泄热。

3.

(1) 诊断：绿风内障。

(2) 证型：痰火郁结证。

(3) 治法：降火逐痰。

(4) 方药：将军定痛丸加减。若动辄眩晕、呕吐甚者，加天竺黄、竹茹等以清化痰火；黑睛雾状混浊，眼压升高甚者，可加猪苓、茯苓、通草、泽泻、黄芩以利水泄热。

4.

(1) 中医诊断：左眼视瞻有色。

(2) 西医病名：左眼中心性浆液性脉络膜视网膜病变。

(3) 本型属肝肾不足证。

(4) 治法：滋补肝肾，和血明目。

(5) 方药：四物五子丸加减。渗出多者，加山楂、昆布、海藻以软坚散结。

5.

(1) 中医诊断：右眼络损暴盲。

(2) 西医病名：右眼视网膜静脉周围炎。

(3) 本型属于气滞血瘀证。

(4) 治法：理气解郁，化瘀止血。

(5) 方药：血府逐瘀汤加减。出血初期，舌红脉数者，宜加荆芥炭、血余炭、白茅根、大蓟、小蓟以凉血止血；眼底出血较多、血色紫暗者，加生蒲黄、茜草、三七以化瘀止血；视乳头充血水肿、视网膜水肿明显，为血不利化为水，宜加泽兰、益母草、车前子以活血利水；失眠多梦者，可加珍珠母、夜交藤镇静安神。

6.

(1) 中医诊断：右眼目系暴盲。

(2) 西医诊断：右眼急性视神经炎。

(3) 证型：肝经实热证。

(4) 治法：清肝泻火，兼通瘀滞。

(5) 方药：龙胆泻肝汤加味。可加丹皮、白茅根。

7.

(1) 中医诊断：左眼视瞻昏渺。

(2) 证型：气血亏虚证。

(3) 辨证要点：气血不足，气少无以生神，血少则光华亏耗，故辨证以黄斑部灰白色机化斑、不规则色素团块及全身症状为要点。

(4) 治法：益气补血。

(5) 方药：人参养荣汤加减。方中可加浙贝母、玄参、鸡内金以增软坚散结之功。

8.

(1) 中医诊断：双眼高风内障。

(2) 证型：肝肾阴虚证。

(3) 辨证要点：肝肾阴虚，精亏血少，失于濡养，故辨证以头晕耳鸣等症及舌脉为要点。

(4) 治法：滋补肝肾。

(5) 方药：明目地黄丸加减。于方中加用川芎、丹参、牛膝以增活血化瘀通络之功。如多梦盗汗者，加知母、丹皮、黄柏等滋阴清热；眼干涩不适者加花粉、玄参以养阴清热活血。

六、问答题

1.

(1) 瞳神形色的异常：如瞳神缩小、散大，以及变形、变色等。

(2) 视觉改变：如视物模糊、变形、变色，眼前有物飞动，夜盲，视野缺损，视力骤降，甚至失明。

2.

(1) 辨证要点：肝经风热上扰黄仁，发病较急，但病邪初犯，病症均较轻，故辨证以轻度抱轮红赤、瞳神稍有缩小等眼症及舌苔薄黄,脉浮数为要点。

(2) 治法:疏风清热。

(3) 方药:新制柴连汤。若红赤较甚者,加生地、丹皮、决明子等退赤止痛;神水混浊较明显者,可加利水泄热的泽泻、猪苓。

3.

(1) 症状:发病较缓,病情缠绵,反复发作。眼珠坠胀疼痛,眉棱骨胀痛、畏光、流泪,视力缓降,抱轮红赤或白睛混赤,黑睛后壁有点状或羊脂状物沉着,神水混浊,黄仁肿胀,纹理不清;瞳神缩小,展缩失灵,或瞳神干缺,或瞳神区有灰白膜样物覆盖,或可见神膏内有细尘状、絮状混浊;常伴肢节肿胀,酸楚疼痛,舌红苔黄腻,脉濡数或弦数。

(2) 辨证要点:风湿与热邪相搏,风湿热邪粘滞重着,熏蒸肝胆,黄仁受损,神水被灼,故辨证以发病较缓,病情缠绵反复,眼珠及眉棱骨胀痛之眼症及肢节肿胀、酸楚疼痛等症状为要点。

(3) 治法:祛风清热除湿。

(4) 方药:抑阳酒连散加减。经治疗,若已无肢节肿胀、酸楚疼痛者可去方中独活、羌活;若神水混浊甚者,可加利水渗湿之车前子、薏苡仁、泽泻;脘痞,苔腻者,系湿邪为盛,去方中知母、寒水石,加白蔻、薏苡仁等以健脾除湿。

4.

(1) 症状:时有视物昏朦,目珠微胀,轻度抱轮红赤,或瞳神稍大,眼底视盘杯盘比大于0.6,或两眼视盘杯盘比差大于0.2。可见视野缺损,眼压偏高;或兼情志不舒,心烦口苦,舌红苔黄,脉象弦细。

(2) 辨证要点:诸郁阻滞目中脉络,除具有上述眼症外,辨证更以情志不舒、心烦口苦、舌红苔黄、脉象弦细等全身症状为其要点。

(3) 治法:疏肝解郁。

(4) 方药:舒肝解郁益阴汤加减。可于方中加香附行气以助解气郁,加川芎活血祛瘀以理血郁,加半夏、竹茹利水渗湿以治痰郁。若头眼时有胀痛,视力渐降,可加丹皮、菊花以清肝明目止痛。

5.

(1) 圆翳内障之肝热上扰证的症状、治法及方药:

① 症状:视物不清,视力缓降,晶珠混浊,或有眵泪、目涩胀;时有头昏痛,口苦咽干,便结,舌红苔薄黄,脉弦或弦数。

② 治法:清热平肝,明目退障。

③ 方药:石决明散加减。因邪热为患,口苦便结者去方中性味辛温的羌活;肝热夹风,头昏痛者,可酌加黄芩、桑叶、菊花、蔓荆子、钩藤、刺蒺藜以助清热平肝、明目退障之功;若口苦咽干甚者,加生地、玄参以清热生津。

(2) 圆翳内障的外治方法:

① 滴眼药水:用于滴眼的药物如白内停、法可林、卡他林、卡林-U等,选用其中之一即可。

② 手术治疗:中医眼科传统的手术方法是行白内障针拨术。目前临床常用的主要手术方法有:白内障囊内摘除术,白内障囊外摘除联合人工晶体植入术,超声乳化白内障吸出联合人工晶体植入术等。此外,后发性白内障在影响视力时可用YAG激光将瞳孔区的晶状体后囊切开,若后囊膜太厚可行手术切开治疗。

6.

(1) 病因病机:①病久伤阴或素体阴亏,虚火内生,火性炎上,灼伤目中血络;②气阴两亏,目失所养,因虚致瘀;③饮食不节或情志伤肝,肝郁犯脾,脾虚失运,痰湿内生;④禀赋不足,脏腑柔弱,脾肾两虚,目失濡养。

（2）临床表现：①自觉症状：早期眼部常无自觉症状，随着病变加重可有视力减退、眼前有黑影飞动及视物变形等，严重者可致视力丧失。②眼部检查：根据眼底表现可分为单纯期和增殖期。单纯期可见视网膜微动脉瘤、视网膜毛细血管闭塞、斑点状出血、硬性渗出、棉绒斑，视网膜和黄斑部水肿；增殖期可见视网膜新生血管及视网膜上大片出血，出血量多时还可引起玻璃体混浊、积血，玻璃体可有灰白色增殖条索，或与视网膜相牵，或可出现视网膜脱离，视网膜可见纤维增殖膜等。

7.

（1）气血瘀阻证：其辨证要点为忿怒暴悖，气血逆乱滞塞，目中脉络闭阻，治宜行气活血，以通窍活血汤加减。

（2）痰热上壅证：辨证要点为过嗜肥甘，聚湿生痰，郁而化热，痰热互结，上壅目络，治以涤痰通络，方用涤痰汤加减。

（3）肝阳上亢证：辨证要点为阴不制阳，肝阳上逆，气血上冲，瘀阻经络，治以滋阴潜阳，方用镇肝熄风汤加减。

（4）气虚血瘀证：为发病日久，气虚血行乏力，治以补气活血通脉之补阳还五汤加减。

8.

（1）病因病机：①肝肾亏损，气血亏虚，目失涵养；②痰湿内蕴，郁久化热，湿热浊气上泛；③气滞血瘀，血溢络外。

（2）临床特点：以眼前云雾飘动，伴"闪光"感，视力正常或有程度不同的下降为特点。

9. 抢救措施多应用：①亚硝酸异戊酯0.2ml吸入，可隔1～2小时再吸1次，连用2～3次；舌下含服三硝酸甘油酯片，每次0.3～0.6mg，每日2～3次。②球后注射妥拉苏林12.5mg或阿托品1mg。③间歇性按摩眼球。④吸氧治疗。

10.

（1）病因病机：平素饮食不节，脾胃受损，脾失健运，痰湿聚结，浊气上犯，导致视物昏朦。

（2）临床表现：眼外观端好，但视物昏花，眼底黄斑部色素紊乱如椒盐状，后极部视网膜有多个大小不一、边界不清的玻璃膜疣，中心凹反光不清或消失，伴胸膈胀满，眩晕心悸，肢体乏力，舌苔白腻或黄腻，脉沉滑或弦滑。

（3）辨证要点：嗜食偏好，脾胃受损，痰湿聚结，浊气上犯，故辨证以后极部视网膜多个玻璃膜疣以及全身症状及舌脉为要点。

（4）治法：燥湿化痰，软坚散结。

（5）方药：二陈汤加减。方中可加浙贝母、生牡蛎等以软坚散结。

11. 视瞻有色与视瞻昏渺的鉴别见下表：

	视瞻有色 （中浆）	视瞻昏渺 （年龄相关性黄斑变性）
视力	中度下降，能用凸透镜部分矫正视力	初期轻度下降，后期明显下降，不能矫正
年龄	青壮年多见	50岁以上中老年多见
眼底	黄斑区水肿、渗出，中心凹光反射消失	黄斑区可见出血、水肿机化物或玻璃膜疣样改变
FFA	色素上皮或神经上皮脱离	湿性者有视网膜下新生血管

第十三章 眼外肌疾病和弱视

习题

一、填空题

1. 双目通睛病名始见于_____，类似于西医的_____。

2. 通睛是_____的眼病，《目经大成》谓之_____。

3. 弱视辨证论治分为_____证及_____证。

二、选择题

（一）A1 型题

1. 下列哪项不是通睛的体征：
   A. 斜眼偏向鼻侧
   B. 伴有视力下降
   C. 眼球运动不受限
   D. 第一斜视角等于第二斜视角
   E. 斜眼偏向颞侧

2. 下列哪项不是风牵偏视的体征：
   A. 第一斜视角等于第二斜视角
   B. 瞳神散大
   C. 头位偏斜
   D. 眼球运动受限
   E. 眼球斜向麻痹肌作用方向的对侧

3. 治疗中心注视弱视应选择：
   A. 红色滤光片疗法
   B. 光栅治疗
   C. 三棱镜矫治
   D. 遮盖优势眼
   E. 后像疗法

4. 属于风牵偏视证型的是：

A. 风痰阻络证　　B. 风热攻目证
C. 经络挛滞证　　D. 肝肾不足证
E. 气血亏损证

（二）A2 型题

1. 下列不属于风牵偏视范围的是：
   A. 目偏视　　　　B. 坠睛
   C. 坠睛眼　　　　D. 通睛
   E. 以上都不是

（三）B1 型题

A. 杞菊地黄丸
B. 正容汤
C. 补阳还五汤
D. 羌活胜风汤
E. 桃红四物汤

1. 治疗通睛证属经络挛滞证的主方是：

2. 治疗风牵偏视证属脉络瘀阻证的主方是：
   A. 四物五子丸
   B. 参苓白术散
   C. 八珍汤
   D. 杞菊地黄丸
   E. 补阳还五汤

3. 治疗弱视属禀赋不足者的主方是：

4. 治疗通睛属禀赋不足者的主方是：
   A. 复视
   B. 眼红赤
   C. 眼珠运动良好
   D. 黑睛生翳
   E. 云雾移睛

5. 通睛可见目珠偏斜，并伴有：

6. 风牵偏视可见目珠偏斜，并伴有：
   A. 禀赋不足　　B. 风痰阻络
   C. 湿热蕴蒸　　D. 肝经风热

E. 肝经湿热

7. 弱视常见的病因病机是：

8. 风牵偏视常见的病因病机是：

（四）B2 型题

A. 风邪中络证

B. 风痰阻络证

C. 脉络瘀阻证

D. 脾胃虚弱证

E. 以上都不是

1. 弱视的病证有：

2. 通睛的病证有：

A. 风邪中络证

B. 脾胃虚弱证

C. 肝肾不足证

D. 气血亏损证

E. 以上都不是

3. 风牵偏视的病证有：

4. 通睛的病证有：

A. 禀赋不足证

B. 风热攻目证

C. 风痰阻络证

D. 经络挛滞证

E. 以上都不是

5. 弱视的病证有：

6. 风牵偏视的病证有：

A. 复视　　　B. 目偏视

C. 眩晕　　　D. 恶心

E. 以上都不是

7. 通睛伴有的症状是：

8. 弱视伴有的症状是：

（五）C 型题

A. 无复视

B. 眼球向各方向运动正常

C. 两者均是

D. 两者均不是

1. 通睛的诊断依据是：

2. 风牵偏视的诊断依据是：

A. 视一为二　　B. 眼球转动受限

C. 两者均是　　D. 两者均不是

3. 通睛的诊断依据是：

4. 风牵偏视的诊断依据是：

A. 风　　　　　B. 痰

C. 两者均是　　D. 两者均不是

5. 风牵偏视常见的病因是：

6. 弱视常见的病因是：

A. 禀赋不足，真精亏少

B. 脾胃虚弱，生化乏源

C. 两者均是

D. 两者均不是

7. 弱视的常见病因是：

8. 风牵偏视常见的病因是：

（六）K 型题

1. 风牵偏视的主要症状有：

①猝然发病　　②伴有恶心

③伴有眩晕　　④有视一为二

共有五个备选

A. 只有①②③是正确的

B. 只有①③是正确的

C. 只有②④是正确的

D. 只有④是正确的

E. ①②③④均是正确的

2. 弱视的治疗包括：

①矫正斜视

②矫正屈光不正

③训练黄斑固视

④中医辨证治疗

共有五个备选

A. 只有①②③是正确的

B. 只有①③是正确的

C. 只有②④是正确的

D. 只有④是正确的

E. ①②③④均是正确的

3. 通睛的治疗包括：

①矫正屈光不正

②三棱镜治疗

③中医辨证治疗

④首选手术治疗

共有五个备选

    A.只有①②③是正确的

    B.只有①③是正确的

    C.只有②④是正确的

    D.只有④是正确的

    E.①②③④均是正确的

（七）X 型题

1.通睛的常见病证有：

    A.风邪中络证

    B.禀赋不足证

    C.经络挛滞证

    D.脾胃虚弱证

    E.气血亏损证

2.弱视的常见病证有：

    A.禀赋不足证

    B.脾胃虚弱证

    C.气血亏损证

    D.风痰阻络证

    E.脉络瘀阻证

3.风牵偏视的常见病证有：

    A.禀赋不足证

    B.风邪中络证

    C.脾胃虚弱证

    D.气血亏损证

    E.脉络瘀阻证

4.弱视的预防与调护主要有：

    A.儿童弱视早期发现及时治疗十分重要，年龄越小治疗效果越好

    B.普及弱视知识的宣传教育工作，使家长和托幼工作者了解和掌握有关弱视防治的基本知识

    C.3 岁前为儿童视觉发育关键期，此年龄前检查视力最为重要

    D.3 岁以上儿童视力检查发现双眼视力差异≥2 行、双眼视力≤0.8 者应及时到眼科就医

    E.弱视治疗需要较长时间，医务人员应将弱视的危害性、可逆性、治疗方法、注意事项告知家长，以取得合作

三、改错题

1.通睛的斜视角检查中，第一斜视角大于第二斜视角。

2.风牵偏视斜视角检查中，第一斜视角等于第二斜视角。

3.弱视分为斜视性、屈光参差性、屈光不正性、形觉剥夺性、先天性五大类。

4.弱视 P－VEP 检测的 P_{100} 波潜时和振幅正常。

四、简答题

1.简述风牵偏视与通睛的鉴别诊断要点。

2.简述通睛的眼部检查要点。

3.何谓风牵偏视？

五、分析题

1.患者，女，60 岁，在外行走时，右眼突然向外偏斜，内转受限，视一为二；伴头晕目眩，胸闷呕恶，泛吐痰涎，舌苔白腻，脉弦滑。

试析本病的辨证要点，诊断，治法和选用方药。

2.患者，男，6 岁，查体发现双眼视力不佳，眼部检查无明显异常，矫正视力为 0.3；患儿面色萎黄无华，消瘦，食欲不振，便溏；舌淡嫩，苔薄白，脉缓弱。

试析本病的辨证要点，诊断，治法和选用方药。

六、问答题

1.试述风牵偏视的病因病机、临床表现及诊断依据。

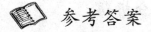 参考答案

一、填空题

1. 《幼幼近编》 共同性内斜视
2. 双眼同时注视时目珠偏于内眦 天旋
3. 禀赋不足 脾胃虚弱

二、选择题

（一）A1型题

1. E. 通睛用角膜映光法检查斜眼应偏向鼻侧。
2. A. 风牵偏视的第二斜视角大于第一斜视角。
3. D. 因A、B、C、E项的治疗多适用于旁中心注视弱视。
4. A. 风牵偏视多因风与痰侵入脉络所致。

（二）A2型题

1. D. 通睛是指双眼同时注视时，目珠偏于内眦的眼病。而A、B和C项是风牵偏视的别名。

（三）B1型题

1. B. 正容汤有舒筋通络的功效。
2. E. 桃红四物汤有活血行气、化瘀通络的功效。
3. A. 四物五子丸有补益肝肾、滋阴养血的功效。
4. D. 杞菊地黄丸有补益肝肾的功效。
5. C. 通睛多与屈光不正、眼外肌发育异常等有关，眼珠向各方向运动多正常。
6. A. 风牵偏视多有眼肌的麻痹，常有复视。
7. A. 先天禀赋不足是弱视的常见病因病机。
8. B. 风痰阻络是风牵偏视的常见病因病机。

（四）B2型题

1. D. 脾胃虚弱证是弱视的常见病证。
2. E. 通睛的病证有禀赋不足证和经络拘滞证。
3. A. 风牵偏视的病证有风邪中络证。
4. E
5. A. 先天禀赋不足是弱视的常见病证。
6. C. 风痰阻络证是风牵偏视的常见病证。
7. B. 目偏视是通睛的主要症状之一。
8. E

（五）C型题

1. C. 斜视偏向鼻侧，但无复视和眼球向各方向运动正常是通睛的临床特征。
2. D. 风牵偏视的诊断依据是复视、眼球向各方向运动受限和第二斜视角大于第一斜视角。
3. D. 通睛的诊断依据是无复视、眼球向各方向运动正常和第一斜视角等于第二斜视角。
4. C. 视一为二和眼球向各方向运动受限符合风牵偏视的诊断依据。
5. C. 据中医眼科理论，风和痰是风牵偏视的主要病因。
6. D. 据中医眼科理论，风和痰不是弱视的主要病因。
7. C
8. D. 风牵偏视的主要病因是风和痰。

（六）K型题

1. E
2. E
3. A. 首先选择手术治疗不符合通睛的治疗原则。

（七）X型题

1. B、C. 禀赋不足证和经络拘滞证是通睛的常见病证。
2. A、B. 禀赋不足证和脾胃虚弱证是

149

弱视的常见病证。

3．B、E．风邪中络证和脉络瘀阻证是风牵偏视的常见病证。

4．A、B、C、D、E．因所列各项均是弱视的预防与调护措施。

三、改错题

1．应将"大于"改为"等于"。正确的描述是：通睛的斜视角检查中，第一斜视角等于第二斜视角。

2．应将"等于"改为"大于"。正确的描述是：风牵偏视的斜视角检查中，第二斜视角大于第一斜视角。

3．应将"先天性"改为"其他类型"。正确的描述是：弱视分为斜视性、屈光参差性、屈光不正性、形觉剥夺性和其他类型弱视等五大类。

4．应将"P_{100}波潜时和振幅正常"改为"P_{100}波潜伏期延长及振幅降低"。正确的描述是：弱视 P－VEP 检测可见 P_{100} 波潜伏期延长及振幅降低。

四、简答题

1.

（1）两者相同之处是：均有目偏斜。

（2）两者不同之处是：①通睛无复视，第一斜视角等于第二斜视角，无眼球运动障碍；②风牵偏视则有复视，第二斜视角大于第一斜视角，并有不同程度的眼球转动受限。

2．角膜映光法检查，斜视眼偏向鼻侧，可伴有视力下降。眼球向各方向运动均不受限。用任何一眼注视时其偏斜程度基本相等。

3．风牵偏视是以眼珠突然偏斜、转动受限、视一为二为临床特征的眼病。

五、分析题

1.

（1）辨证要点：脾虚痰聚，复感风邪，风痰阻络，故辨证以目偏斜等眼症、胸闷呕恶及舌脉等全身症状为要点。

（2）诊断：风牵偏视。

（3）治法：祛风除痰，通利脉络。

（4）方药：正容汤加减。可于方中加赤芍、当归以活血通络；恶心呕吐甚者，可加竹茹以涤痰止呕；痰湿偏重者，酌加苡仁、石菖蒲、佩兰以芳香化浊、除湿祛痰。

2.

（1）辨证要点：脾胃虚弱，气血生化乏源，辨证主要以全身症状等为要点。

（2）诊断：弱视。

（3）治法：补气健脾，渗湿和胃。

（4）方药：参苓白术散加减。兼食滞者，可选加山楂、麦芽、神曲、谷芽、鸡内金。

六、问答题

1.

（1）病因病机：①气血不足，腠理不固，风邪乘虚侵入经络，使其眼目筋脉弛缓而致。②脾胃失调，津液不布，聚湿生痰，复感风邪，风痰阻络，致眼带转动不灵；或热病伤阴，阴虚生风，风动挟痰上扰而致。③因头面部外伤或肿瘤压迫，致使脉络受损而致。

（2）临床表现：①自觉症状：猝然发病，视一为二，常伴有视物模糊、眩晕、恶心、步态不稳等。②眼部检查：眼珠斜向麻痹肌作用方向的对侧，运动受限。若外展肌群麻痹时眼位向鼻侧偏斜，产生同侧性复视；内转肌群麻痹时，眼位向颞侧偏斜，产生交叉性复视。一般头向麻痹肌作用方向偏斜，可伴有瞳孔散大，视力下降。③实验室及特殊检查：用周边弧形视野计检查可见第二斜视角大于第一斜视角，即麻痹眼注视时，健眼的偏斜度大；或用同视机检查以确定斜视度数；亦可进行影像学检查，如 X 光眼眶片、颅脑 CT 或 MRI 检查，以排除眶骨折、颅脑出血及占位性病变等所导致。

（3）诊断依据：①复视；②眼球斜向麻痹肌作用方向的对侧，出现不同程度的转动受限；③第二斜视角大于第一斜视角。

第十四章　眼眶疾病

习题

一、填空题

1. 眉棱骨痛是指眉棱骨部或_____疼痛的眼病。

2. 突起睛高是指眼珠突高胀起，转动受限，白睛_____为特征的眼病。

3. 鹘眼凝睛类似于西医学的_____眼眶病，又称为 Graves 眼病。

4. 珠突出眶类似于西医学的血管性疾病引起的眼珠突出，可分为_____和间隙性眼珠突出。

5. 眼眶假瘤是一种非特异性慢性增殖性炎症，因具有类似_____的症状而得名。

二、选择题

(一) A1 型题

1. 眉棱骨痛在《儒门事亲》中称为何穴疼痛：

    A. 睛明　　　　B. 阳白

    C. 攒竹　　　　D. 太阳

    E. 头维

2. 鹘眼凝睛的主要病因有：

    A. 六淫　　　　B. 情志失调

    C. 饮食失常　　D. 先天因素

    E. 外伤

(二) A2 型题

1. 突起睛高的主要治法有：

    A. 行气活血　　B. 燥湿化痰

    C. 滋阴降火　　D. 平肝潜阳

    E. 以上都不是

2. 鹘眼凝睛的主要证型有：

    A. 风热上扰证

    B. 风痰上犯证

    C. 阴虚阳亢证

    D. 肝血不足证

    E. 以上都不是

(三) B1 型题

    A. 驱风上清丸

    B. 疏风清肝汤

    C. 散热消毒饮子

    D. 清瘟败毒饮

    E. 平肝清火汤

1. 突起睛高属风热毒攻证的主方是：

2. 眼眶假瘤属风热毒壅证的主方是：

    A. 风热邪毒　　B. 痰湿内蕴

    C. 心阴亏虚　　D. 阴液亏耗

    E. 肝血不足

3. 鹘眼凝睛的主要病因有：

4. 眼眶假瘤的主要病因有：

(四) B2 型题

    A. 风热毒攻证

    B. 火毒壅滞证

    C. 肝火上炎证

    D. 气郁化火证

    E. 以上都不是

1. 鹘眼凝睛的病证有：

2. 珠突出眶的病证有：

    A. 眼睑丹毒　　B. 头面疔肿

    C. 屈光不正　　D. 头颅外伤

    E. 以上都不是

3. 眉棱骨痛的诱因有：

4. 珠突出眶的病因有：

（五）C 型题
　　A．眉棱骨痛　　B．鹘眼凝睛
　　C．两者均是　　D．两者均不是
1．肝郁化火引起的眼眶疾病是：
2．火毒壅滞引起的眼眶疾病是：
　　A．风热　　　　B．肝火
　　C．两者均是　　D．两者均不是
3．眉棱骨痛的病因有：
4．珠突出眶的病因有：

（六）K 型题
1．以泻火解毒为主要治法的眼眶疾病
有：
　　①眼眶假瘤　　②珠突出眶
　　③鹘眼凝睛　　④突起睛高
　共有以下五个备选
　　A．只有①②③是正确的
　　B．只有①③是正确的
　　C．只有②④是正确的
　　D．只有④是正确的
　　E．①②③④均是正确的
2．眉棱骨痛类似于西医学的眶上神经
痛，其病因主要有：
　　①上呼吸道感染
　　②副鼻窦炎
　　③神经衰弱
　　④屈光不正
　共有以下五个备选
　　A．只有①②③是正确的
　　B．只有①③是正确的
　　C．只有②④是正确的
　　D．只有④是正确的
　　E．①②③④均是正确的
3．鹘眼凝睛的主要病证有：
　　①风热毒壅证
　　②气郁化火证
　　③脉络瘀滞证
　　④阴虚阳亢证
　共有以下五个备选

　　A．只有①②③是正确的
　　B．只有①③是正确的
　　C．只有②④是正确的
　　D．只有④是正确的
　　E．①②③④均是正确的
4．眼眶假瘤属痰瘀互结证的辨证要点
有：
　　①眼珠转动受限
　　②眶上切迹压痛
　　③胁胀胸闷
　　④烦躁神昏
　共有以下五个备选
　　A．只有①②③是正确的
　　B．只有①③是正确的
　　C．只有②④是正确的
　　D．只有④是正确的
　　E．①②③④均是正确的

（七）X 型题
1．眼眶疾病的中医治法有：
　　A．疏风清热　　B．泻火解毒
　　C．理气通络　　D．活血祛瘀
　　E．除痰散结
2．眉棱骨痛的病证有：
　　A．风热上扰证
　　B．风痰上犯证
　　C．肝血不足证
　　D．肝火上炎证
　　E．痰瘀互结证
3．突起睛高的常用方有：
　　A．散热消毒饮子
　　B．平肝清火汤
　　C．清瘟败毒饮
　　D．驱风上清散
　　E．血府逐瘀汤
4．眼眶假瘤的主要治法有：
　　A．清热散风，解毒散结
　　B．活血化瘀，行气散结
　　C．清肝泻火，解郁通窍

D. 燥湿化痰，祛风止痛

E. 疏肝理气，化瘀祛痰

三、改错题

1. 眉棱骨痛可痛连眦内，或痛连两颞，眼部检查可有明显的眶周压痛。

2. 突起睛高可因头面疖肿、丹毒、漏睛疮等病灶的毒邪蔓延至眼珠内所致。

3. 鹘眼凝睛临床特征多为双眼眼珠急剧外突如鹘鸟之眼，呈凝视状。

4. 珠突出眶的治疗大法以泻火解毒为要旨，并结合外治手术等治疗。

5. 眼眶假瘤先兆期可有眼珠胀痛，伴有流泪；病情发展加重，可出现复视，视力下降。

四、简答题

1. 简述鹘眼凝睛与突起睛高的鉴别诊断要点？

2. 简述鹘眼凝睛气郁化火证与阴虚阳亢证辨证要点的异同？

五、分析题

1. 患者，男，48岁。有20年慢性上颌窦炎病史，1周前感冒后出现头目疼痛，发热恶寒。右眼眼珠微突，白睛红肿，舌红苔黄，脉浮数。试析本病的病因病机，并以此作出诊断，判定证型，并拟定治法及眼眶疾病的方药。

2. 试述当归补血汤的功用及眼眶疾病的主治病证，分析其方义及临床加减应用？

六、问答题

1. 试述眉棱骨痛兼有风邪者的病因病机？有何临床特点？其治法及代表方是什么？

2. 试述眼眶假瘤的病因病机？各证型的临床特点有何不同？其治疗法则是什么？

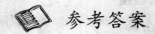 参考答案

一、填空题

1. 眼眶骨
2. 红赤壅肿
3. 甲状腺相关性免疫
4. 搏动性
5. 真性眶肿瘤

二、选择题

（一）A1型题

1. C.《儒门事亲》在"头痛不止"中有"攒竹痛呼为眉棱骨痛者"的记载。

2. B. 本病在脏责之于肝，肝主情志，故情志失调为其主要病因。

（二）A2型题

1. E. 本病的治法为疏风清热及泻火解毒。

2. C

（三）B1型题

1. C. 该方具有疏风清热、解毒散邪之功。

2. B. 该方具有清热散风、解毒散结之功。

3. C. 本病可因劳心过度，耗伤阴血，致心阴亏虚引起。

4. D. 本病常因热毒日久不解，热盛伤阴，致阴液亏耗引起。

（四）B2型题

1. D. 本病可因情志失调，肝气郁结，日久化火所致。

2. E

3. C. 屈光不正可引起眶上神经痛（眉棱骨痛）。

4. D. 头颅外伤可致颅底骨折，损伤脉络，致血行异常，迫珠外突。

（五）C型题

1．C．肝郁化火上炎于目，致脉络涩滞，既可引起以疼痛为主的眉棱骨痛，也可引起珠突凝视的鹘眼凝睛。

2．D

3．C．风热、肝火均可循经上犯，引起眉棱骨痛。

4．D

（六）K型题

1．D．因突起睛高主要为火热毒邪所致。

2．E．所列因素均可引起眶上神经痛（眉棱骨痛）。

3．C．本病病证主要为气郁化火及阴虚阳亢证。

4．B．因痰瘀互结多由情志内伤所致，故除眼珠转动受限外，尚有胁胀胸闷。

（七）X型题

1．A、B、C、D、E．所列治法均为眼眶疾病常用治法。

2．A、B、C、D．痰瘀互结证主要见于眶内病变。

3．A、C．本病主要选用具有清热泻火解毒作用的方剂。

4．A、B、E．因本病多由风热邪毒、气血涩滞、痰瘀互结所致。

三、改错题

1．应将"眶周"改为"眶上切迹"。因眶上切迹是眶上神经经过之处。

2．应将"眼珠内"改为"眶内"。因毒邪首先侵犯眶内（眼珠外）组织。

3．应将"急剧"改为"渐渐"。因本病为非炎症性病变，起病缓，发展慢。

4．应将"泻火解毒"改为"疏通脉络"。因本病为血管性疾病引起的眼珠突出。

5．应将"眼珠胀痛"改为"眼神经分布区域阵痛"。因本病早期多有炎症刺激眼神经的症状。

四、简答题

1．二者均有眼珠外突，但病性、病势及全身伴见症状有所不同。鹘眼凝睛为甲状腺相关性眼眶病，起病缓，多双眼渐进突出；突起睛高为急性炎症性病变，起病急，多单眼急剧外突。

2．二者辨证要点均有眼珠突出，但由于病因的差异二者又有不同之处。气郁化火证为肝火上炎目窠，火性暴烈，故眼珠呈进行性突出，白睛红赤；全身伴有肝气郁结而化火之象。阴虚阳亢证为阴损血亏不能濡养目窍，因虚致病，故眼珠微突，白睛淡红；全身伴有阴虚而肝阳上亢之象。

五、分析题

1．

（1）病因病机：风热毒邪上攻头面，气机不利，故有头目疼痛；毒邪阻滞，眶内脉络瘀阻，故出现眼珠外突；因热所致，故见白睛红肿；舌脉亦为风热在表之象。

（2）诊断：突起睛高。

（3）证型：风热毒攻证。

（4）治法：疏风清热，解毒散结。

（5）方药：散热消毒饮子加减。可加野菊花、蒲公英、大青叶加强清热解毒之力；红肿疼痛较著者，可加赤芍、丹皮、夏枯草以消肿止痛。

2．

（1）功效：滋养肝血，温通目络。

（2）主治病证：眉棱骨痛之肝血不足证。症见眼眶微痛，目珠微胀，不赖久视，目睫无力，羞明隐涩；全身可兼有体倦神衰，健忘眠差；舌淡苔白，脉细。

（3）方义：本方以当归、生熟地、白芍补益肝血；天冬滋阴润燥助补血之力；白术、炙甘草健脾益气，以增生血之源；牛膝、川芎温阳通络，以收通而不痛之效；防风升发阳气，并防补之过腻。

(4) 临床加减：可加黄芪、桂枝、地龙以益气温经通络；失眠多梦者，加夜交藤、酸枣仁以养心安神。

六、问答题

1.

(1) 病因病机：兼有风邪者有二：一是风热，二是风痰。其病机前者是风热循太阳经脉上扰目窍；后者是风痰阻滞目窍脉道，清阳不能升运于目。

(2) 临床特点：因风热者，其眉骨疼痛多突然发生，压之痛甚，或疼痛走窜；因风痰者，眉骨疼痛多伴有眼珠发胀，目不能睁。

(3) 治法与代表方：因风热者疏风清热、散邪止痛，代表方为驱风上清散；因风痰者，治法为燥湿化痰、祛风止痛，代表方为防风羌活汤。

2.

(1) 病因病机：本病早期多为外感风热毒邪，上犯于目，壅滞目眶，脉络瘀阻；若热毒日久不解，热甚伤阴，阴液亏耗，致目眶气血涩滞。本病亦可由于情志内伤，肝气郁结，气机阻滞，血行不畅为瘀，水湿停滞为痰，痰瘀互结，阻于眶内。

(2) 不同的临床特点：本病的共同特点是眼珠突出，但由于病因不同，临床各证型的表现亦有所不同，风热毒壅证白睛轻度红赤水肿，全身伴有头痛，舌红苔薄黄，脉浮数；血瘀气滞证白睛红肿显著，全身伴有口渴便秘，舌质紫暗，脉涩；痰瘀互结证白睛暗红，全身伴有胁胀胸闷，舌黯苔黄，脉弦。

(3) 治疗法则：本病的治疗法则以散结为要旨。根据病因不同，风热毒壅者治以清热散风、解毒散结；血瘀气滞者治以活血化瘀、行气散结；痰瘀互结者治以疏肝理气、化瘀祛痰而散结。

第十五章　眼外伤

习题

一、填空题

1. 撞击伤目是指眼部受钝力撞击但无_____的眼病。

2. 化学性眼外伤是指化学性物质进入_____并引起眼部组织损伤的眼病。

3. 电弧光引起的眼病属于_____眼损伤。

4. 化学性眼损伤最迫切和有效的急救措施是立即用_____。

5. 石灰致伤常用的中和液是_____。

二、选择题

(一) A1 型题

1. 下列哪种眼病不属于眼外伤范围：
   A. 异物入目　　B. 撞击伤目
   C. 天行赤眼　　D. 真睛破损
   E. 惊震内障

2. 真睛破损的治法不包括：
   A. 除风益损　　B. 清热解毒
   C. 凉血化瘀　　D. 平肝泻火
   E. 退翳明目

3. 下列哪种治法不适合用于治疗化学性眼损伤：
   A. 清水冲洗　　B. 球后注射
   C. 中和液冲洗　D. 结膜下注射
   E. 滴眼药水

4. 下列哪种治法不适合用于辐射性眼损伤：
   A. 热敷

B. 冷敷
C. 配合针刺
D. 服祛风清热中药
E. 少量滴用 0.5% 地卡因眼药水

(二) A2 型题

1. 撞击伤目的治法不包括：
   A. 祛风　　　　B. 除湿
   C. 解郁　　　　D. 泻火
   E. 以上都不是

2. 化学性眼损伤的临床表现有：
   A. 胞睑青紫　　B. 白睛溢血
   C. 黑睛混浊　　D. 视衣脱离
   E. 以上都不是

3. 辐射性眼损伤的病因为：
   A. 激光　　　　B. 热气
   C. 荧光　　　　D. 高温液体
   E. 以上都不是

4. 异物入目的处理方法有：
   A. 热敷　　　　B. 冷敷
   C. 剔除　　　　D. 针刺
   E. 以上都不是

(三) B1 型题

　A. 异物入目　　B. 撞击伤目
　C. 真睛破损　　D. 化学性眼损伤
　E. 辐射性眼损伤

1. 易于引起视网膜脱离的眼外伤是：

2. 易于引起交感性眼炎的眼外伤是：
   A. 十灰散　　　B. 除风益损汤
   C. 犀角地黄汤　D. 血府逐瘀汤
   E. 经效散

3. 适合于撞击伤目属撞击络伤证的主方是：

4. 适合于撞击伤目属血瘀气滞证的主

· 157 ·

方是：

（四）B2 型题

A. 黑睛表面嵌有铁屑
B. 胞睑肿胀瘀血
C. 白睛溢血
D. 前房异物
E. 以上都不是

1. 异物入目可见：
2. 真睛破损可见：

A.0.37%依地酸二钠液
B.0.5%地卡因液
C.5%磺胺嘧啶钠液
D.10%维生素 C 液
E. 以上都不是

3. 适合于酸性眼损伤结膜下注射的药液是：
4. 适合于碱性眼损伤结膜下注射的药液是：

（五）C 型题

A. 黑睛点状混浊
B. 白睛红赤或混赤
C. 两者都是
D. 两者都不是

1. 辐射性眼损伤的症状有：
2. 化学性眼损伤的症状有：

A. 钝力致伤，目珠无穿破伤口
B. 晶珠半脱位或全脱入神膏中
C. 两者都是
D. 两者都不是

3. 撞击伤目为：
4. 真睛破损为：

（六）K 型题

1. 属于眼外伤的是：
①异物入目
②撞击伤目
③辐射性眼损伤
④上胞下垂
共有以下五个备选

A. 只有①②③是正确的
B. 只有①③是正确的
C. 只有②④是正确的
D. 只有④是正确的
E.①②③④均是正确的

2. 眼外伤之所以属眼科急症是因为：
①眼珠结构精细，组织脆弱
②有些部位无脉络分布，伤后不易修复
③严重者易影响健眼，引起交感性眼炎
④伤后疼痛剧烈
共有以下五个备选

A. 只有①②③是正确的
B. 只有①③是正确的
C. 只有②④是正确的
D. 只有④是正确的
E.①②③④均是正确的

3. 异物入目是指：
①白睛粘有异物
②前房有异物
③黑睛嵌有异物
④胞睑破裂
共有以下五个备选

A. 只有①②③是正确的
B. 只有①③是正确的
C. 只有②④是正确的
D. 只有④是正确的
E.①②③④均是正确的

4. 真睛破损属热毒壅盛证的基础方是：
①经效散　　　②桃红四物汤
③五味消毒饮　④血府逐瘀汤
共有以下五个备选

A. 只有①②③是正确的
B. 只有①③是正确的
C. 只有②④是正确的
D. 只有④是正确的
E.①②③④均是正确的

1．异物入目后的自觉症状有：
    A．胞睑红肿   B．刺痛流泪
    C．羞明难睁   D．瞳神散大
    E．白睛红赤

2．属于撞击伤目的眼部表现有：
    A．胞睑青紫   B．白睛溢血
    C．瞳神变形   D．晶珠混浊
    E．眼珠塌陷

3．撞击伤目可伤及的部位有：
    A．眼眶   B．眼外肌
    C．视神经   D．视网膜
    E．脉络膜

4．化学性眼损伤的治法有：
    A．清热解毒   B．凉血散瘀
    C．疏风清热   D．清热利湿
    E．退翳明目

三、改错题

1．异物入目是指异物粘附或嵌顿于白睛或黄仁表面的眼病。

2．真睛破损的预后主要与损伤的严重程度和力的大小以及有无眼内异物有关。

3．化学性眼损伤在致伤化学物质的量和浓度以及作用时间相同的情况下，碱造成的伤害相对较轻。

4．前房积血经药物治疗 4～5 天无吸收迹象而眼压正常时，可行前房冲洗术。

5．紫外线造成的辐射性眼损伤可大量滴用 0.25%～0.5% 的地卡因眼液。

四、简答题

1．撞击伤目的临床表现和预后与哪些因素有关？黄仁受损时有何表现？

2．真睛破损若感伤健眼时有何临床表现？其相当于西医学的什么病？

五、分析题

1．患者男性，22 岁，3 天前踢球时被球击伤右眼而视力下降，经治疗视力提高而有眼微胀痛来诊。来诊时查：右眼视力 0.8，左眼视力 1.2；右眼上睑微肿色青，抱轮微红，瞳神散大，视衣水肿。试据此作出中、西医诊断？其辨证要点是什么？试拟定证型、治法及方药？

2．除风益损汤主治眼外伤什么病证？试分析其方义？临床如何加减应用？

六、问答题

1．化学性眼损伤的诊断依据是什么？其局部外治的方法有哪些？

2．真睛破损受伤眼有何表现？全身治疗的方法有哪些？

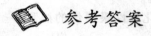 参考答案

一、填空题

1．穿破伤口
2．接触眼部
3．辐射性
4．清水彻底冲洗
5．0.37% 依地酸二钠液

二、选择题

（一）A1 型题

1．C．天行赤眼不是外伤引起。
2．E
3．B．化学性眼外伤无需应用球后注射治疗。
4．A．热敷会加重眼部症状，故不能热敷。

（二）A2 型题

1．E．撞击伤目的治法常是早期止血，

后期化瘀及行气活血。

2．C．化学性眼损伤可致黑睛微混或广泛混浊。

3．A．激光是辐射性眼损伤的病因之一。

4．C．异物嵌顿应剔除。

（三）B1 型题

1．B．撞击伤及眼底可致视网膜脱离。

2．C．真睛破损可致健眼发病。

3．A．十灰散有止血作用。

4．D．血府逐瘀汤有行气活血化瘀作用。

（四）B2 型题

1．A．异物入目可嵌顿于黑睛表面。

2．D．真睛破损异物可进入前房。

3．C．磺胺嘧啶钠偏于碱性。

4．D．维生素 C 偏于酸性。

（五）C 型题

1．C．以上两种眼部所见都可由辐射性眼损伤引起。

2．C．化学性眼损伤的黑睛多呈广泛混浊。

3．C

4．D．目珠无穿破口，不属真睛破损。

（六）K 型题

1．A．上胞下垂属胞睑病。

2．E．因眼外伤容易引起眼的组织结构和生理功能发生改变。

3．B．异物入目可粘附或嵌顿于白睛、黑睛表层。

4．B．基础方是经效散合五味消毒饮。

（七）X 型题

1．B、C．因其他项属检查所见，不是自觉症状。

2．A、B、C、D．因眼珠塌陷多为真睛破损所致。

3．A、B、C、D、E．所列五个部位均可受撞击所伤。

4．A、B、E．因其早期应清热解毒、凉血化瘀，后期应退翳明目。

三、改错题

1．应将"黄仁"改为"黑睛"。

2．应将"力的大小"改为"部位"。

3．应将"碱"改为"酸"，或将"轻"改为"重"。

4．应将"眼压正常"改为"眼压持续上升"。

5．应将"大量"改为"少量"。

四、简答题

1．

（1）与撞击伤目的临床表现和预后有关的因素是钝力的大小、受伤的部位等。

（2）黄仁受伤的表现有：瞳神散大；若黄仁断裂，可见瞳神不圆；若黄仁脉络受伤，可见血灌瞳神，日久不散，可致黑睛血染，也可致眼珠胀硬、黑睛混浊等。

2．

（1）临床表现：健眼视力可急剧下降，抱轮红赤或白睛混赤，黑睛后壁附有细小沉着物，瞳神紧小，神水神膏混浊，视盘水肿，视衣出现黄白色点状渗出等。

（2）相当于西医学的交感性眼炎。

五、分析题

1．

（1）诊断：①中医诊断：撞击伤目；②西医诊断：机械性非穿通性眼外伤。

（2）辨证要点：外物伤目，组织受损，气血失和，血瘀气滞，水湿停聚，故辨证以各组织受损的症状表现为要点。

（3）证型：血瘀气滞证。

（4）治法：行气活血，化瘀止痛。

（5）方药：血府逐瘀汤加减，药用桃仁、红花、生地、当归、赤芍、牛膝、桔梗、枳壳、五味子、茺蔚子、薏苡仁、甘草。

2.

（1）主治病证：真睛破损之风邪乘袭证，症见伤眼疼痛，胞睑难睁，畏光流泪，视力骤降；白睛、黑睛破损，或眼珠内容物脱出；脉弦紧或弦数。

（2）方义：目以血为本，目受损则伤血，故以熟地、川芎、当归、白芍养血活血；受伤之际风邪袭人，故以藁本、防风、前胡祛散风邪。

（3）临床加减：可加红花、苏木、郁金以增强散瘀止痛之功；加金银花、黄芩清热解毒。

六、问答题

1.

（1）诊断依据：①有明确的化学物质与眼部接触史；②眼部疼痛，畏光流泪，视力下降；③白睛红赤或混赤，黑睛混浊或坏死等。

（2）局部外治：①立即用清水彻底冲洗；②中和液冲洗；③结膜下注射；④选择有针对性的眼药水滴眼，必要时散瞳；⑤必要时作结膜切开冲洗、前房穿刺等手术治疗。

2.

（1）伤眼表现：①伤眼可见大小形状不一的伤口，伤口可在白睛、黑睛，或黑、白睛交界处；②伤口可见神水溢出，或黄仁脱出，或神膏外溢，甚至眼珠塌陷；③若致伤物污秽，伤后1～2日可见胞睑肿胀，白睛混赤壅肿，神水混浊，黄液上冲，瞳神难辨，眼珠突出，转动失灵等。

（2）全身治疗：①辨证论治：风邪乘袭证，治以除风益损，方用除风益损汤加减；热毒壅盛证，治以清热解毒、凉血化瘀，方用经效散合五味消毒饮加减；感伤健眼证，治以清热解毒、平肝泻火、凉血化瘀，方用泻脑汤加减。②中成药：以双黄连注射液、清开灵注射液静脉点滴。③西药：应用广谱抗生素和糖皮质激素，以及破伤风抗毒素。

第十六章　眼视光学

![习题标识]

一、填空题

1. 角膜屈光系统的屈光力为_____，晶状体屈光系统屈光度为_____，眼球总屈光力非调节状态为_____，最大调节时为_____。

2. 眼在_____调节状态下所能看清最远的一点称为_____，眼在最大调节时所能看清的最近的一点称为_____，以上两者之间的距离为_____。

3. 调节、_____、_____为眼的三联动现象。

二、选择题

(一) A1 型题

1. 正视眼是指外界光线经过眼屈光系统折射后聚焦于视网膜：
   A. 前　　B. 后　　C. 上
   D. 左　　E. 右

2. 老视大约在 40～45 岁以后发生，以后：
   A. 每 2 年增加 +0.5D
   B. 每 3 年增加 +0.5D
   C. 每 4 年增加 +0.5D
   D. 每 1 年增加 +0.5D
   E. 每 5 年增加 +0.5D

(二) A2 型题

1. 调节、集合保持密切的关系，调节越大，集合：
   A. 越小　　　　B. 不变

C. 越大　　　　D. 最小
   E. 以上都不是

2. 近视的症状为：
   A. 近视力正常，远视力正常
   B. 近视力正常，远视力减退
   C. 近视力减退，远视力正常
   D. 近视力减退，远视力减退
   E. 以上都不是

3. 近视配镜的原则是：
   A. 选用使病人获得正常视力的最高度数镜片
   B. 选用使病人获得正常视力的最低度数镜片
   C. 选用使病人获得最佳视力的最高度数镜片
   D. 选用使病人获得最佳视力的最低度数镜片
   E. 以上都不是

4. 远视程度大的儿童易诱发：
   A. 外斜视　　　B. 内斜视
   C. 上斜视　　　D. 下斜视
   E. 以上都不是

(三) B1 型题

   A. 当归补血汤
   B. 地芝丸或杞菊地黄丸
   C. 天王补心丹
   D. 杞菊地黄丸合柴葛解肌汤
   E. 驻景丸加减方

1. 远视属肝肾不足证的主方为：
2. 近视属肝肾两亏证的主方是：
3. 视疲劳属肝肾不足证的主方是：

(四) B2 型题

   A. 睫状肌收缩，晶状体变凸

B. 睫状肌松弛，晶状体变凸

C. 睫状肌收缩，晶状体扁平

D. 睫状肌松弛，晶状体扁平

E. 以上都不是

1. 看远处目标时：

2. 看近处目标时：

    A. 视疲劳   B. 散光

    C. 远视   D. 近视

    E. 以上都不是

3. 能远怯近症相当于现代医学的：

4. 能近怯远症相当于现代医学的：

5. 肝劳相当于现代医学的：

    A. 近视力正常，远视力正常

    B. 近视力正常，远视力不正常

    C. 近视力不正常，远视力正常

    D. 近视力不正常，远视力不正常

    E. 以上都不是

6. 高度远视眼是：

7. 轻度远视眼可以表现为：

（五）C 型题

    A. 眼在调节松弛状态下光线折射后

       焦点落在视网膜之后

    B. 眼在调节松弛状态下光线折射后

       焦点落在视网膜之前

    C. 两者均是

    D. 两者均不是

1. 屈光不正：

2. 正视：

（六）K 型题

1. 屈光不正分为：

    ①远视   ②近视

    ③散光   ④视疲劳

共有以下五个备选

    A. 只有①②③是正确的

    B. 只有①③是正确的

    C. 只有②④是正确的

    D. 只有④是正确的

    E. ①②③④均是正确的

2. 眼的调节作用主要依靠：

    ①晶状体的厚度

    ②晶状体的弹性

    ③眼外肌的功能

    ④睫状肌的功能

共有以下五个备选

    A. 只有①②③是正确的

    B. 只有①③是正确的

    C. 只有②④是正确的

    D. 只有④是正确的

    E. ①②③④均是正确的

3. 视疲劳眼部检查可有：

    ①近视   ②散光

    ③远视   ④老视

共有以下五个备选

    A. 只有①②③是正确的

    B. 只有①③是正确的

    C. 只有②④是正确的

    D. 只有④是正确的

    E. ①②③④均是正确的

4. 视疲劳的病证有：

    ①气血亏虚证

    ②肝血不足证

    ③肝肾不足证

    ④阴虚阳亢证

共有以下五个备选

    A. 只有①②③是正确的

    B. 只有①③是正确的

    C. 只有②④是正确的

    D. 只有④是正确的

    E. ①②③④均是正确的

5. 球镜主要用于矫正：

    ①单纯远视   ②老视

    ③单纯近视   ④散光

共有以下五个备选

    A. 只有①②③是正确的

    B. 只有①③是正确的

    C. 只有②④是正确的

D. 只有④是正确的

E. ①②③④均是正确的

6. 柱镜用于矫正：

①单纯远视　　②单纯近视

③老视　　　　④散光

共有以下五个备选

A. 只有①②③是正确的

B. 只有①③是正确的

C. 只有②④是正确的

D. 只有④是正确的

E. ①②③④均是正确的

7. 屈光手术包括：

①角膜屈光手术

②玻璃体屈光手术

③晶状体屈光手术

④视网膜屈光手术

共有以下五个备选

A. 只有①②③是正确的

B. 只有①③是正确的

C. 只有②④是正确的

D. 只有④是正确的

E. ①②③④均是正确的

8. 目前常用的屈光手术有：

①准分子角膜原位磨镶术

②准分子激光角膜切削术

③角膜基质环植入术

④表面角膜镜片术

共有以下五个备选

A. 只有①②③是正确的

B. 只有①③是正确的

C. 只有②④是正确的

D. 只有④是正确的

E. ①②③④均是正确的

(七) X 型题

1. 近视的病证有：

A. 风热上乘证

B. 气血不足证

C. 肝肾两虚证

D. 阴虚阳亢证

E. 风痰上逆证

2. 近视眼的治疗除了辨证论治外还可采用：

A. 验光配镜　　B. 针灸治疗

C. 屈光手术　　D. 滴眼药水

E. 加强体育锻炼，注意营养，增强体质

3. 正确的近视预防与调护措施是：

A. 养成良好的用眼习惯，眼与书本保持 20cm 左右的距离

B. 加强体育锻炼，注意营养，增强体质

C. 不在走路、乘车或卧床情况下看书

D. 不在暗光下阅读或写字

E. 定期检查视力，视力下降应查明原因，积极治疗

4. 视疲劳的诊断依据有：

A. 有屈光不正或老视

B. 久视后虹视现象

C. 久视后视物模糊

D. 久视后眼胀、头痛、眼眶胀痛

E. 久视后眼压增高

5. 有关老视正确的是：

A. 病理性衰退现象

B. 生理性衰老现象

C. 远视眼的人才会发生

D. 戴用凸透镜以视近

E. 以上都不是

6. 主觉验光法有：

A. 睫状肌麻痹验光

B. 插片验光法

C. 检影法

D. 综合验光仪

E. 自动验光仪

7. 屈光客观检查法有：

A. 检影法

B. 插片验光法

C. 自动验光仪法

D. 综合验光仪法

E. 睫状肌麻痹验光法

8. 需要进行睫状肌麻痹验光的有:

A. 内斜视

B. 老花眼

C. 散光

D. 视疲劳症状的远视成人

E. 儿童

9. 现代视光学屈光不正的矫正方法有:

A. 气功　　　B. 角膜接触镜

C. 屈光手术　　D. 穴位注射

E. 框架眼镜

三、改错题

外界物体发出或反射出来的光线,经过眼的屈光系统折射后在视网膜上形成放大正立的虚像。

四、问答题

叙述眼的调节作用。

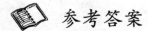 参考答案

一、填空题

1. 43.05D　19.11D　58.64D　70.57D

2. 放松　远点　近点　调节范围

3. 集合　瞳孔缩小

二、选择题

（一）A1 型题

1. C. 外界光线经过眼屈光系统折射后聚焦于视网膜上者为正视眼。

2. E

（二）A2 型题

1. C. 调节力越大集合也越大。

2. B. 近视表现为近视力正常,远视力减退。

3. B. 原则是选用使病人获得正常视力的最低度数镜片,过度矫正会引起调节过强而产生视疲劳。

4. B

（三）B1 型题

1. B

2. E

3. D

（四）B2 型题

1. D. 看远时,睫状肌处于松弛状态,晶状体在悬韧带的牵引下,其形状相对扁平。

2. A. 看近时,睫状肌收缩,晶状体悬韧带松弛,晶状体由于自身的弹性而变凸。

3. C. 古称能远怯近症,至《目经大成》始名远视。

4. D.《审视瑶函》称为能近怯远症,至《目经大成》始名近视。

5. A.《医学入门·杂病分类·眼》谓:"读书针刺过度而（目）痛者,名曰肝劳,但须闭目调护",即视疲劳症。

6. D. 高度远视者,视远视近均不清楚,而且近视力比远视力更差。

7. A. 轻度远视眼者,远、近视力均可正常。

（五）C 型题

1. C. 眼在调节松弛状态下光线折射后焦点落在视网膜之前或后均为屈光不正。

2. D. 正视眼在调节松弛状态下光线折射后焦点落在视网膜之上。

（六）K 型题

1. A. 屈光不正分为远视、近视、散光三大类。

2. C. 眼的调节作用主要依靠晶状体的弹性和睫状肌的功能。

3. E. 视疲劳患者眼部检查有屈光不正

165

或老视，外无明显异常。

4.B. 视疲劳为久视劳心伤神，耗气损血或肝肾精血亏损不足所致，表现为气血亏虚或肝肾不足。

5.A. 球镜用于矫正单纯远视或近视或老视。

6.D. 柱镜或球柱镜用于矫正散光。

7.B. 目前屈光手术主要包括角膜屈光手术和晶状体屈光手术。

8.E

(七) X 型题

1.B、C

2.A、B、C、D. 加强体育锻炼可作为近视的预防和调护。

3.B、C、D、E. 眼与书本应保持 30cm 左右距离，故未选 A。

4.A、C、D. 虹视或眼压升高为青光眼症状，故除外。

5.B、D

6.B、D. 主觉验光需要靠患者的判断力寻求最佳视力。

7.A、C、E

8.A、B、C、D、E. 尤其是儿童、内斜视患者以及有视疲劳症状的远视成人，更需要睫状肌麻痹验光。

9.B、C、E. 气功、穴位注射对于真性近视疗效不够确切。

三、改错题

应将"放大正立的虚像"改为"清晰缩小的倒像"。正确的叙述是：外界物体发出或反射出来的光线，经过眼的屈光系统折射后在视网膜上形成清晰缩小的倒像。

四、问答题

为了看清近距离的目标，眼球具有自动改变屈光力的能力，使来自近处的散开光线在视网膜上形成焦点。眼球的这种调节焦点距离的能力称为眼的调节作用。

第十七章 防盲治盲

习题

一、填空题

眼科所谓的盲,是指视力的_____。不能承担某些工作,不能胜任某些职业的称为_____;生活不能自理者称为_____。

二、选择题

(一) A1 型题

1. 以中央注视点为中心,视野半径≤10°但>5°为:
   A. 1 级盲   B. 5 级盲
   C. 3 级盲   D. 4 级盲
   E. 2 级盲

2. 以中央注视点为中心,视野半径≤5°时为:
   A. 1 级盲   B. 5 级盲
   C. 3 级盲   D. 4 级盲
   E. 2 级盲

(二) A2 型题

1. WHO 制定的低视力 1 级的标准为:
   A. 较好眼小于 0.5,较差眼等于或大于 0.1
   B. 较好眼小于 0.3,较差眼等于或大于 0.1
   C. 较好眼小于 0.3,较差眼等于或大于 0.2
   D. 较好眼小于 0.5,较差眼等于或大于 0.2
   E. 以上都不是

2. WHO 制定的低视力 2 级的标准为:
   A. 较好眼小于 0.1,较差眼等于或大于 0.05
   B. 较好眼小于 0.3,较差眼等于或大于 0.05
   C. 较好眼小于 0.1,较差眼等于或大于 0.08
   D. 较好眼小于 0.3,较差眼等于或大于 0.1
   E. 以上都不是

(三) B1 型题

   A. 110 万   B. 570 万
   C. 670 万   D. 40 万
   E. 50 万

1. 我国每年新增加的白内障盲人数约为:

2. 据近年我国眼病流行病学调查估计,我国盲人数约为:

(四) B2 型题

   A. 双眼盲   B. 双眼低视力
   C. 单眼盲   D. 单眼低视力
   E. 以上都不是

1. 双眼视力均小于 0.05 为:

2. 一只眼视力小于 0.05,另一只眼视力大于或等于 0.05 时为:
   A. 双眼盲   B. 双眼低视力
   C. 单眼盲   D. 单眼低视力
   E. 以上都不是

3. 双眼视力均小于 0.3 但又大于或等于 0.05 为:

4. 只有一只眼视力小于 0.3 但大于或等于 0.05 时为:

（五）C 型题

A. 双眼低视力　B. 双眼盲
C. 两者均是　　D. 两者均不是

1. 一只眼视力小于 0.05，另一只眼视力大于或等于 0.05 为：

2. 一只眼视力小于 0.3 但又大于或等于 0.05 为：

3. 双眼视力均大于 0.05 为：

（六）K 型题

白内障的发病与地理纬度和海拔高度有密切关系，发病率：

①北方高于南方
②南方高于北方
③北方高于西藏
④西藏高于北方

共有以下五个备选

A. 只有①②③是正确的
B. 只有①③是正确的
C. 只有②④是正确的
D. 只有④是正确的
E. ①②③④均是正确的

（七）X 型题

根据近年来我国眼病流行病学调查，致盲的主要原因依次为：

A. 角膜病、白内障、沙眼、青光眼
B. 白内障、沙眼、角膜病、青光眼
C. 沙眼、白内障、角膜病、青光眼
D. 青光眼、角膜病、白内障、沙眼
E. 白内障、角膜病、沙眼、青光眼

三、改错题

1. 全国爱眼日是每年 6 月 8 日。

四、简答题

简述防盲治盲的"三 A"原则。

五、问答题

请叙述中医学对防盲治盲的预防观点。

168

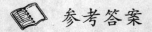 参考答案

一、填空题

视力<0.1　职业盲　生活盲

二、选择题

（一）A1 型题
1. C
2. D

（二）A2 型题
1. B
2. A

（三）B1 型题
1. D
2. C

（四）B2 型题
1. A
2. C
3. B
4. D

（五）C 型题
1. D. 此应为单眼盲。
2. D. 此应为单眼低视力。
3. D

（六）K 型题
C. 我国南方和西藏地区的发病率要明显高于北方。

（七）X 型题
E. 根据近年我国眼病流行病学调查，致盲的主要原因依次为白内障、角膜病、沙眼、青光眼等。

三、改错题

应将"8 日"改为"6 日"。我国 1996 年规定每年 6 月 6 日为"全国爱眼日"。

四、简答题

防盲治盲的"三A"原则是：①适当的（appropriate）原则是指防盲治盲应当因地制宜，采取各种符合当地情况的切实有力的方法和措施，其核心是因地制宜；②能负担的（affordable）原则是指防盲治盲应和各地社会经济发展水平相适应，能被国家、社会和个人所负担；③可接近的（accessible）原则是指使盲和视力损伤者能有途径充分使用防盲治盲的服务设施。

五、问答题

中医学对防盲治盲的预防观点是"未病先防、已病防变、病愈防复"。未病先防强调顺应四时，防止外邪侵袭；调和情志，避免脏腑内损；讲究用眼卫生，爱惜目力；饮食有节，起居有常；劳逸适度；避戒烟酒等不良嗜好；加强锻炼，增强体质；注意安全，防止眼部外伤；注重优生，防止遗传性、先天性眼疾。已病防变，强调不仅要早期诊断，及时治疗，而且应根据眼病传变规律，用药物先安未受邪之地。病愈防复发，应适当服药调理以善后；定期复查，以防患于未然；减少使用目力，进一步巩固疗效。加强锻炼，调和情志，起居有节，避感外邪；注意饮食的合理搭配，既要增加营养，也应适当忌口。

附录 常见全身病的眼部表现、眼科正常值

习题

一、填空题

1. 动脉硬化分为_____硬化、____硬化和_____硬化。

2. 急性肾小球肾炎的眼部表现除眼睑水肿外，主要表现为视网膜_____、_____和_____。

3. 颅内肿瘤的眼部表现分为两大类：①因颅内高压引起的_____，晚期出现_____；②_____。

4. 单纯性糖尿病性视网膜病变的主要表现有_____、_____、_____、_____和_____等。

5. 增殖性糖尿病性视网膜病变最主要的标志是_____。

二、选择题

（一）A1 型题

1. 正常眼压值是：
   A. 5~24mmHg   B. 10~21mmHg
   C. 10~22mmHg   D. <22mmHg
   E. >22mmHg

2. 正常双眼眼压差是：
   A. ≤8mmHg   B. ≥8mmHg
   C. ≥6mmHg   D. ≤5mmHg
   E. ≥5mmHg

3. 正常人24小时眼压波动范围是：
   A. ≤5mmHg   B. ≥5mmHg
   C. ≥10mmHg   D. ≤8mmHg
   E. ≥18mmHg

4. 荧光素眼底血管造影的臂－视网膜循环时间是：
   A. 8~12s   B. 7~12s
   C. 10~15s   D. 10~21s
   E. ≥18s

5. 眼外肌之外直肌距角膜缘的距离约是：
   A. 6.9mm   B. 5.5mm
   C. 6.5mm   D. 7.7mm
   E. 6.2mm

6. 眼外肌之上直肌距角膜缘的距离约是：
   A. 5.5mm   B. 6.2mm
   C. 6.5mm   D. 6.9mm
   E. 7.7mm

7. 眼外肌之下直肌距角膜缘的距离约是：
   A. 5.5mm   B. 6.2mm
   C. 6.5mm   D. 6.9mm
   E. 7.7mm

8. 眼外肌之内直肌距角膜缘的距离约是：
   A. 5.5mm   B. 6.2mm
   C. 6.5mm   D. 6.9mm
   E. 7.7mm

9. 视盘杯/盘（C/D）的正常值是：
   A. ≤0.25   B. ≥0.6
   C. ≥0.3   D. ≤0.3
   E. ≤0.5

10. 睫状体扁平部在角膜缘后：
   A. 2~6.7mm   B. 2~7.7mm
   C. 3~6.7mm   D. 3~7.7mm
   E. 1~7.7mm

（二）A2 型题

1．下列哪项是妊娠高血压综合征的眼部表现：

    A．夜盲

    B．瞳孔缩小

    C．眼胀痛

    D．视野向心性缩小

    E．以上都不是

2．下列哪项是白血病的眼部表现：

    A．胞睑水肿   B．晶状体混浊

    C．泪道阻塞   D．虹膜浸润

    E．以上都不是

3．下列哪项是贫血的眼部表现：

    A．结膜苍白

    B．视网膜裂孔

    C．视网膜可见骨细胞样色素沉着

    D．黄液上冲

    E．以上都不是

4．下列哪项是颅内肿瘤的眼部表现：

    A．视盘水肿

    B．视力骤降

    C．角膜溃疡

    D．眼外肌麻痹

    E．以上都不是

5．下列哪项是甲醇中毒的眼部表现：

    A．视力丧失

    B．视网膜出血

    C．视网膜大量棉团样渗出

    D．黄斑部樱桃红

    E．以上都不是

（三）B1 型题

    A．11～12mm   B．10～12mm

    C．9～10mm   D．4～5mm

    E．6～8mm

1．晶状体的直径是：

2．晶状体的厚度是：

    A．≤0.13

    B．≤0.19

    C．0.19～0.65

    D．0.13～0.65

    E．0.13～0.19

3．房水流畅系数的正常值为：

4．房水流畅系数的病理值为：

    A．＞4.5

    B．＞2.5

    C．1.838±0.05

    D．1.738±0.05

    E．0.838±0.05

5．房水流量的正常值是：

6．房水流量分泌过高是指：

（四）B2 型题

    A．≥130   B．≥120

    C．≥110   D．≤130

    E．以上都不是

1．压畅比（P/C）的正常值是：

2．压畅比（P/C）的病理值是：

    A．0.45～0.50mm

    B．0.55～0.60mm

    C．0.5～0.55mm

    D．1mm

    E．以上都不是

3．角膜中央部的厚度约为：

4．角膜周边部的厚度约为：

（五）C 型题

    A．视网膜病变   B．白内障

    C．两者均是   D．两者均不是

1．糖尿病常见的眼部并发症是：

2．颅内肿瘤常见的眼部表现有：

    A．葡萄膜炎   B．视神经萎缩

    C．两者均是   D．两者均不是

3．梅毒常见的眼部表现有：

4．高血压性视网膜病变的眼部表现是：

（六）K 型题

1．长期应用抗结核药物乙胺丁醇可出现：

    ①视神经炎   ②葡萄膜炎

③视交叉损害　④外眼肌损害

共有以下五个备选

    A. 只有①②③是正确的

    B. 只有①③是正确的

    C. 只有②④是正确的

    D. 只有④是正确的

    E. ①②③④均是正确的

2. 妊娠高血压综合征的眼部表现可有：

    ①眼睑皮肤和结膜水肿

    ②球结膜小动脉痉挛

    ③视网膜水肿、渗出

    ④视盘水肿

共有以下五个备选

    A. 只有①②③是正确的

    B. 只有①③是正确的

    C. 只有②④是正确的

    D. 只有④是正确的

    E. ①②③④均是正确的

（七）X 型题

1. 贫血的眼部表现有：

    A. 角膜溃疡　　B. 结膜苍白

    C. 眼底改变　　D. 眼眶浸润

    E. 虹膜浸润

2. 白血病的眼部主要表现有：

    A. 结膜苍白　　B. 眼睑水肿

    C. 眼底改变　　D. 眼眶浸润

    E. 虹膜浸润

三、改错题

1. 视网膜动脉硬化的程度反映了脑血管和心脏血管系统的情况。

2. 高血压主要影响视网膜中央动脉。

3. 视网膜动脉阻塞是恶性高血压的先兆体征。

4. 急性肾小球肾炎除表现眼睑水肿外，常伴有眼底视神经的改变。

5. 妊娠高血压综合征重症患者球结膜小动脉痉挛。

6. 蝶鞍部肿瘤表现为向心性视野缩小。

7. 奎宁中毒眼底表现为：视盘苍白，视网膜血管变细，视网膜出血，黄斑部水肿。

8. 增殖性糖尿病性视网膜病变最主要的标志是视网膜脱离。

9. 糖尿病性白内障的特点是晶状体混浊多在瞳孔区前后囊膜下皮质，呈点状或楔状混浊。

10. 奎宁中毒导致视力障碍，严重者产生黑朦，最后发生永久性全盲。

四、简答题

1. 简要叙述白血病的眼底改变。

2. 简要叙述糖尿病性视网膜病变的眼底表现。

3. 简要叙述甲醇中毒的眼底改变。

4. 试析高血压性视网膜病变的主要表现。

五、问答题

试述高血压性视网膜病变的分级。

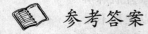 参考答案

一、填空题

1. 老年性动脉　动脉粥样　小动脉

2. 血管痉挛　出血　渗出

3. 原发性视盘水肿　视神经萎缩　视野改变

4. 微动脉瘤　视网膜内出血　硬性渗出　视网膜水肿　棉绒斑

5. 新生血管形成

二、选择题

（一）A1 型题

1. B

2．D

3．D

4．B

5．A

6．E

7．C

8．A

9．D

10．A

（二）A2 型题

1．E

2．D．虹膜浸润是白血病眼部表现之一。

3．A．结膜苍白是贫血的主要眼部表现之一。

4．A．视盘水肿是颅内肿瘤的主要眼部表现之一。

5．A．视力丧失是甲醇中毒的眼部重要表现之一。

（三）B1 题型

1．C

2．D

3．C

4．A

5．C

6．A

（四）B2 型题

1．E．压畅比的正常值是≤100。

2．B

3．C

4．D

（五）C 型题

1．C．视网膜病变和白内障是糖尿病常见的眼部并发症。

2．D．颅内肿瘤常见的眼部表现是视盘水肿和视野改变。

3．C．葡萄膜炎和视神经萎缩是梅毒常见的眼部表现。

4．D．高血压性视网膜病变的眼部表现

主要是影响视网膜小动脉。

（六）K 型题

1．B．葡萄膜炎和眼外肌损害不是长期服用乙胺丁醇所致的眼部表现。

2．E

（七）X 型题

1．B、C．贫血的眼部表现主要有结膜苍白和眼底改变。

2．C、D、E．眼底改变、眼眶浸润和虹膜浸润是白血病的眼部主要表现。

三、改错题

1．应将"心脏"改为"其他血管"。因为视网膜动脉硬化的程度只是反映心脑血管系统的情况。

2．应将"中央"改为"小"。因为高血压主要是影响视网膜小动脉。

3．应将全句改为"视盘水肿是恶性高血压的先兆体征"。由于视盘水肿往往出现在恶性高血压之前。

4．应将"眼底视神经的"改为"高血压引起的眼底"。由于急性肾小球肾炎常伴有高血压而影响视网膜小动脉。

5．应将"小动脉痉挛"改为"血管多呈蛇行状弯曲"。球结膜血管多呈蛇行状弯曲是妊娠高血压综合征重症的特征之一。

6．应将"向心性视野缩小"改为"双颞侧偏盲"。蝶鞍部位于视交叉部位，蝶鞍部肿瘤压迫视神经，视野表现为双颞侧偏盲。

7．应将"出血"改为"有渗出物"，将"水肿"改为"呈樱桃红"。视网膜有渗出物，黄斑部呈樱桃红是奎宁中毒眼底表现的主要证候。

8．应将"脱落"改为"视网膜新生血管形成"。根据糖尿病视网膜病变分期的特征，增殖性糖尿病性视网膜病变最主要的标志应是视网膜新生血管形成。

9. 应将"楔状混浊"改为"小雪花状"。晶状体的小雪花状混浊是糖尿病性白内障的特征。

10. 应将"最后"改为"但不致于"。根据奎宁中毒的病程发展,其视力障碍虽严重,但常常不会产生永久性全盲。

四、简答题

1.

(1) 视网膜改变:视网膜有深层点状出血和浅层火焰状出血,出血的中心常伴有白点、微微隆起、大小不一致,这种现象已被认为是白血病视网膜病变的特征。

(2) 黄斑部改变:有硬性星网状渗出或棉绒斑,视网膜静脉纡曲、扩张、有白鞘。慢性白血病患者周边部视网膜可见微血管瘤、血管闭塞和新生血管。

(3) 视盘改变:视盘水肿、出血。

2.

(1) 单纯性 DRP(糖尿病性视网膜病变)主要表现有:微动脉瘤,视网膜内出血,硬性渗出,视网膜水肿,棉绒斑。

(2) 增殖性视网膜病变除有单纯性 DRP 主要表现外,最主要的标志是有新生血管形成,可发生在视盘上或其附近,也可在视网膜,主要沿血管弓生长。

3. 甲醇中毒的眼底改变有:初期眼底常无变化,偶见视盘边界模糊,血管弯曲。6~12 周后,视盘颜色苍白,视网膜血管变细。

4. 高血压主要影响视网膜小动脉。

(1) 年轻人小动脉对中度血压升高的反应是收缩,视网膜为弥漫性或局部小动脉收缩。

(2) 中年患者小动脉表现为管壁变厚,管壁反光增宽,呈铜丝状,随后呈银丝状。在动、静脉交叉处,增厚的动脉壁移位,压迫静脉(动静脉压迹)。并可导致视网膜静脉阻塞。

(3) 严重的高血压患者,小动脉可受到坏死性损害,视网膜出现小梗塞,引起火焰状出血和软性渗出,有时发生视网膜水肿,最后引起视盘水肿,此时表明患者有恶性高血压。黄斑部的慢性视网膜水肿可造成以黄斑为中心的放射状硬性渗出(星芒状黄斑病变),黄斑受损时视力下降。

五、问答题

目前国际上普遍应用 Keith - Wagnar 分级法,将高血压性视网膜病变分四级:

Ⅰ级:见于轻度高血压患者,视网膜小动脉不规则和极轻微收缩。年龄较大者,通常没有小动脉收缩,但由于硬化的小动脉壁增厚,所以小动脉反光增强。

Ⅱ级:除有Ⅰ级的体征外,动、静脉交叉处的视网膜静脉变细,可见动静脉压迹。

Ⅲ级:除有Ⅱ级的体征外,视盘附近有表浅的火焰状出血和软性渗出,视网膜水肿,偶见硬性渗出。

Ⅳ级:除有Ⅲ级的体征外,出现视盘水肿。如视网膜水肿时间持久,小的硬性渗出以黄斑为中心呈放射状分布,构成特征性星状图。

中医眼科学
本科学生模拟试卷 A

班级：＿＿＿＿＿＿＿ 姓名：＿＿＿＿＿＿＿ 分数＿＿＿＿＿＿

题型	总分	填空题	选择题	改错题	简答题	分析题	问答题
分数	100	12	50	6	6	10	16
审核人							

一、填空题（每空1分，共12分）

1.《诗经》载有"矇瞍奏公"，据《毛传》注释："有眸子而无见曰＿＿＿＿，无眸子曰＿＿＿＿。"

2.结膜充血与睫状充血同时出现时，称为＿＿＿＿

3.视盘中央凹陷直径与视盘直径之比为C/D，正常为＿＿＿＿，两眼相差＿＿＿＿。

4.漏睛疮相当于西医学的＿＿＿＿。

5.一般将青光眼分为＿＿＿＿、＿＿＿＿及＿＿＿＿三大类。

6.圆翳内障相当于西医学的＿＿＿＿。

7.天行赤眼多发于＿＿＿＿季，其传染性强，潜伏期短，多于＿＿＿＿小时内双眼同时或先后而发。

二、选择题（每题1分，共50分）

（一）A1型题

1. 劙洗法适用于：
   A. 天行赤眼   B. 金疳
   C. 火疳   D. 椒疮
   E. 聚星障

2. 传统外治法中角巩膜割烙术主要用于治疗：
   A. 翼状胬肉
   B. 蚕蚀性角膜溃疡
   C. 沙眼
   D. 青光眼
   E. 眼部赘生物

3. 海螵蛸棒磨擦法适用于治疗：
   A. 椒疮   B. 粟疮
   C. 聚星障   D. 胞生痰核
   E. 金疳

4. 风赤疮痍之风湿热毒证的内治法是：
   A. 清热除湿，散邪退翳
   B. 祛风除湿，泻火解毒
   C. 清热解毒，疏风散邪
   D. 除风清脾
   E. 清热除湿，祛风止痒

5. 睑弦赤烂之湿热偏盛证的主方是：
   A. 黄连解毒汤
   B. 仙方活命饮
   C. 犀角地黄汤
   D. 三仁汤
   E. 除湿汤

6. 下面哪条神经不经过眶上裂：

A. 动眼神经
B. 滑车神经
C. 外展神经
D. 三叉神经第一支
E. 三叉神经第二支

7. 西医解剖学的晶状体相当于中医眼科之:
A. 眼带　　　　B. 青睛
C. 白仁　　　　D. 黄精
E. 黄仁

8. 西医学之脉络膜相当于中医学之:
A. 彩虹　　　　B. 视衣
C. 睛帘　　　　D. 眼帘
E. 目本

9. 视衣脱离者属脉络瘀滞证,当治以养血活血、祛风止痛,方选:
A. 猪苓汤加减
B. 五苓散加减
C. 真武汤加减
D. 三仁汤加减
E. 除风益损汤

10. 瞳神疾病不包括下列哪项组织的病变:
A. 晶珠　　　　B. 神膏
C. 视衣　　　　D. 目系
E. 黑睛

11. 抢救络阻暴盲的首选药物是:
A. 抗生素　　　　B. 血管扩张剂
C. 激素类药物　　D. 缩瞳剂
E. 散瞳剂

(二) A2 型题

1. 提出肝"开窍于目"的《内经》篇目是:
A. 《素问·阴阳应象大论》
B. 《素问·金匮真言论》
C. 《素问·上古天真论》
D. 《素问·五脏生成篇》
E. 以上都不是

2. 提出"目为肝之外候"的医学著作是:
A. 《诸病源候论》
B. 《太平圣惠方》
C. 《景岳全书》
D. 《兰室秘藏》
E. 以上都不是

3. 目前公认的我国第一部眼科专著是:
A. 《龙树眼论》
B. 《刘皓眼论准的歌》
C. 《天竺经论眼》
D. 《葆光道人眼科龙木集》
E. 以上都不是

4. 与目系相连的经脉是:
A. 足厥阴肝经
B. 足阳明胃经
C. 手太阳小肠经
D. 手阳明大肠经
E. 以上都不是

5. 胞生痰核相当于西医学的:
A. 麦粒肿　　　　B. 粟粒肿
C. 皮样囊肿　　　D. 睑脓肿
E. 以上都不是

6. 针眼已成脓,脓头位于睑内面者,外治应:
A. 在睑皮肤面切开排脓,切口与睑缘平行
B. 在睑皮肤面切开排脓,切口与睑缘垂直
C. 在睑内面切开排脓,切口与睑缘平行
D. 在睑内面切开排脓,切口与睑缘垂直
E. 以上都不是

7. 治疗椒疮可选用的眼药水是:
A.0.5%熊胆眼药水
B.1%阿托品眼药水
C.1%毛果芸香碱眼药水

D.0.5%地卡因眼药水

E.以上都不是

（三）B1 型题

A.气　　B.血　　C.津

D.液　　E.精

1.肺与眼的关系主要体现在：

2.心与眼的关系主要体现在：

A.心　　B.肝　　C.脾

D.肺　　E.肾

3.升举清阳之气至目的脏是：

4.升运清轻之血至目的脏是：

A.除湿汤　　　B.猪苓散

C.三仁汤　　　D.五苓散

E.二陈汤

5.治疗云雾移睛证属湿热蕴蒸者的主方是：

6.治疗睑弦赤烂证属湿热偏盛者的主方是：

A.通窍治血汤

B.血府逐瘀汤

C.补阳还五汤

D.失笑散

E.归芍红花散

7.治疗椒疮证属血热瘀滞者的主方是：

8.治疗络阻暴盲证属气血瘀阻者的主方是：

A.芎归补血汤

B.益气聪明汤

C.参苓白术散

D.八珍汤

E.十全大补汤

9.治疗疳积上目证属肝脾亏虚者的主方是：

10.治疗流泪症证属气血不足者的主方是：

（四）B2 型题

A.白睛　　　B.黑睛

C.眼带　　　D.目系

E.以上都不是

1.在眼与脏的关系中，与脾关系最为密切的是：

2.在眼与脏的关系中，与肾关系最为密切的是：

A.粘蛋白层　　B.脂质层

C.水液层　　　D.上皮层

E.以上都不是

3.泪膜表层为：

4.泪膜中间层为：

5.泪膜底层为：

（五）C 型题

A.气　　　　B.血

C.两者均是　　D.两者均不是

1.联系心与眼的主要基础是：

2.联系肾与眼的主要基础是：

A.中心暗点　　B.弓形暗点

C.两者均是　　D.两者都不是

3.视盘水肿时常查出：

4.黄斑病变时常查出：

（六）K 型题

1.Scheie 房角分类中将窄角分 4 级，正确的是：

①动态下才能看清睫状体为窄Ⅰ

②动态下才能看清巩膜突为窄Ⅱ

③动态下才能看清前部小梁为窄Ⅲ

④动态下小梁被虹膜全部粘连为窄

　Ⅳ

共有以下五个备选

A.只有①②③是正确的

B.只有①③是正确的

C.只有②④是正确的

D.只有④是正确的

E.①②③④均是正确的

2.宋元时期的《圣济总录》介绍的眼科手术方法有：

①钩　　　　②割

③针　　　　④劀

共有以下五个备选

    A. 只有①②③是正确的

    B. 只有①③是正确的

    C. 只有②④是正确的

    D. 只有④是正确的

    E. ①②③④均是正确的

(七) X 型题

1. 异物入目后的自觉症状有：

    A. 胞睑红肿   B. 刺痛流泪

    C. 羞明难睁   D. 瞳神散大

    E. 白睛红赤

2. 属于撞击伤目的眼部表现有：

    A. 胞睑青紫   B. 白睛溢血

    C. 瞳神变形   D. 晶珠混浊

    E. 眼珠塌陷

3. 正确的近视预防与调护措施是：

    A. 养成良好的用眼习惯，眼与书本保持 20cm 左右的距离

    B. 加强体育锻炼，注意营养，增强体质

    C. 不在走路、乘车或卧床情况下看书

    D. 不在暗光下阅读或写字

    E. 定期检查视力，视力下降应查明原因，积极治疗

4. 视疲劳的诊断依据有：

    A. 有屈光不正或老视

    B. 久视后虹视现象

    C. 久视后视物模糊

    D. 久视后眼胀、头痛、眼眶胀痛

    E. 久视后眼压增高

5. 络阻暴盲的诊断依据有：

    A. 突然视力下降或丧失

    B. 视网膜动脉极细，血柱呈节段状

    C. 黄斑樱桃红斑

    D. 色觉障碍

    E. 眼压升高

6. 目系暴盲的病因病机主要有：

    A. 外伤后气滞血瘀

    B. 脾失健运，精气不荣

    C. 素体阴虚，虚火内生

    D. 五志过极，肝火内盛

    E. 气血亏虚，目系失养

7. 视瞻有色的诊断依据有：

    A. 多见于老年女性

    B. 多见于青年男性

    C. 视力急剧下降

    D. 视力下降，但一般不低于 0.2

    E. 黄斑区有出血

8. 下列证型中属视瞻有色的证型有：

    A. 气血上逆证

    B. 水湿上泛证

    C. 痰湿化热证

    D. 肝肾不足证

    E. 脉络瘀滞证

9. 视瞻有色特殊检查中可见：

    A. Amsler 方格表检查可见中心暗点及方格变形

    B. 视野检查可见鼻侧偏盲

    C. 视野检查可见中心暗点

    D. 视野检查可见颞侧偏盲

    E. 荧光素眼底血管造影可见新生血管

10. 通睛的常见病证有：

    A. 风邪中络证

    B. 禀赋不足证

    C. 经络拘滞证

    D. 脾胃虚弱证

    E. 气血亏损证

11. 弱视的常见病证有：

    A. 禀赋不足证

    B. 脾胃虚弱证

    C. 气血亏损证

    D. 风痰阻络证

    E. 脉络瘀阻证

三、改错题（每题2分，共6分）

1. 睫状肌收缩时，使晶状体悬韧带紧张，晶状体变凸，屈光力增加。

2. 金疳病性属虚，肺属金，治以补肺即可。

3. 高风内障可因络阻暴盲、目系暴盲等失治或演变而成，亦可由其他全身疾病或头眼外伤引起。

四、简答题（每题3分，共6分）

1. 简述激光在眼科的临床应用。

2. 简要叙述脾输精气上贯于目对眼的作用机制。

五、分析题（每题5分，共10分）

1. 患者，女，70岁，患者于2年前自觉右眼经常流泪，内眦部经常有脓流泌出，曾多次去医院就诊，诊断用药不明，近日加重，故来就诊。

眼科检查：内眦部皮色正常，睛明穴下方微有隆起，按之有粘液自泪窍沁出，冲洗泪道时，有粘液自泪窍返流，舌红苔薄白，脉浮数。

试析本病的主要病因病机，并作出诊断，判定证型，拟定治法，选用方药。

2. 患者，女，46岁，患者于1天前自觉左眼红痛，热泪频流。

眼部检查：内眦睛明穴下方皮肤红肿灼热，肿核隆起，肿疼拒按，并连及鼻梁及颜面，胞睑红肿，白睛红赤。血常规检查：白细胞总数及中性粒细胞比例增高。兼有头痛身热，心烦口渴，大便燥结，小便赤涩，舌质红，苔黄燥，脉洪数。

试析本病的主要病因病机，并作出诊断，判定证型，拟定治法，选用方药。

六、问答题（每题8分，共16分）

1. 试述广义瞳神疾病的主要证候特点。

2. 试述视瞻昏渺与视瞻有色如何鉴别？

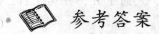 参考答案

一、填空题

1. 矇 眇
2. 结膜混合充血
3. ≤0.3 ≤0.2
4. 急性泪囊炎
5. 原发性青光眼 继发性青光眼 先天性青光眼
6. 老年性白内障
7. 夏、秋 24

二、选择题

（一）A1型题

1. D. 因劙洗法常用于椒疮睑内面颗粒累累者。

2. B. 因蚕蚀性角膜溃疡为角巩膜割烙术的适应证。

3. A. 因椒疮胞睑内面颗粒累累为海螵蛸棒磨擦法的适应证。

4. B. 风湿热毒壅盛，蒸腾腐灼胞睑皮肤，致胞睑生水泡、脓疱、破溃、粘液渗出等症，治以祛风除湿、泻火解毒。

5. E. 根据除湿汤之清热除湿、祛风止痒之功。

6. E. 因三叉神经第二支经过眶下裂。

7. D. 根据中西医解剖生理对照知晶状体相当于中医眼科之黄精。

8. B. 根据中西医解剖生理对照知西医学之脉络膜属于中医学之视衣。

9. E

10. E. 黑睛病不属瞳神疾病。

11.B.络阻暴盲的抢救首选血管扩张剂。

（二）A2 型题

1.B.根据《素问·金匮真言论》说："东方青色，入通于肝，开窍于目，藏精于肝"。

2.A.根据《诸病源候论·目病诸候》说："目为肝之外候"。

3.A

4.A.根据《灵枢·经脉》说："肝足厥阴之经脉，……连目系，上出额"。

5.E.因胞生痰核相当于西医学的睑板腺囊肿（又称霰粒肿），所列病名均不属本病。

6.D.切口与睑缘垂直，以免损伤睑板腺。

7.A

（三）B1 型题

1.A.《素问·五脏生成篇》说："诸气者，皆属于肺"。

2.B.《素问·五脏生成篇》说："诸血者，皆属于心"。

3.C.清阳之气由脾气升举。

4.B.肝中升运于目之血为清轻之血。

5.C.三仁汤可宣化畅中、清热除湿。

6.A.除湿汤有清热除湿之功。

7.E.归芍红花散有清热凉血化瘀之功。

8.A.通窍活血汤可行气活血化瘀。

9.C.参苓白术散有健脾益气、消积明目之功。

10.D.八珍汤有益气养血、收摄止泪之功。

（四）B2 型题

1.C.脾之精气有滋养眼外肌（眼带）之功。

2.D.肾主骨生髓，诸髓属脑，目系属脑。

3.B.根据眼的解剖生理知，泪膜表层

为脂质层。

4.C.根据眼的解剖生理知，泪膜中间层为水液层。

5.A.根据眼的解剖生理知，泪膜底层为粘蛋白层。

（五）C 型题

1.C.一是心血，二是心气。

2.D.主要是精，不是气和血。

3.D.视盘水肿时常查出生理盲点扩大。

4.A.黄斑病变常查出中心暗点。

（六）K 型题

1.A.排除④，小梁根部与虹膜全粘连为房角堵闭。

2.E

（七）X 型题

1.B、C.因其他属检查所见，不是自觉症状。

2.A、B、C、D.因眼珠塌陷多为真睛破损所致。

3.B、C、E.眼与书本应保持 30cm 左右距离故未选 A；照明要适度，故未选 D。

4.A、C、D.虹视或眼压升高为青光眼症状，故除外。

5.A、B、C.眼压升高及色觉障碍不是本病的诊断依据。

6.C、D、E.外伤及脾失健运不是本病的主要病机。

7.B、D.多见于青壮年男性、视力下降一般不低于 0.2 属本病诊断依据。

8.B、C、D.因视瞻有色无气血上逆证和脉络瘀滞证两种证型。

9.A、C

10.B、C.禀赋不足证和经络挛滞证是通睛的常见病证。

11.A、B.禀赋不足证和脾胃虚弱证是弱视的常见病证。

三、改错题

1. 应将"悬韧带紧张"改为"悬韧带松弛"。因睫状肌收缩时，晶状体悬韧带松弛，晶状体变凸，屈光力增加。

2. 金疳的证候有虚、实之分。若由肺经燥热、宣发失职、肺火偏盛、上攻于目、气血郁滞而成者，则属实证，治宜泻肺散结；若由肺阴不足、虚火上炎白睛所致，则属虚证，治宜滋阴养肺，兼以散结；若为脾胃失调，土不生金，肺金失养，肺气不利而致者，则应脾肺双补。

3. 应将"高风内障"改为"青盲"。

四、简答题

1.

(1) YAG激光：用于激光虹膜切除术及激光晶状体后囊膜切开术。

(2) 氩激光：用于全视网膜光凝及氩激光小梁成形术。

(3) 准分子激光：用于治疗屈光不正。

2.

(1) 脾运化水谷精微，目得精气营血之养，则目光敏锐。

(2) 脾运化水谷之精，有滋养肌肉的作用，眼睑肌肉及眼带（眼外肌）得脾之精气充养，则眼睑开合自如，眼珠转动灵活。

五、分析题

1.

(1) 病因病机：风热伏于泪窍，窍点阻塞，泪液受染变稠浊，按压睛明穴下方有粘浊泪液自泪窍泌出及相关脉症。

(2) 诊断：漏睛。

(3) 证型：风热停留证。

(4) 治法：疏风清热。

(5) 方药：白薇丸加减。若粘浊液体多而稠者可加银花、连翘、蒲公英以助清热解毒。

2.

(1) 病因病机：心脾热毒上攻内眦，气血凝滞，营卫失和，故出现患处红肿核硬疼痛，漫肿扩散到颜面，胞睑红肿及全身症状。

(2) 诊断：漏睛疮。

(3) 证型：热毒炽盛证。

(4) 治法：清热解毒，消瘀散结。

(5) 方药：黄连解毒汤加减。方中加银花、公英、紫花地丁以加强清热解毒之功；若大便燥结者可加大黄以通腑泻热。患处红肿甚者加郁金、乳香、没药以助活血散瘀、消肿止痛。欲成脓未溃者可加皂角刺、穿山甲、白芷以促使脓成溃破。

六、问答题

1.

(1) 瞳神形色的异常：如瞳神缩小、散大以及变形、变色等；

(2) 视觉改变：如视物模糊、变形、变色，眼前有物飞动，夜盲，视野缺损，视力骤降，甚至失明。

2. 二者的鉴别见下表

病名	视瞻有色 （中浆）	视瞻昏渺 （年龄相关性黄斑变性）
视力	中度下降，能用凸透镜部分矫正视力	初期轻度下降；后期明显下降，不能矫正
年龄	青壮年多见	50岁以上中老年多见
眼底	黄斑区水肿、渗出中心光反射消失	黄斑区可见出血、水肿、机化物或玻璃疣样改变
FFA	色素上皮或神经上皮脱离	湿性者有视网膜下新生血管

中医眼科学
本科学生模拟试卷 B

姓名：＿＿＿＿＿＿＿　分数：＿＿＿＿＿＿＿　班级：＿＿＿＿＿＿＿

题型	总分	填空题	选择题	改错题	简答题	分析题	问答题
分数	100	12	50	6	6	10	16
审核人							

一、填空题（每空1分，共12分）

1. 肝藏之血称为"真血"。《审视瑶函》说："真血者，即肝中升运于目＿＿＿＿＿＿，乃滋目＿＿＿＿＿＿之血也。"

2. 视力即视锐度，主要反映＿＿＿＿＿＿的视功能，有＿＿＿＿＿＿与＿＿＿＿＿＿两种。

3. 石灰致伤常用的中和液是＿＿＿＿＿＿。

4. 退翳明目法是用具有消障退翳作用的方药用于治疗黑睛生翳，以促进＿＿＿＿＿＿的消散，减少＿＿＿＿＿＿形成的治疗方法。

5. 眼的屈光系统（屈光间质）从前向后依次由＿＿＿＿＿＿、＿＿＿＿＿＿、＿＿＿＿＿＿、＿＿＿＿＿＿组成。

二、选择题（每题1分，共50分）

（一）A1型题

1. 最早描述"夜盲症"的医学著作是：
    A.《伤寒杂病论》
    B.《诸病源候论》
    C.《千金要方》
    D.《外台秘要》
    E.《圣济总录》

2.《中医眼科六经法要》的编著者是：
    A. 路际平　　　B. 陆南山
    C. 姚和清　　　D. 陈达夫
    E. 庞赞襄

3. 暴风客热发病的主要部位在：
    A. 胞睑　　　　B. 两眦
    C. 白睛　　　　D. 黑睛
    E. 瞳神

4. 不具有退翳明目作用的中药是：
    A. 谷精草　　　B. 白蒺藜
    C. 密蒙花　　　D. 石菖蒲
    E. 乌贼骨

5. 调节晶状体曲度的主要组织是：
    A. 虹膜　　　　B. 瞳孔括约肌
    C. 睫状肌　　　D. 瞳孔开大肌
    E. 眼轮匝肌

6. 感受强光和色觉的细胞是：
    A. 视杆细胞　　B. 内皮细胞
    C. 上皮细胞　　D. 视锥细胞
    E. 水平细胞

7. 根据《内经》理论，骨之精形成：
    A. 络　　　　　B. 约束
    C. 白睛　　　　D. 黑睛
    E. 瞳子

8. 火邪导致眼病的特点有：

A. 其性开泄　　B. 善行数变
C. 易伤津液　　D. 易于流行
E. 阻遏气机

9. 外感风热,猝然发病,白睛明显红肿热痛的眼病称为:
A. 火疳　　　　B. 金疳
C. 天行赤眼　　D. 天行赤眼暴翳
E. 暴风客热

10. 广义瞳神不包括:
A. 乌睛　　　　B. 神水
C. 黄仁　　　　D. 视衣
E. 目系

11. 下述关于云雾移睛的病名,不正确的是:
A. 玻璃体混浊　B. 蝇翅黑花
C. 眼风黑花　　D. 飞蚊症
E. 视直如曲

12. 在消渴目病及络损暴盲的鉴别诊断上,有重要意义的是:
A. 年龄
B. 性别
C. 视力变化速度
D. 眼别
E. 眼底病变

13. 属于风牵偏视之证型的是:
A. 风痰阻络　　B. 风热攻目
C. 经络拳滞　　D. 肝肾不足
E. 气血亏损

(二) A2 型题

1. 用于心肺风热所致的胬肉攀睛的主方是:
A. 内疏黄连汤
B. 栀子胜奇散
C. 新制柴连汤
D. 还阴救苦汤
E. 以上都不是

2. 相当于西医学角膜基质炎的眼病是:
A. 湿翳　　　　B. 聚星障

C. 凝脂翳　　　D. 混睛障
E. 以上都不是

3. 湿翳的局部治疗宜选用:
A. 抗病毒类眼药水
B. 抗生素类眼药水
C. 抗过敏类眼药水
D. 抗真菌类眼药水
E. 以上都不是

4. 属瞳神紧小辨证分型的有:
A. 肝经风热证
B. 风火攻目证
C. 痰火郁结证
D. 痰湿血郁证
E. 以上都不是

(三) B1 型题

A. 柴胡　　　　B. 葛根
C. 连翘　　　　D. 白芷
E. 紫草

1. 具有退翳明目作用的中药是:
2. 具有通窍止泪作用的中药是:
A. 加味修肝散
B. 将军定痛丸
C. 石决明散
D. 清气化痰丸
E. 平肝清火汤

3. 用于痰火郁结所致的绿风内障的主方是:

4. 用于肝热上扰所致的圆翳内障的主方是:

(四) B2 型题

A. 巢元方　　　B. 杨士瀛
C. 李东垣　　　D. 赵献可
E. 以上都不是

1. 治疗眼病注重于肝的医家是:
2. 治疗眼病注重于脾胃的医家是:
A.0.37%依地酸二钠液
B.0.5%地卡因液
C.5%磺胺嘧啶钠液

D. 10％维生素 C 液

E. 以上都不是

3. 适合于酸性眼损伤结膜下注射的药液是：

4. 适合于碱性眼损伤结膜下注射的药液是：

（五）C 型题

A. 目内眦　　B. 目外眦

C. 两者均是　　D. 两者均不是

1. 足厥阴肝经循行于：

2. 手太阳小肠经循行于：

A. 瞳神与晶珠粘着

B. 瞳神边缘参差不齐

C. 两者均是

D. 两者均不是

3. 属瞳神紧小之症的是：

4. 属瞳神干缺之症的是：

A. 突起睛高　　B. 眼眶假瘤

C. 两者均是　　D. 两者均不是

5. 因风热毒邪而致的眼病有：

6. 因湿热熏蒸而致的眼病有：

（六）K 型题

1. 风邪致病常见的眼部症状有：

①胞轮振跳　　②白睛黄浊

③黑睛生翳　　④瞳神干缺

A. 只有①②③是正确的

B. 只有①③是正确的

C. 只有②④是正确的

D. 只有④是正确的

E. ①②③④均是正确的

2. 心与小肠功能失调而致眼病的主要病因病机为：

①心火内盛　　②心阴亏损

③心气不足　　④小肠实热

A. 只有①②③是正确的

B. 只有①③是正确的

C. 只有②④是正确的

D. 只有④是正确的

E. ①②③④均是正确的

3. 薄荷在眼科临床应用的作用机制为：

①疏散风热　　②疏肝解郁

③祛风退翳　　④消肿止痛

A. 只有①②③是正确的

B. 只有①③是正确的

C. 只有②④是正确的

D. 只有④是正确的

E. ①②③④均是正确的

4. 云雾移睛的证型有：

①肝肾亏损证

②气血亏虚证

③湿热蕴蒸证

④气滞血瘀证

A. 只有①②③是正确的

B. 只有①③是正确的

C. 只有②④是正确的

D. 只有④是正确的

E. ①②③④均是正确的

5. 目系暴盲的病因有：

①外伤　　　　②六淫

③情志内伤　　④饮食不节

A. 只有①②③是正确的

B. 只有①③是正确的

C. 只有②④是正确的

D. 只有④是正确的

E. ①②③④均是正确的

6. 风牵偏视的主要治法有：

①祛风散邪，活血通络

②祛风除湿，化痰通络

③活血行气，化瘀通络

④平肝熄风，舒筋通络

A. 只有①②③是正确的

B. 只有①③是正确的

C. 只有②④是正确的

D. 只有④是正确的

E. ①②③④均是正确的

1. 与泪液有关的脏是：
   A. 心　　 B. 肝　　 C. 脾
   D. 肺　　 E. 肾
2. 白睛涉及到的现代解剖内容包括：
   A. 结膜　　　　 B. 角膜
   C. 巩膜　　　　 D. 虹膜
   E. 球筋膜
3. 睑弦赤烂的病因有：
   A. 风热　　　　 B. 湿热
   C. 痰火　　　　 D. 心火
   E. 肝火
4. 天行赤眼暴翳的病因病机在脏责之：
   A. 心　　 B. 肝　　 C. 脾
   D. 肺　　 E. 肾
5. 引起视疲劳的因素包括：
   A. 社会因素　　 B. 环境因素
   C. 眼部因素　　 D. 体质因素
   E. 精神因素
6. 眉棱骨痛的主要治法有：
   A. 疏风清热，散邪止痛
   B. 燥湿化痰，祛风止痛
   C. 滋养肝血，温通目络
   D. 清肝泻火，解郁通窍
   E. 滋阴降火，活血通络
7. 下列有关白睛疾病的正确叙述是：
   A. 风热相搏是白睛病的常见病因
   B. 风为春之主气，火邪多致病于夏季，故白睛病只发于春、夏
   C. 白睛病于四季均可发生
   D. 白睛病不会影响视力
   E. 白睛病邪不解，可使黑睛生星翳
8. 流泪症的病证有：
   A. 肝血不足，复感风邪证
   B. 气血不足，收摄失司证
   C. 肝肾两虚，约束无权证
   D. 风热停留证
   E. 心脾湿热证
9. 眼底检查包括检查：
   A. 视盘　　　　 B. 黄仁
   C. 黄斑　　　　 D. 视衣
   E. 晶珠
10. 不属内障眼病的是：
    A. 瞳神疾病　　 B. 白睛疾病
    C. 胞睑疾病　　 D. 两眦疾病
    E. 黑睛疾病
11. 问诊中问有关眼病的病史应包括：
    A. 发病时间　　 B. 起病情况
    C. 目痛　　　　 D. 治疗经过
    E. 可能引起发病的各种因素
12. 视网膜的常见病理改变有：
    A. 出血　　　　 B. 水肿
    C. 渗出　　　　 D. 萎缩
    E. 翳障
13. 眼科独特的辨证方法有：
    A. 八纲辨证　　 B. 五轮辨证
    C. 脏腑辨证　　 D. 内外障辨证
    E. 六经辨证

三、改错题（每题 2 分，共 6 分）

1. 胞生痰核的临床特点是胞睑皮肤有核状硬节，触之不痛，与皮肤粘连。
2. 聚星障相当于西医学的真菌性角膜炎，若黑睛呈地图状改变者，禁用糖皮质激素眼药水。
3. 远视是眼在调节松弛状态下，平行光线经眼屈光间质的屈折，焦点落在视网膜之前；远视程度大的儿童易诱发外斜视。

四、简答题（每题 3 分，共 6 分）

1. 简述时复目痒与椒疮有何异同点？
2. 简述绿风内障发病时的主要眼部表现？

五、分析题（每题 5 分，共 10 分）

1. 患者女性，43 岁。1 周前感冒，经

治疗发热恶寒、鼻塞咽痛减轻，2天前右眼出现碜痛、羞明流泪来诊。来诊时查：右眼胞睑轻度肿胀，抱轮红赤，黑睛荧光素液染色可见点状着色；舌红苔薄黄，脉浮数。试据此作出中、西医诊断，判断证型，说明辨证要点，列出治法及方药？

2．试述竹叶泻经汤的功效及主治眼科病症，并阐明其方义及临床加减应用？

六、问答题(每题8分,共16分)

1．试述络阻暴盲的诊断依据、气血瘀阻证的辨证要点、治法、方药，并阐述本病抢救措施。

2．试述视瞻有色的临床表现、诊断依据、中医证型及方药。

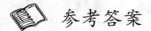 参考答案

一、填空题

1．轻清之血　经络
2．黄斑　远视力　近视力
3．0.37%依地酸二钠溶液
4．翳障　瘢痕
5．角膜　房水　晶状体　玻璃体

二、选择题

(一) A1 型题

1．B
2．D.《中医眼科六经法要》为陈达夫所著。
3．C
4．D. 因石菖蒲是芳香开窍药。
5．C. 通过睫状肌的舒缩作用调节晶状体曲度。
6．D
7．E. 根据《内经》记载：骨之精为瞳子。

8．C. 根据火邪易伤津液之特性。
9．E
10．A. 因乌睛即黑睛，不在广义瞳神之内。
11．E
12．E. 二者之眼底病变如出血等有异。
13．A

(二) A2 型题

1．B
2．D
3．D. 因湿翳类似真菌性角膜炎。
4．A

(三) B1 型题

1．A
2．D
3．B
4．C

(四) B2 型题

1．A. 根据巢元方所著《诸病源候论》之说。
2．C. 根据李东垣所著《脾胃论》之说。
3．C. 因 5%磺胺嘧啶钠液呈碱性。
4．D. 因 10%维生素 C 液呈酸性。

(五) C 型题

1．D
2．C
3．D
4．C
5．C
6．D

(六) K 型题

1．B
2．E. 心与小肠功能失调可出现心和小肠有关的病机。
3．A
4．E
5．A. 因饮食不节不是"目系暴盲"的病因。

187

6. A

（七）X 型题

1. B、E. 泪为肝之液，肝肾同源。

2. A、C、E. 据古籍载："白睛层数有三"。

3. A、B、D

4. B、D

5. B、C、D、E

6. A、B、C、D

7. A、C、D、E

8. A、B、C

9. A、C、D. 眼底检查的范围之一即对视网膜上的有关组织的检查。

10. B、C、D、E

11. A、B、C、D、E

12. A、B、C、D. 现翳障多指黑睛疾病。

13. B、D

三、改错题

1. 应将"胞睑皮肤"改为"胞睑皮下"；将"粘连"改为"不粘连"。

2. 应将"真菌"改为"单纯疱疹病毒"。

3. 应将"之前"改为"之后"；将"外斜"改为"内斜"。

四、简答题

1.

（1）相同之处为：胞睑内面均有颗粒丛生。

（2）不同之处是：椒疮睑内面颗粒较小，目无奇痒，无定期发病，时复目痒与之相反。

2.

（1）自觉症状：头眼剧痛，畏光流泪，视力锐减，虹视。

（2）眼部检查：胞睑肿胀，抱轮红赤或

白睛混赤，黑睛雾状混浊，前房极浅，黄仁纹理模糊，瞳神散大，眼珠胀硬，眼压升高。

五、分析题

1.

（1）中医诊断：聚星障；西医诊断：单纯疱疹病毒性角膜炎。

（2）辨证要点：风热客袭卫表，风性轻扬，易犯上窍。由于病情尚浅，故辨证以黑睛骤生细小星翳、抱轮微红及全身表热症为要点。

（3）证型：风热客目证。

（4）治法：疏风清热。

（5）方药：银翘散加减。药用银花、连翘、薄荷、荆芥、牛蒡子、柴胡、黄芩、丹皮、菊花、淡竹叶。

2.

（1）功效：清心利湿。

（2）主治病症：心脾湿热所致的漏睛。症见内眦头微红潮湿，脓液浸渍，拭之又生；按压睛明穴下方时，有脓液自泪窍沁出；小便黄赤，或可见舌红苔黄腻，脉濡数。

（3）方义：方中竹叶、黄连清心火；大黄、栀子、黄芩、升麻清脾泻热；泽泻、茯苓、车前子清热利湿；柴胡、决明子加强清火之力；羌活除风湿；赤芍祛瘀滞；甘草调和诸药。

（4）临床加减：若脓多粘稠者，可去羌活，加花粉、漏芦根、乳香、没药等。

六、问答题

1.

（1）诊断依据：①突然视力下降或丧失。②视网膜动脉极细，血柱呈节段状。③视网膜中央动脉阻塞时，后极部广泛性灰白水肿混浊，黄斑樱桃红。④眼底荧光血管造影有助于诊断。

（2）辨证要点：肝性失制，忿怒暴悖，气逆血壅，气血滞塞而瘀阻目中脉络，致目中脉络闭阻，故辨证以忿怒暴悖之因及舌有瘀点、脉弦或涩为要点。

（3）治法：行气活血，通窍明目。

（4）方药：通窍活血汤加减。失眠者，可加夜交藤、酸枣仁以宁神；胸胁胀满甚者，加郁金、青皮以行气解郁；视网膜水肿甚者，宜加琥珀、泽兰、益母草之类活血化瘀、利水消肿；头昏痛者，常加天麻、牛膝以平肝、引血下行。

（5）抢救措施：①亚硝酸异戊酯 0.2ml 吸入，每隔 1～2 小时再吸 1 次，连用 2～3 次。舌下含化三硝基甘油酯片，每次 0.3～0.6mg，每日 2～3 次。②球后注射妥拉苏林 12.5mg 或阿托品 1mg。③间歇性按摩眼球，以降低眼压。④吸氧治疗：吸入 95% 氧及 5% 二氧化碳混合气体，每小时吸 10 分钟。

2.

（1）临床表现

①自觉症状：视力下降，视物如隔纱幕；视野中有灰黄色暗影或视物变小、变形。

②眼部检查：眼底后极部可见水肿之反光轮，中心凹光反射减弱或消失；黄斑区可有黄白色点状渗出；三面镜或间接检眼镜下可见黄斑区呈盘状脱离。

③实验室及特殊检查：Amsler 方格表检查可见中心暗点、方格变形；视野检查可见中心暗点；荧光素眼底血管造影在静脉期于黄斑部有 1 个或数个荧光素渗漏点，逐渐呈喷射状或墨渍状。

（2）诊断依据：①眼前灰黄暗影，视物变形。②视力下降，但常不低于 0.2。③眼底黄斑部视网膜水肿呈圆形反光轮，中心凹反光消失，有黄白色点状渗出。④荧光素眼底血管造影等检查有助诊断。

（3）中医证型及方药：①水湿上泛证用四苓散加减。若黄斑区水肿明显者，宜加车前子、琥珀以助利水渗湿之功；纳呆便溏者，加莲米、芡实、苡仁以健脾除湿。②痰湿化热证用三仁汤加减。黄斑区黄白色点状渗出较多者，可加丹参、郁金、山楂以理气化瘀导滞；脘腹痞满者，加鸡内金、莱菔子以消食散结；小便短赤者，加车前草、泽泻、黄柏以助清热利湿。③肝肾不足证用四物五子丸加减。渗出多者，加山楂、昆布、海藻以软坚散结。

中医眼科学
硕士研究生模拟试卷

题型	总分	填空题	选择题	改错题	简答题	分析题	问答题
分数	100	12	50	6	6	10	16
审核人							

一、填空题(每空 1 分,共 12 分)

1. 王焘编撰的《_____》提出晶珠变混的内障眼病的治疗"宜用_____"。

2. 视盘中央凹陷直径与视盘直径之比为 C/D,正常为_____,两眼相差_____。

3. 当光线直接照射一眼的瞳孔,引起两眼瞳孔均缩小的现象称_____。光照眼的瞳孔缩小称_____,对侧眼的瞳孔缩小称_____。

4. 眉棱骨痛一病在《儒门事亲》"_____"中已有"_____俗呼眉棱骨痛者"的记述。

5. 视衣脱离相当于西医学的视网膜脱离,是视网膜内九层与_____之间的分离而引起_____的眼病。

6. 黑睛疾病易向纵深发展,应重视_____治疗。

二、选择题(每题 1 分,共 50 分)

(一) A1 型题

1. 强调"五轮应于五脏"的医学著作是:

  A.《千金要方》

  B.《肘后备急方》

  C.《世医得效方》

  D.《太平圣惠方》

  E.《宣明论方》

2. 根据《景岳全书》的观点,"眼眵"的主要病因为:

  A. 风   B. 寒   C. 火

  D. 湿   E. 燥

3. 与香附配伍,治疗肝经郁火之目珠疼痛的中药是:

  A. 白芍   B. 川芎

  C. 木通   D. 夏枯草

  E. 刺蒺藜

4. 栀子胜奇散主治病证在脏责之:

  A. 心、肺   B. 心、脾

  C. 肺、脾   D. 肝、脾

  E. 肺、肾

5. 石决明散临床主要治疗的病症是:

  A. 胞睑肿胀   B. 眦角糜烂

  C. 白睛溢血   D. 黑睛生翳

  E. 瞳神膜闭

6. 两眼颞侧偏盲可见于:

  A. 视神经病变

  B. 视交叉病变

  C. 视束病变

  D. 视放射病变

  E. 视中枢病变

7. 其直行者与目系相连的经脉是:

  A. 足厥阴肝经

B. 足阳明胃经

C. 足太阳膀胱经

D. 手少阴心经

E. 足少阳胆经

8. 平面视野检查时，患者的受检眼应：

A. 随视标移动而移动

B. 注视任意一点而不动

C. 注视中央固定点不动

D. 注视颞侧固定点不动

E. 注视鼻侧一固定点不动

9. 以下关于黄斑区的描述哪项正确：

A. 黄斑区位于视网膜后极部，距视盘颞侧约 6mm，范围约略大于一个视盘大小，有血管

B. 黄斑区位于视网膜后极部，视盘颞侧略偏下方，距视盘约 3mm，范围约略大于一个视盘大小，无血管

C. 黄斑区位于视网膜后极部，视盘颞侧略偏上方，距视盘约 4mm，范围约略大于一个视盘大小，无血管

D. 黄斑区位于视网膜后极部，视盘正颞侧，距视盘约 5mm，范围约略大于一个视盘大小，无血管

E. 黄斑区位于视网膜后极部，视盘颞侧略偏下方，距视盘约 1mm，范围约略大于一个视盘大小，无血管

10. 以遮盖法检查斜视时，遮盖右眼，左眼注视，将遮板迅速移遮左眼时，若右眼移向鼻侧，则属：

A. 外斜视　　　B. 内斜视

C. 旋转斜视　　D. 垂直斜视

E. 眼球震颤

11. 以发病急剧，胞睑及白睛高度红赤壅肿，眵多如脓，易引起黑睛生翳溃损为主要特征的眼病是：

A. 脓漏眼　　　B. 金疳

C. 天行赤眼　　D. 天行赤眼暴翳

E. 暴风客热

12. 下列哪种治法不适合用于治疗辐射性眼损伤：

A. 热敷

B. 冷敷

C. 配合针刺

D. 服祛风清热中药

E. 少量滴用 0.5%地卡因眼药水

13. 下列哪项不是通睛的体征：

A. 斜眼偏向鼻侧

B. 伴有视力下降

C. 眼球运动不受限

D. 第一斜视角等于第二斜视角

E. 斜眼偏向颞侧

（二）A2 型题

1. 用于治疗眼病的经外奇穴为：

A. 阳白　　　B. 目窗

C. 翳明　　　D. 眉冲

E. 以上均不是

2. 下列哪项不是妊娠高血压综合征的眼部表现：

A. 眼睑皮肤和结膜水肿

B. 视网膜水肿、出血和渗出

C. 黄斑部星芒状渗出

D. 视野向心性缩小

E. 以上都不是

3. 下列哪项不是白血病的眼部表现：

A. 眼底改变

B. 眼眶、虹膜浸润

C. 瞳神散大

D. 角膜溃疡、玻璃体混浊

E. 以上都不是

4. 鼻泪管阻塞时，冲洗泪道时可见冲洗液：

A. 大部分从上、下泪点返流

B. 全部从上、下泪点返流

C. 自原泪点返流

D. 从泪道流入鼻内

E. 以上都不是

（三）B1 型题

A. 肺经郁火证

B. 心肺风热证

C. 肺胃火炽证

D. 肺肾阴虚证

E. 肺脾亏虚证

1. 火疳的病证有：

2. 金疳的病证有：

A. 泻脾除热　　B. 疏肝解郁

C. 清热平肝　　D. 温补肾阳

E. 补肾填精

3. 圆翳内障的主要治法有：

4. 高风内障的主要治法有：

（四）B2 型题

A. 突起睛高　　B. 鹘眼凝睛

C. 珠突出眶　　D. 眼眶假瘤

E. 以上都不是

1. 属于急性炎症引起的眼病是：

2. 属于血管性疾病引起的眼病是：

A. 睫状肌收缩，晶状体变凸

B. 睫状肌松弛，晶状体变凸

C. 睫状肌收缩，晶状体扁平

D. 睫状肌松弛，晶状体扁平

E. 以上都不是

3. 看远处目标时：

4. 看近处目标时：

（五）C 型题

A. 白蒺藜　　B. 乌贼骨

C. 两者均是　　D. 两者均不是

1. 具有退翳作用的中药是：

2. 具有散瞳作用的中药是：

A. 新制柴连汤

B. 龙胆泻肝汤

C. 两者均是

D. 两者均不是

3. 可用治白睛疾病的基础方是：

4. 可用治瞳神紧小的基础方是：

A. 平肝熄风　　B. 活血化瘀

C. 两者均是　　D. 两者均不是

5. 混睛障的治法有：

6. 聚星障的治法有：

（六）K 型题

1.《审视瑶函》指出，眼科四诊居其先的是：

①望　　　　②闻

③问　　　　④切

共有以下五个备选

A. 只有①②③是正确的

B. 只有①③是正确的

C. 只有②④是正确的

D. 只有④是正确的

E.①②③④均是正确的

2. 与"目系"有联系的经脉为：

①足厥阴肝经

②足太阳膀胱经

③手少阴心经

④手少阳三焦经

共有以下五个备选

A. 只有①②③是正确的

B. 只有①③是正确的

C. 只有②④是正确的

D. 只有④是正确的

E.①②③④均是正确的

3. 根据《古今医统·眼科》"血病则目病"的理论，血病可引起的眼症有：

①胀　　　　②涩

③肿　　　　④赤

共有以下五个备选

A. 只有①②③是正确的

B. 只有①③是正确的

C. 只有②④是正确的

D. 只有④是正确的

E.①②③④均是正确的

4. 现代治疗蚕蚀性角膜溃疡联合应用的传统外治法是:

①劆　　②割
③熨　　④烙

共有以下五个备选

A. 只有①②③是正确的
B. 只有①③是正确的
C. 只有②④是正确的
D. 只有④是正确的
E. ①②③④均是正确的

5. 根据《证治准绳》的理论,胆与眼的关系体现在:

①神膏的生成
②神水的流动
③瞳神的养护
④神光的发越

共有以下五个备选

A. 只有①②③是正确的
B. 只有①③是正确的
C. 只有②④是正确的
D. 只有④是正确的
E. ①②③④均是正确的

6. "瞳神紧小"眼部可能出现的体征有:

①抱轮红赤　　②黄液上冲
③血灌瞳神　　④晶珠混浊

共有以下五个备选

A. 只有①②③是正确的
B. 只有①③是正确的
C. 只有②④是正确的
D. 只有④是正确的
E. ①②③④均是正确的

（七）X 型题

1. 《仁斋直指方·眼目》认为,与眼关系最密切的脏有:

A. 心　　B. 肝　　C. 脾
D. 肺　　E. 肾

2. 胞睑疾病的主要治法有:

A. 祛风清热　　B. 泻火解毒
C. 清热利湿　　D. 滋阴降火
E. 补中益气

3. 绿风内障发病时眼有改变的部位为:

A. 胞睑　　B. 两眦
C. 白睛　　D. 黑睛
E. 瞳神

4. 消渴目病眼底检查视网膜可见:

A. 水肿　　B. 棉绒斑
C. 微动脉瘤　　D. 硬性渗出
E. 斑点状出血

5. "撞击伤目"因撞伤的部位不同,其病名有:

A. 眯目飞扬　　B. 振胞瘀痛
C. 惊震外障　　D. 触伤其气
E. 物损真睛

6. 瞳神疾病涉及眼组织广泛,除包括西医学的葡萄膜疾病外,还包括下列哪些疾病:

A. 青光眼　　B. 晶状体疾病
C. 玻璃体疾病　　D. 视网膜疾病
E. 视神经及视路疾病

7. 全视网膜光凝术的适应证是:

A. 增殖前期糖尿病性视网膜病变
B. 缺血型视网膜中央静脉阻塞
C. 单纯期糖尿病性视网膜病变
D. 视网膜中央动脉阻塞
E. 黄斑水肿

8. 睑弦赤烂之风热偏盛证的临床表现有:

A. 睑弦赤痒,灼热疼痛
B. 发病较急,患睑局部边缘生疖
C. 睫毛根部有糠皮样鳞屑
D. 睑内可呈限局性紫红色或灰蓝色
E. 眦部白睛赤肿

9. 属针眼的病证是:

A. 风热客睑证　　B. 热毒壅盛证
C. 虚夹实证　　D. 痰湿阻结证

E. 风湿热毒证

10. 天行赤眼的临床表现有：
    A. 白睛红赤或混赤
    B. 白睛溢血呈点片状或弥漫状
    C. 黑睛生星翳
    D. 结膜上皮刮片可见多形核白细胞增多
    E. 泪多眵稀

11. 消渴目病的主要眼底病变有：
    A. 视网膜出血
    B. 微动脉瘤
    C. 视网膜新生血管
    D. 骨细胞样色素
    E. 椒盐样眼底

12. 聚星障的常见病证有：
    A. 风热客目证
    B. 湿热犯目证
    C. 肝胆火炽证
    D. 肝肾阴虚证
    E. 阴虚夹风证

13. 消渴目病增殖期的重要眼底变化是：
    A. 微动脉瘤与小出血点
    B. 大片出血、视网膜增殖膜
    C. 视网膜新生血管
    D. 视网膜纤维增殖，并发牵拉性视网膜脱离
    E. 黄斑及出血斑硬性渗出

三、改错题(每题2分,共6分)

1.《灵枢·大惑论》说："精之窠为眼，骨之精为瞳子，筋之精为黑眼，血之精为眦，其窠气之精为白眼，肌肉之精为眼带。"

2. 黑睛新翳可由胞睑病变之粟疮发展而来。

3. 青盲可由圆翳内障、络损暴盲、目系暴盲等失治或演变而成，亦可由其他全身疾病或头眼外伤引起。

四、简答题(每题3分,共6分)

1. 黑睛疾病的治疗原则是什么？
2. 简要叙述脓漏眼的预防和调护。

五、分析题(每题5分,共10分)

1. 患者男性，51岁。今晨起左眼视力急剧下降而就诊。来诊时自述头昏而重，胸闷烦躁，恶心欲吐。患者素喜饮酒，形体较胖，双眼常有一过性视物模糊及头昏不适。眼部检查：左眼视力0.02，眼前节正常，眼底可见视网膜动脉显著变细呈线状，静脉呈节段状，视网膜后极部灰白色混浊水肿，黄斑呈现"樱桃红"；舌红苔黄腻，脉弦滑。试据此作出中、西医诊断，中医辨证要点为何，是何证型、中医治法及方药及西医急救措施。

2. 抑阳酒连散原治眼科病症是什么？相当于西医学的什么病？其原方义是什么？临床如何加减应用？

六、问答题(每题8分,共16分)

1. 试述中医医籍对圆翳内障的认识、治疗原则，西医对白内障的术前常规检查及目前临床主要手术方法(只写手术名称)。

2. 消渴目病与络损暴盲的定义(含西医学内容)是什么？临床怎样鉴别？

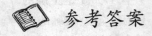 参考答案

一、填空题

1. 外台秘要　金篦决
2. ≤0.3　≤0.2
3. 瞳孔光反射　直接对光反射　间接对光反射
4. 头痛不止　攒竹痛
5. 色素上皮层　视功能障碍

6. 散瞳

二、选择题

（一）A1 型题

1. D

2. C

3. D. 因香附可疏肝理气，夏枯草可清肝火。

4. A

5. D

6. B. 根据视交叉处视神经纤维在此交叉的特点。

7. A

8. C. 若不注视中央固定点不动检查结果就不准确。

9. B

10. A. 根据斜视方向。

11. A

12. A. 热敷可能会加重辐射性眼损伤。

13. E

（二）A2 型题

1. C. 只有翳明是经外奇穴，并用于治疗眼病。

2. D. 因视野向心性缩小是青风内障和高风内障之症。

3. C

4. B. 因泪总管和泪小管均通畅。

（三）B1 型题

1. A

2. E

3. C

4. D

（四）B2 型题

1. A. 突起睛高相当于西医学的急性炎症性突眼。

2. C. 珠突出眶为血管性疾病引起。

3. D

4. A

（五）C 型题

1. C

2. D

3. D

4. C

5. D

6. D

（六）K 型题

1. A

2. A

3. A.《古今医统·眼科》载："血凝则胀，血少则目涩，血热则目肿"。

4. C

5. B.《证治准绳》载："神膏者，目内包涵膏液，……此膏由胆中渗润精汁积而成者，能涵养瞳神……"

6. E

（七）X 型题

1. A、B、E

2. A、B、C、E

3. A、C、D、E

4. A、B、C、D、E

5. B、C、D

6. A、B、C、D、E

7. A、B

8. A、C

9. A、B、C

10. B、C、E

11. A、B、C

12. A、B、C、E

13. B、C、D

三、改错题

1. 应将"眦"改为"络"；将"眼带"改为"约束"。

2. 应将"粟疮"改为"椒疮"。

3. 应将"圆翳"改为"高风"；将"络损"改为"络阻"。

四、简答题

1.

（1）内治：早期多以祛风清热为主；中期常用清肝泻火、通腑泻热、清热利湿等法；病变后期常用退翳明目法以缩小和减薄瘢痕翳障。

（2）外治：点滴眼药水、涂眼药膏、熏洗等外治方法以提高疗效。此外，黑睛疾病易向纵深发展，应重视散瞳治疗。

2.

（1）宣传性病防治知识，严格控制性病传播，淋菌性尿道炎、阴道炎的病人患病期间禁止到公共游泳池或浴池活动，饭前便后要洗手。

（2）对患有淋菌性尿道炎及阴道炎的病人要隔离、彻底治疗，与患眼接触的医疗器械须严格消毒，焚毁敷料等物；若单眼患病，应用透明眼罩保护健眼。

（3）新生儿出生后，应及时滴用1%硝酸银溶液或抗生素眼液以作预防。

五、分析题

1.

（1）中医诊断：络阻暴盲；西医诊断：视网膜中央动脉阻塞。

（2）辨证要点：本病病机为过嗜酒浆，聚湿生痰，郁而化热，痰热互结，上壅目中脉络。故辨证以眼底血脉阻塞，头昏胸闷，烦躁恶心及舌脉变化为要点。

（3）证型：痰热上壅证。

（4）治法：涤痰通络，活血开窍。

（5）方药：涤痰汤加减。方中酌加当归、地龙、川芎、郁金、牛膝、泽兰、麝香以助活血通络开窍之力；若热邪较甚，方中去人参、生姜、大枣，酌加黄连、黄芩以清热涤痰。

（6）抢救措施：①亚硝酸异戊酯0.2ml吸入，每隔1～2小时再吸1次，连用2～3次。舌下含化三硝基甘油酯片，每次0.3～0.6mg，每日2～3次。②球后注射妥拉苏林12.5mg或阿托品1mg。③间歇性按摩眼球，以降低眼压。④吸氧治疗：吸入95%氧及5%二氧化碳混合气体，每小时吸10分钟。

2.

（1）原治病症：本方出自《原机启微》，治"瞳神紧小，渐如菜子许"。相当于西医学的急性前葡萄膜炎。

（2）原方义：以生地黄补肾水真阴为君；知母、黄柏益肾水为臣；蔓荆子、羌活、防风、白芷，群队升阳之药为佐者，谓既抑之，令其分而更不相犯也；生甘草、黄芩、栀子、寒水石、防己、独活、黄连，不走之药为使者，惟欲抑之，不欲祛除也；诸用酒制者，为引导也。

（3）临床加减应用：可加车前子、泽泻以健脾渗湿；肢节肿胀酸楚不著者，可去羌活、独活；胸闷苔腻明显者，去知母、寒水石，加白蔻、薏苡仁等。

六、问答题

1.

（1）中医医籍的认识：最早记载本病见于《外台秘要·出眼疾候》，书中描述了本病的发生和漫长的发展过程及后果，其谓："眼无所因起，忽然膜膜，不痛不痒，渐渐不明，久历年岁，遂致失明；令观容状，眼形不异，唯正当眼中央小珠子里，乃有其障，作青白色，虽不辨物，犹知明暗三光，知昼知夜。"《证治准绳·杂病·七窍门》对晶珠完全混浊的圆翳内障记载尤为准确，指出："瞳神中白色如银也……重则瞳神皆雪白而圆亮。"

（2）治疗原则：初患圆翳内障者，可用药物治疗，尚能控制或减缓晶珠混浊的发展；晶珠混浊程度较甚或完全混浊者，应行手术治疗。

（3）白内障术前常规检查：①眼部检查：视力 0.3 以下。若仅有手动/眼前或光感者，应检查光定位是否准确，色觉是否正常。若光定位不准确及色觉不正常者，术后视力难以保障。眼前段检查：无泪囊炎，结膜无充血，角膜透明，房水闪光阴性，虹膜无炎症者方可行手术治疗。若有泪囊炎者必先行泪囊手术。②全身检查：血压：在正常范围内。若长期患高血压者不宜降得太低，但亦应在 180/90mmHg 以下。血常规、尿常规及出、凝血时间检查。血糖：血糖应在正常范围（6.1mmol/L 以下）。糖尿病患者应在其所适应的范围内尽可能地控制血糖，最好在 8.3mmol/L（150mg％）以下。心电图、胸部 X 光透视、肝肾功能等检查以确定是否适应手术，必要时请相关科室会诊。

（4）白内障的主要手术方法：①白内障囊内摘除术。②白内障囊外摘除联合人工晶体植入术。③超声乳化白内障吸出联合人工晶体植入术。

2.

（1）消渴目病的定义：消渴目病是指由消渴引起的内障眼病。主要指消渴病中、晚期引起的眼底出血性病变。本病相当于西医学的糖尿病视网膜病变，是以视网膜血管闭塞性循环障碍为主要病理改变特征的致盲性眼病。

（2）络损暴盲的定义：络损暴盲是指眼底脉络受损出血致视力突然下降的眼病。本病类似于西医学之视网膜中央或分支静脉阻塞、视网膜血管炎等因血管壁渗漏或破损引起出血而视力骤降的眼病。

（3）临床鉴别

鉴别点	消渴目病	络损暴盲
病　因	糖尿病	血管硬化、高血压、结核等
眼　别	双　眼	多为单眼
视　力	多缓慢下降，部分突然下降	多突然下降
视网膜	斑点状或大片出血、水肿、渗出、增殖膜	火焰状出血、渗出
视网膜血　管	微动脉瘤、毛细血管闭塞、后期新生血管	静脉扩张纡曲明显，亦可出现新生血管